基层全科医疗实践与创新

刘　刚　编著

东南大学出版社
SOUTHEAST UNIVERSITY PRESS

·南京·

内 容 提 要

　　本书是一部介绍作者常年扎根基层取得斐然成就的成长史，全书共分 5 个篇章，分别从卫生健康、议政建言、临床学术、经验推广、社会评价等五个方面详细述说了作者工作二十多年来不忘初心、不断创新、为民服务、履职建言的成长经历，主要内容有运用中西医结合的方法治疗常见皮肤病；创新开展农村家庭医生式服务模式；全面建设农村区域医疗卫生中心；在基层中医药、人才与学术、医疗纠纷、医学人文、儿科、药事管理等方面进行了研究。书中还介绍了作者为民代言、参政议政的体会和经验。

　　全书内容翔实、条理分明、实用性强，为基层医疗卫生机构全科医生的职业前途和前景指明了方向。

图书在版编目(CIP)数据

　　基层全科医疗实践与创新 / 刘刚编著. — 南京 ：
东南大学出版社，2019.7

　　ISBN　978 - 7 - 5641 - 8455 - 1

　　Ⅰ. ①基…　Ⅱ. ①刘…　Ⅲ. ①基层卫生保健-卫生服
务-研究-中国　Ⅳ. ①R199.2

　　中国版本图书馆 CIP 数据核字(2019)第 123024 号

基层全科医疗实践与创新

著　者	刘　刚
责任编辑	宋华莉
编辑邮箱	52145104@qq.com
出版发行	东南大学出版社
出 版 人	江建中
社　址	南京市四牌楼 2 号(邮编：210096)
网　址	http://www.seupress.com
电子邮箱	press@seupress.com
印　刷	江苏凤凰数码印务有限公司
开　本	700 mm×1 000 mm　1/16
印　张	19.25
字　数	380 千字
版印次	2019 年 7 月第 1 版　2019 年 7 月第 1 次印刷
书　号	ISBN 978 - 7 - 5641 - 8455 - 1
定　价	78.00 元
经　销	全国各地新华书店
发行热线	025 - 83790519　83791830

（本社图书若有印装质量问题，请直接与营销部联系，电话：025 - 83791830）

序

  万丈高楼平地起。基层医生的医疗技术水平决定了国家医疗保障水平。全科医生的数量和质量决定了基层的医疗保障能力。

  目前,人民群众对基层全科医生的需求量很大,全科医生的数量不足,我们要推进分级诊疗,必须加强提升全科医生岗位能力,积极推动医疗服务重心下移和诊疗资源下沉,才能切实提高人民群众健康水平。

  刘刚医生编写的《基层全科医疗实践与创新》一书,从卫生健康、议政建言、临床学术、经验推广、社会评价五个方面详细讲述了作者工作 23 年来不断创新、为民服务、履职建言的成长经历,多方位、多层面、多角度创新提升基层医疗机构综合服务能力。书中对农村区域医疗卫生中心、中医药、人才与学术、医疗纠纷、医学人文、儿科、药事管理研究等内容进行了详实地介绍和解读。

  我相信,此书的出版,一定能对我国基层全科医师队伍建设具有较强的指导和启迪作用,也会对提升基层医疗机构的服务能力起到积极地推动和促进作用。

中国医师协会会长 张雁灵

2019 年 4 月

目　录

目
录

三、临床学术篇

四、经验推广篇

五、社会评价篇

一 卫生健康篇

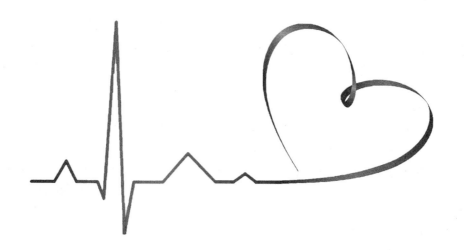

乡镇卫生院人才与学术建设的现状和建议

摘要： 根据我国目前基层乡镇卫生院人才建设和学术建设的现状,结合扬州市及乡镇卫生院学术建设的现状,就如何加强基层医疗卫生机构的学术建设,营造活跃乡镇卫生院的学术氛围提出了具体的看法和建议。通过七点具体建议的采纳、实施,基层乡镇卫生院的学术建设和人才培养逐步取得事半功倍的显著效果。

关键词： 乡镇卫生院;学术;建设

我国是一个拥有 14 亿人口的大国,虽然近年来城镇化程度加快,但农村人口仍占 56%[1]。目前,我国有 5 万余所乡镇卫生院,乡镇卫生院是为广大农民提供医疗卫生服务的基层机构,是农村医疗卫生服务网络的枢纽,在县、乡、村三级医疗网中起着举足轻重的作用,乡镇卫生院不仅承担着农村地区大量繁重的公共卫生任务,同时也关系着农村新型合作医疗制度开展的成败[2-3]。

近年来,随着国家加大农村医疗卫生事业的投入,乡镇卫生院房屋、设备等一些基础设施得到了明显改善。但是,由于受种种因素的制约,我国农村医疗卫生发展状况远远落后于城市基本水平,农村医疗卫生服务体系与农民不断增长的健康需求矛盾日益突出。医学人才匮乏严重影响了乡镇卫生院职能的履行。乡镇卫生院作为农村卫生服务网络枢纽和农村医疗卫生事业的生力军,"缺人才、引才难、留才难"等问题,已经成为制约广大乡镇卫生院发展壮大的"瓶颈"[4]。应从乡镇卫生院的实际出发,把人才培养作为一个关系到卫生院发展的全局性和战略性问题来抓,着力提高乡镇卫生院人员的整体素质,加快学科带头人的培养和专科建设,不断增强综合服务能力,稳步提升经济效益[5]。

人才是乡镇卫生院的发展生命,因为医护人员素质的高低直接决定了医疗服务的水平[6]。大胆发现人才,用好本地人才,扩大增量人才,用活存量人才,引进外来人才,优化实用人才的好经验,确实是目前乡镇卫生院解决人才工作机制不健全、人才队伍不稳定等问题的好范例[7]。医疗卫生工作专业性很强,医务人员自我实现的需求非常强烈,使得自身的能力得到最大限度的发挥,以满足自我实现的需求,所以善于使用人才是留得住人才的重要手段,只有最大限度调动人才的积极性,即可以人才素质的提高带动医院的全面发展[8]。自身价值的实现与否是人才流动的一个重要因素,在医院营造一个"识才、爱才、聚才"的用人环境,让人才招得来,留得住,用得着[4]。

乡镇卫生院人才建设的重中之重,莫过于对学术的建设,如何加强基层医疗卫生机构的学术建设,营造活跃乡镇卫生院的学术氛围,已成为乡镇卫生院人才培养建设的关键。由于受条件、经验、技术的限制,在乡镇卫生院开展医学科研工作有相当大的难度,但不等于就没有作为。鼓励乡镇卫生院卫技人员总结临床经验撰写医学学术论文,参加学术交流,以此推动人才的脱颖而出[5]。

目前,基层医疗卫生机构的学术氛围并不浓厚,医疗卫技人员撰写医学学术论文及卫生事业类论文、参加学术交流的积极性并不是很高,在乡镇卫生院医学类及卫生事业类等方面的论文撰写者更寥寥无几,这对乡镇卫生院人才培养、培训、建设以及对医院的可持续健康稳步发展是绝对不利因素。应该从制定制度、政策,氛围营造及具体撰写规范细节上给予支持帮助和引导。

一 开通科技文献公共服务平台

医学文献是介绍医学科学发展动态,反映医学学术水平,传递医学学术信息和开展医学学术讨论的重要载体[9]。关注和学习文献有助于提高医生的诊疗水平,但这些医学文献通常只存在于图书馆或专业性数据中,基层医院资料室存在着藏书少、馆藏陈旧及经费拮据等问题。一些乡镇卫生院甚至没有图书馆或相应的学习条件。因此建立共享网络以及电子文献为基础的虚拟图书馆可以提高信息资源的利用率,可较好解决基层医疗卫生机构缺少医学文献资源的问题。

面向基层医学信息服务平台自构建以来取得了一定成效[10]。扬州市科技局下属的扬州市科技情报研究所设有科技文献公共服务平台,目前对扬州市科技文献服务会员单位免费开通开放,但不对个人开放。建议由扬州市卫生局牵头与扬州市科技情报研究所签订协议,为基层医疗卫生机构免费长期开放,方便基层医疗卫生机构人员上网搜索、查询、下载、打印相关论文,为撰写论文提供权威的参考文献,可节约广大医务人员盲目搜集、查询医学学术期刊的宝贵时间。

二 建议市、区两级医药卫生学会每年举办学术年会

地级市及所属(市、县、区)医药卫生学会每年应组织、举办至少一次各学科的学术年会,并行文下达至各乡镇卫生院。让参加学术活动基层卫技人员吸取新的医学知识并及时了解国际国内学术前沿的动态,开阔视野,拓宽思路。积极鼓励基层医疗机构卫技人员撰写学术论文,并参加交流互动。参加学术会议的经费由所在乡镇卫生院全额报销,论文撰写者应给予一定奖励,并在乡镇卫生院年终总结报告中有所体现。

一 卫生健康篇

三 建立建设图书室,订阅各相关科室医学期刊

乡镇卫生院必须建立建设图书室,购买医学权威工具书,并且为各临床科室订阅

至少一本相对应的医学期刊。为全体医护人员创造一个良好的再学习环境,帮助卫技人员及时了解和掌握所在医学专科国内国际学术前沿和发展趋势。图书室应设置电脑、打印机等基本设施,便于卫技人员上网浏览、查询、下载、打印相关医学文献。卫技人员不断自我充电,自我学习,更新知识,更快更好地将所了解掌握的医学知识用于临床,惠及广大基层农民。

四 鼓励卫技人员加入各级卫生学术团体

积极鼓励广大乡镇卫生院卫技人员加入如中华医学会、中华护理学会、中华药学会、中华中医药学会等学术团体,支持他们参加学术团体组织的各项学术活动,减免或全额报销会员每年上缴学术团体的会费,并每年向每位会员发放一定的会员经费。让他们在各自岗位中起到学术带头和渲染的作用,让学术气氛感染周围的卫技人员,营造共同学习的良好的学术氛围。

五 基层医院论文撰写、投稿注意事项与技巧

医学学术论文的撰写是一个认真、严谨、漫长的过程,包括立项、收集资料、整理资料、统计资料、查找医学文献、撰写成文到修改投稿。广大卫技人员在撰写医学学术论文时切记不要好高骛远,急于求成。初写者往往有一种无从下手的感觉,可以从病例个案报道开始撰写,逐渐熟练、循序渐进过渡到撰写病例疗效观察、论著、综述等领域。不要因为观察病例少就觉得撰写毫无意义,无从下笔,只要能写出具体心得体会及独特见解,会有相应的期刊刊载发表。同时,撰写成文后请有关学科老师、专家进行审阅修改,可以起到事半功倍的效果。

六 加强基层医院领导成员学术建设培训

对乡镇卫生院领导成员进行学术建设的多次培训,提高他们的思想觉悟和认识,让其充分了解学术建设在医院人才建设发展中的重要地位。科技兴国、科技兴院,乡镇卫生院的建设发展更要重视科技学术建设,让那些在基层一线钻研临床医疗业务,擅长学术的卫技人员在本单位本系统内得到认可、尊重和重视,其学术活动得到充分支持。另外,各市、区、县卫生局每年一次对基层医疗卫生机构的年度考核,应增加学术论文,卫生事业类论文的考核分数比例和一票否决权,并且学术论文的撰写纳入卫技人员的具体绩效工资考核之中。

七　建议市、县（区）卫生局制定相应卫生科技奖励办法

扬州市卫生局根据《中华人民共和国科学技术进步法》《中华人民共和国促进科技成果转化法》《江苏省科学技术进步条例》《江苏省卫生厅医学新技术引进奖励办法》及《扬州市科学技术奖励办法》，为鼓励扬州市医疗卫生事业单位和医疗卫生工作者积极开展卫生科研，引进成熟、适用、先进的医学技术，促进科技成果转化，加快医学科技进步，努力营造尊重知识、尊重人才的社会氛围，结合全市卫生科技工作实际，制定了《扬州市卫生局卫生科学技术奖励办法（试行）》。各县（市、区）卫生局、各相关单位可以参照本奖励办法制定相应的医学科学技术奖励办法[11]，基于基层医疗卫生机构卫技人员在撰写论文的特殊性、难度性，各乡镇卫生院应根据上级文件精神制定给予上浮相当比例的奖励办法。安徽省肥东县卫生局针对乡镇卫生院专业技术人才匮乏的现状，采取措施激励乡镇卫生人才的奖励经费达到 20 万元，制定了《关于进一步加强卫生人才队伍建设激励乡镇卫生人才成长的若干意见》，其中包括对学术论文的奖励。对于在市级（包括参加地级市各学科学术年会交流的论文）、省级及国家级医学卫生正规期刊公开发表的论文，除全额报销杂志社向个人收取的审稿费、版面费外，应该根据论文发表期刊级别和影响因子给予相应金额的奖励，卫生事业类论文撰写难度性更大，相应奖励金额应有所提高。

扬州市邗江区方巷镇黄珏卫生院在 20 年前由院部制定了论文奖励制度，市级刊物每篇 300 元，省级刊物每篇 400 元，国家级刊物每篇 500 元。并且高度支持全院卫技人员参加由扬州市医药卫生学会、邗江区医药卫生学会组织举办的各学科的学术活动，所参会经费全额报销，而且在 2012 年 12 月底，申请成为扬州市科技文献服务会员单位注册开通了用户名和密码，卫技人员可以随时从万方资源数据库、维普资源数据库下载所需要的医学文献。因此，近 20 年来我院医务人员先后撰写 50 余篇临床学术和卫生管理论文，先后在国家、省、市级医学期刊发表，其中获扬州市政府、扬州市科学技术协会、扬州市哲学社会科学界联合会及省市级医学卫生专科学会表彰十余次。由东南大学出版社先后出版 40 余万字的《常见皮肤病的中西医结合治疗学》和 60 万字的《常见皮肤病治疗学》，个人整理了 40 万字的《临床常见疾病中医治疗汇编》，为《扬州医药卫生》杂志特约撰写《皮肤病社区诊疗临床经验系列》共 20 回。无论是论文数量，还是所发表杂志的层次级别在全市乡镇卫生院中都是首屈一指的。卫生院学术建设由于得到历任领导决策层的高度重视，其成功的典范及经验可以向全区乃至全市推广。

人才建设是乡镇卫生院可持续发展的关键，则学术建设人才建设的灵魂。学术建设是反映了一个医院的风气和精神面貌，积极发展学术建设可以充分发挥学术建设的正能量。相信通过以上七点建议的采纳、实施，未来几年在基层医疗卫生机构会出现

一
卫
生
健
康
篇

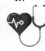

一批优秀的学术人才,对人才的培养建设会取得事半功倍的奇效,对医院的学风、院风会有很大改善和提高。引导职工对医院目标产生认同感、使命感和自豪感,促使职工自我教育、自我管理、自我控制、自我规范、自我塑造、自觉提高文化素质和保持良好的职业道德,激发他们的主人翁意识和热情,引导职工朝着共同的价值和目标奋进[4]。

参 考 文 献

[1] 马学林. 乡镇卫生院人才不足的现状及对策[J]. 社区医学杂志,2009,7(14):8.

[2] 草田. 乡镇卫生院人才引进和输出的通道[J]. 健康大视野,2011(11):48-51.

[3] 李建设,周建群,邹宽军. 浅谈贫困县乡镇卫生院人才现状及其对策[J]. 中国卫生政策,2011(11):55-56.

[4] 胡月娥. 浅谈乡镇卫生院人才现状与对策[J]. 当代经济,2009(10):76-77.

[5] 刘桂生. 乡镇卫生院人才培养的做法与体会[J]. 现代医院,2004,4(9):92-99.

[6] 李晓伟,张静如,魏津平,等. 关于乡镇卫生院人才队伍建设的几点建议[J]. 医学信息,2011,24(7):4415.

[7] 胡发生. 探索乡镇卫生院人才工作机制[J]. 中国卫生人才,2012(6):56.

[8] 江涛. 医改形势下乡镇卫生院人才培养与管理[J]. 现代企业文化,2010(35):42-43.

[9] 李燕华. 医学期刊的特点及在医学教育中的作用[J]. 中国科技期刊研究,2006,17(2):307-308.

[10] 胡榜利,杨光业,骆丽林,等. 广西面向基层卫生的医学文献共享平台的分析[J]. 重庆医学,2012,41(8):826-827.

[11] 扬州市卫生局. 扬州市卫生局卫生科学技术奖励办法(试行)[Z],2010.

(载于《现代医院管理》,2013 年第 4 期;获扬州市第九次哲学优秀科学成果奖三等奖)

浅说扬州市儿科的现状、建设与发展

摘要： 从扬州市目前的儿童人数,市区国有综合医院儿科专科医生的数量及所服务的人群进行了分析。结合市人大代表的提案和答复,以及扬州市卫生局对《2006—2020年扬州市医疗机构设置规划》进行的修改,江苏省"十二五"儿童医疗事业发展规划等,建议我市尽快设置儿童专科医院,并且对基层医疗卫生机构内科医师尽快全员经过儿科专科的进修培训过渡为完全合格的内儿科医师,减少社区和我市周边乡镇的患儿过多过快流入到市区综合医院儿科,起到绝对的分流和缓解作用。

关键词： 儿科现状;建设发展

扬州市目前有 14 岁以下的儿童近 89 万人,而且上升的趋势逐年增加。符合《江苏省人口与计划生育条例》第二十二条第(六)条:夫妻均为独生子女,只有一个孩子的。第二十三条第(一)条:女方为农村居民的夫妻,一方为独生子女,只有一个孩子的。第(四)条:男方无兄弟且只有一个姐姐或者妹妹,只有一个女孩的[1]。这部分人群已经成为我市二胎生育的主力军,成为我市近几年来人口增长的主要因素。

目前,市区综合医院儿科专科医生只有 80 多名,全市总数不足 200 名。根据省卫生厅的要求,扬州在"十二五"期间要使得儿科专科医生的总数增加至少 10%,假如参照美国约 1.5 个儿科医生/千儿童的比例,扬州市儿科专科医生的缺口约达 1 000 名以上。目前,每一名儿科专科医生服务的儿童数量要达到 5 000 人左右[2-3]。

当前,我市设有儿科专科的国有综合医院有扬州市第一人民医院(东区、西区)、扬州市妇幼保健院、苏北人民医院、扬州市中医院,绝大多数儿科患者集中在前三个医院就诊。扬州市第一人民医院是扬州市综合医院儿科力量最强的一所医院,拥有床位和医疗技术力量及收治的病人数在全市医院中最多,因此在扬州市第一人民医院儿科专科的门诊量每天达到 600～700 人次,而且逐年增加,占到了医院总门诊量的 25%～30%,而在急诊患者中,有一半是儿科患者[4-5]。

儿科专科患者多,看病难,儿科专科医生又严重缺乏,看病忙,超负荷工作,使得儿科患者与儿科专科医生的比例严重失衡。特别是儿科病房常常是人满为患,过道上走廊上住满了患儿,扬州市第一人民医院东西区分院的儿科病房往往是一床难求。

当前,我市 13 个地级市已有 7 个地级市设有儿童专科医院,江苏省"十二五"医疗规划:2015 年,江苏至少增加 2 所三级儿童专科医院。为了完善儿童医疗服务体系,增强儿童重大疾病医疗服务能力,江苏每个省辖市应依托儿童专科医院,三级综合医院或妇幼保健院儿科至少建立 1 个儿童急救医疗中心,增强儿童急性病抢救能力,再增

一 卫生健康篇

加2所三级儿童医院,补充儿科医师[6]。

近年来,多名人大代表多次呼吁并提案:由于儿童专科具有一定的特殊性,有特殊的技术要求,设在综合医院中的综合儿科已不能满足为患者提供更好更优质的服务,建议根据儿童优先原则,在我市加快建成儿童医院,加快建设进度,儿童医院可选址扬州市第一人民医院东区,并以其现有儿科为基础,加快优质资源的聚集,创建成为省重点专科医院[7]。扬州市卫生局对《2006—2020年扬州市医疗机构设置规划》进行修改,明确提出在市区要建一所儿童医院,缓解儿科患者看病难的问题。但是目前不大可能提供专项资金用于建设一所儿童医院。因此经过对市区现有医疗资源分析,在市一院东区医院的基础上进行调整。这样规划的原因有:市一院分东区和西区两个分院,西区医院今后发展成为市一院主体,综合学科发展的重点逐渐转向西区。而市一院东区医院是扬州市综合儿科专科力量最强的一所医院,其儿科是市重点专科,有设置儿童专科医院的技术基础,其他医院不具备整合成儿童医院的条件,而且市区规划中也没有预留建设儿童医院的建设用地[8]。

扬州市目前规划一体两翼,东接江都区,西连仪征市,宁镇扬一体化发展,快速融合宁镇扬经济板块。因此扬州市设立儿童医院应高起点从长远规划,不能匆匆简单上马,不仅要缓解市区儿童看病难的窘况,而且要考虑其辐射我市周边县市,惠及更多的患儿。儿童专科医院选址可考虑设在西区,原因有:① 市一院东区分院地处我市老城区,属闹市区,周边道路狭窄,停车位极其有限,而且一个患儿看病就诊往往有很多人员陪同,人多、车也多,添乱添堵。而将儿童医院设置在西区,最好设在文昌西路一侧,未来城市地铁(轻轨)出口的附近,同时方便东西江都区和仪征市的患儿就诊。② 西区目前小区林立,入住率逐年增加,居住人口密集,儿童数量又较多,可以减少西区及西区周边人口向老城区聚集拥挤。③ 市一院东区虽然儿科原基础好,又有新门诊大楼在建,但是原有的病房大楼和目前在建的新门诊大楼并不是按照儿童专科医院的标准建设的,而是按综合医院的要求建设。即使目前将市一院东区分院改建或增挂"扬州市儿童医院"的牌子,数年后随着城市的不断扩大,出生人口的逐年增加,肯定不能满足日益增长的患儿的需求。我省一些儿童医院当前就存在着"地处闹市区,道路狭窄,人员极度拥挤,停车极其困难,患儿看病难,医院自身无法再扩建的瓶颈"。在西区重新选址按照国内国际儿童专科医院的标准建设,一次性投资大点,受益会很久。④ 当前市一院东区分院的综合学科仍然承担着周边县市及市区居民的就诊需求,一旦改建成儿童医院,普通患者看病就诊就会很不方便,病员会大量流向其他大型综合医院,如苏北人民医院等,东区分院原起到一定的分流作用,然而随着它的改建又造成新的添乱、添堵,得不偿失。

我市规划建设儿童专科医院在一定程度上缓解我市儿童看病难及儿科专科医生的工作强度,但是解决不了根本问题。导致市区患儿看病难的另一个原因:市区各社区卫生服务中心及社区卫生服务站,城区周边如邗江区、广陵区的各个乡镇卫生院、社区卫生服务中心培养了大量社区全科医生,然而忽视了对儿科专科医生的培养。儿科俗称"哑科",患儿生病后多不配合,哭闹不已,大多也无法自己表达,往往患儿家长代诉。本来从事临床医师就是高风险行业,然而从事儿科专科的医生压力会更大,风险会更高,所以直接导致一些大医院儿科医生难找,更别说社区卫生服务中心和乡镇卫生院了。

有调查显示,儿科患者中超过八成都是上呼吸道感染、消化不良、肠道感染、肺炎等常见病、多发病,不一定每次生常见病都要到市区大医院儿科就诊,可以到社区卫生服务中心、乡镇卫生院就诊,怎样让这些患儿在基层医院就诊时不被拒绝呢? 每个社区卫生服务中心及乡镇卫生院都有内科医师,务必让这些内科医师全员经过儿科专科的进修培训,过渡为完全合格的内儿科医师,确保培训不走过场,不流于形式,取得实效,能在基层医院处理一定的儿科常见病、多发病,根本上缓解、减少社区和我市周边乡镇的患儿过多过快流入到市区综合医院儿科,起到绝对的分流作用[9]。

在对基层内科医师全员过渡为完全合格的内儿科医师的同时,应对社区基层医院的护理人员进行全员儿科护理培训,让其在儿科临床医疗护理技术(如儿科专科雾化吸入、婴幼儿头皮针穿刺技术)等务必熟练操作[10]。

与此同时,在社区卫生服务中心和乡镇卫生院的临床儿科用药上应从源头上给予帮助支持,一些儿科常用药、必备药尽量纳入国家基本药物目录,省基本药物增补目录,能让儿科专科医生看得上病,用得上药,看得好病。

针对儿童这一特殊服务对象,强化儿科专业医务人员职业道德建设,树立爱岗敬业、恪尽职守、无私奉献的道德情操和职业精神,同时注意提高儿科专业医务人员的待遇,优化儿科专业医务人员的执业环境,调动他们的积极性[11],可以将他们的绩效工资考核根据其业务业绩给予一定比例的上浮。

按照《省卫生厅关于城市医生晋升职称前到城乡基层医疗卫生机构服务的意见》等[12-13],在城乡基层医疗卫生机构完成规定服务时间的人员,如市区综合医院的儿科医师给予晋升职称上优先评定的优惠政策,鼓励他们到基层医院来,既服务了广大患儿,也将新的儿科理论实践知识传授给广大基层医疗卫生机构的内儿科医师,一举两得,惠民惠己。

我相信随着我市儿童专科医院的建设和投入使用,以及社区卫生服务中心、乡镇卫生院内儿科医师的全员过渡培训培养,会从根本上解决我市患儿看病难、看病贵的社会窘况。

一 卫生健康篇

参 考 文 献

[1] 江苏省人大常委会. 江苏省人口与计划生育条例(〔2002〕第 21 号)[Z].
[2] 1 名医生要"管"5 000 人,扬州儿科医生缺口千人以上[EB/OL]. (2012-07-03). http://js.

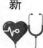

xhby. net/system/2012/07/03/013681572. shtml.

［3］扬州儿科医生缺口千人以上 总数不足 200 名［EB/OL］.（2012-07-03）. http：//www. kq36. cn/97/21145.

［4］扬州市一院东区医院年底前或将设为儿童医院［EB/OL］.（2012-07-05）. http：//js. people. com. cn/html/2012/07/05/126209. html.

［5］年底前，扬州或设儿童医院［EB/OL］.（2012-07-05）. http：//www. yznews. com. cn/news/2012-07/05/content_3998068. htm.

［6］江苏"十二五"医疗规划：再增加 2 所三级儿童医院，补允儿科医生［EB/OL］.（2012-02-02）. http：//baby. china. com. cn/2012-02/02/content_4786369. htm.

［7］聚焦提案议案：扬州能否建一家儿童医院［EB/OL］.（2012-01-11）. http：//www. yznews. com. cn/yzwzt/2012-01/11/content_3810319. htm.

［8］对市人大六届五次会议第 4 号议案的答复［EB/OL］.（2012-07）. http：//wsj. yangzhou. gov. cn/2011njytadfyj/201207/b79efcb99d46441c9af56b0ac4bd1313. shtml.

［9］扬州市卫生局. 关于进一步做好儿科临床技术操作规范全员培训的通知（扬卫医便〔2012〕51 号）［Z］.

［10］扬州市医学会. 关于举办儿科临床技术操作规范全员培训的通知（扬医会〔2012〕38 号）［Z］.

［11］江苏省"十二五"儿童医疗事业发展规划［EB/OL］.（2012-01-20）. http：//wenku. baidu. com/view/960608110b4e767f5acfce57. html

［12］江苏省卫生厅. 省卫生厅关于 2011 年度全省卫生高级专业技术资格申报评审工作的通知（苏卫人〔2011〕14 号）［Z］.

［13］江苏省卫生厅. 省卫生厅关于城市医生晋升职称前到城乡基层医疗卫生机构服务的意见（苏卫人〔2006〕12 号）［Z］.

（载于《中国卫生事业管理》,2013 年增刊）

乡镇卫生院检验科的问题和
第三方检验机构合作的建议

摘要：通过对乡镇卫生院检验科检测项目、规范标准、检测结果、人员配备、生物安全、质控管理、标本采集、同城互认等客观现状进行详细分析，并结合有关文献进行充分阐述。同时针对存在问题提出了与第三方医学检验机构开展合作的合理化建议方案，希望通过开展合作，有效地降低基层医院的综合分析成本，提高基层医院的诊断能力，有效缓解农民群众看病难、看病贵的问题。同时也是对现有医疗机构卫生资源不足的一种很好的补充方式。

关键词：检验科；第三方医学检验机构

一 前言

当前，临床医学检验诊断技术进入高速发展，二级及以上医院、第三方临床检验机构拥有的检验设备自动化程度越来越高，检测设备的数量也越来越多，所开展的检测项目越来越广。然而随着农民群众对基本医疗服务需求的日益增加，乡镇卫生院检验业务量骤增，但是乡镇卫生院客观存在着检测设备简单、检测项目缺乏、服务能力明显不足，使得乡镇农民群众的基本医疗需求受到明显限制，不同程度制约了乡镇卫生院的长效、健康发展。因此，作为医疗资源合理化的考量，进行与第三方临床检验机构合作则是当前唯一的合理出路。

二 乡镇卫生院检验科目前存在的问题

1. 检测项目无法满足日益增长的医疗需求

乡镇卫生院检验科检验设备的配置相对单一，卫生院对检验科建设投入明显不足，很少甚至根本没有新的投入，普遍缺乏临床免疫检验、临床微生物检验等主要临床检验设备[1]。由于缺乏基本的临床检测设备，以至于像乳腺癌、宫颈癌这两种极为常见肿瘤的病理活检在乡镇卫生院中无法开展普及筛查，患者往往被迫长途跋涉到二级及以上医院进行检查，为此承担了不必要的诊疗和相关交通费用。检验项目的严重缺乏，已经不能满足日益增长的医疗需求。

一 卫 生 健 康 篇

2. 技术人员少、学历低不能胜任现代医学检验要求

乡镇卫生院检验科专业技术人员普遍较少,结构分布不平衡,不均匀[2]。当遇到每年7、8、9月高温高发病季节或开展部分人群集中体检时,检验科人员不足的问题尤为突出。根据第四次国家卫生服务调查显示,在乡镇卫生院卫生专业技术人员中,中专及以下人员的比例高达63%。目前,国内临床医学检验专业人才比较紧张,一般大中专院校临床医学检验专业的毕业生不愿去基层农村[3],因此真正到乡镇卫生院检验科的医学检验专业人才很少,明显滞后于同级别临床科室人才配备的速度[4]。

3. 质量安全体系尚未建立

许多乡镇卫生院检验科的质量管理尚处在初级阶段,未建立质量管理体系文件,普遍缺乏全面质量管理制度,检测质量存在很多缺陷,尤其是缺乏较规范的操作规程,质量控制也不规范[5]。绝大部分乡镇卫生院没有设立院内感染科,也没有建立院内感染管理等方面的制度,院感设施设备配备不全,即使设立也是形同虚设。对于在检测操作时发生的血液和体液污染、锐器扎伤等生物安全职业暴露时缺乏相应的应急处理措施,检验科人员的生物安全防护管理更是一片空白[6]。

4. 病理检测缺乏资质

目前,乡镇卫生院不具备开展开设病理检验的资质,但是与病理检测相关的检查、治疗及手术却正常开展,如胃镜检查或体表肿瘤切除做病理活检时,常常由患者或家属自行携带标本去上级医院病理科检测。如果出现阳性结果或诊断模棱两可,这时往往又需要再到上一级医院去重新检测,增加了患者的综合费用,加剧了看病难看病贵。由于检测程序的增加,从而使患者的依从性明显降低。绝大多数患者在行阑尾或胆囊切除术后,患者及家属常常拒绝将标本自行带去上级医院进行病理检测,既不利于患者的确诊,也不利于住院病历的完整性,一旦发生医疗纠纷,会直接使医院陷入困境。

5. 仪器维护影响诊疗

绝大多数乡镇卫生院检验科大型生化设备只有一台,从仪器设备的维护、保养及科室人员安排调度等角度考虑,检验科通常每周选择1~2天除保留三大常规及部分急诊检验项目外,暂停其他生化检测项目。如此一来,往往给就诊患者、体检人员临床诊断带来诸多不便。然而农村患者大多需要打工,空余时间极少,就诊检查一次也不容易,往往需要再安排合适的时间再次就诊。另外,大多数乡镇卫生院检验科把空腹采集标本的时间安排在上班后,上午9点之前,这给临床诊疗,也给工作、生活忙碌的患者群众带来不便。来早了检验科没有正常上班,来迟了已停止了采集检验。

6. 检测水平参差不齐

由于各个乡镇卫生院质控水平不一、检测水平参差不齐、试剂生产厂家不一及质量不稳定等多种因素,导致各家卫生院检测的结果存在一定误差,从而间接造成误诊

误治。部分乡镇卫生院自行开展的少数检测项目,院方为了减少投资,常常由社会出资方提供检测设备、试剂,并和医院协议分成。但是由于每家卫生院缺少统一检测仪器、统一试剂、统一操作规范,往往导致检测结果参差不齐。这些多种因素导致各乡镇卫生院之间以及与上级医院之间检验"一单通"很难真正"通"起来。

7. 检测报告遭受质疑

当乡镇卫生院遇到疑难危重病人时,绝大多数转送到上级医院治疗,一些检测项目在卫生院检测后,往往到上级医院需要再次检测,其主要原因:一是上级医院医师对乡镇卫生院检测报告的不信任,二是正常的复检和临床治疗需要。当某一检测项目在两个医院检测结果出现一些差异,特别是通用的检验项目,有些临床医生及病人不了解这种差异,就盲目质疑乡镇卫生院,导致乡镇卫生院处于被动状态,此时常常会产生一些矛盾[7]。患者对大医院盲目崇拜及对乡镇卫生院的不信任,忽视了不同时间段个体检测指标变异、不同检测仪器及检测方法所产生的必然差异,忽视了在大医院也客观存在误差。

8. 医疗资源,分配不均

由于乡镇卫生院在检验项目范围及多个重要环节上存在短板,二级及以上医院由于检验设备先进,检测项目齐全,直接导致许多本该可以在乡镇卫生院就诊的患者涌进了二级及以上医院,从而导致这些医院人满为患。农民群众在乡镇卫生院就医极为方便,但却因缺乏相应的检测手段而门可罗雀。然而随着医疗需求的日益增长,二级及以上医院承担着超负荷的医学检测业务,造成这些医院的医疗资源严重紧张缺乏和乡镇卫生院医疗资源明显闲置的不合理现象。当前公共医疗卫生资源分配不均衡,乡镇卫生院现有资源已经很难留住更多的患者,加剧了农民群众看病难、看病贵的问题。

9. 投入产出,极不对称

乡镇卫生院规模小,国家和地方财政资金投入少。即使投巨资建设检验科,但是乡镇卫生院相关检验项目由于患者数量无法保证,标本数量也根本达不到能维持实验室正常运转的水平,开展新的检测项目的成本要比二级以上医院成本大得多,如果再加上质控所需成本就没有任何经济效益,更不用说仪器校正、保养和维护费用,投入和产出不成正比[8]。对于标本数量不足的项目,出于经营成本和风险的考虑常常都较难开展。即使部分二级及以上医院检验科实验室接受乡镇卫生院的外来标本,但是由于检测数量不饱和、样本类型少,服务不能满足社会需求,医院之间临床检验结果的通用更是困难重重。

10. 检测数据,高度依赖

医学检验是临床医疗服务重要的环节和内容,临床医生开展医学诊断和治疗往往根据辅助检验检查信息,其中70%以上要依赖医学检验检测结果获得。乡镇卫生院临床医生往往根据询问患者简单病史和临床医生的个人临床经验进行诊断、治疗。由于

一 卫生健康篇

13

现代医学的快速发展,乡镇卫生院临床医生依赖检验检测诊断的数据日益增多,临床诊疗对检验数据的准确性、报告的及时性、查找的方便性和相关数据的信息评价等要求越来越高。检验科的检验报告结果是否准确及时直接影响到患者疾病的及时准确诊断和有效治疗。

三 与第三方检验机构合作的优越性和具体实施方案

1. 增加项目　多方互赢

乡镇卫生院通过增加检验检测项目,使乡镇卫生院整体的临床诊疗水平随之显著提升,诊疗质量和服务水平也能够逐渐满足农民群众日益增长的医疗需求。另外,由于诊疗水平的显著提升以及诊疗病种范围的扩展,反过来又促进了检验科检验业务的增长,医务人员的专业技术也得到了显著的进步,从而形成了乡镇卫生院、第三方医学检验机构、患者和社会效益多赢的良性循环。

2. 避免重复　节约资源

检验检测工作交付第三方检验专业机构操作,乡镇卫生院不需要耗巨资购买高昂的检测设备,这在客观上节约了资金,既可减少设备的投入,也大大节约了人力成本[7],可以完全合理避免检验科重复、低水平建设,显著节省医疗卫生资源[6]。不会出现一家乡镇卫生院的检验检测结果,在其他卫生院及二级以上医院不认可的窘况。少数特殊检查项目,卫生院不需要等到积累一定样本数量再集中开机检测,大大缩短了出具检测报告的时间。

3. 规范流程　方便及时

所谓第三方医学检验机构是指在卫生行政部门的许可下,具有独立法人资格的、从事医学检验和服务的医疗机构。第三方医学检验机构与乡镇卫生院建立临床检验业务合作,以专业的物流团队到各家卫生院收取患者样本,通过特殊的冷链集中收集物流送回、检测合作卫生院采集的标本,检验结束后及时将检测结果传送至卫生院,应用于临床。乡镇卫生院只需要按规范采集标本,负责检验取样,由第三方医学检验机构统一进行业务管理、样本收集、样本检验、最后出具检验报告结果并通过信息化网络系统传送回相应卫生院,并可直接打印报告单。其最大的特点是实现流程规范、方便及时、资源共享,达到与卫生院、患者、社会共赢的目标[9]。

4. 项目齐全　信息互通

第三方医学检验机构拥有完善的检验项目、专业的检测技术,可以满足绝大部分乡镇卫生院的检测需求。提供的检验服务是合作医院没有的或者出于经营成本、规避风险等目的而决定不开展的检验项目,包括样本集中和大量的医院普及检验项目以及样本分散的高精尖的检测项目。可以帮助卫生院建立了信息化系统,实验室的检测结论可通过这个系统迅速传输到卫生院。具有标本数量大、检测标准统一,具备收集、分类、分析相关医疗信息等其他医疗机构不具备的优势。弥补了检验人员、设备、技术等资源的短缺,使得检验准确率更高,提升了农民群众对医院的信赖度,大幅提升卫生院的服务能力。

四 与第三方检验机构合作的建议

目前全国已经有超过 110 家医学检验外包机构,但规模普遍较小,前四位排名分别为金域检验、迪安诊断、杭州艾迪康和高新达安。目前国内顶级的三级甲等医院能提供的检验服务仅有 1 000 项,但像金域检验等这样的医学检验外包机构能提供的检验项目有 1 300 项,提供的诊断服务覆盖全国 6 000 多家医院。通过采用欧美的先进管理体系,引进高端质量标准,与全球顶尖医学检验同行广泛开展合作交流,设立了病理、遗传、微量元素、免疫等十余个专业实验室。提供医学检验、药物临床、健康管理等核心服务,出具的检测报告被全球数十个国家认可。

1. 制定规范 加强管理

出于利益的考虑,第三方医学检验机构会通过对送检方"奖励"的政策,以刺激乡镇卫生院多开具检验检查单。这实际上就是检验行业的大处方,通过建立合理的利益分配机制为基础,既要加强行业监管,也要完善相关技术规范,将卫生行政部门监管和行业自律相结合。检验样本在进入第三方医学检验机构之前,从采取样本到送检等所有的前端环节,都属于分析质量管理和控制的范围,第三方医学检验机构、乡镇卫生院检验科技术人员和物流运输专业人员都必须要有严格质量控制的意识。

2. 行政部门 调研论证

由市、县卫生行政部门通过调研论证,在为乡镇卫生院提供检验服务前,与国内前三大第三方医学检验机构之一签订协议,应当明确双方的权利和义务。第三方医学检验机构还应当接受省级以上临床检验中心开展的室内质量控制和室间质量评价,保证临床检验结果科学、准确、客观。有效提高公共卫生服务的效率和质量,节约乡镇卫生院的运行成本,为农民群众提供更优质、更便利、更实惠的医疗卫生服务,节约卫生资源、优化医疗资源配置,使大医院医疗资源不够用和乡镇卫生院医疗资源闲置现象得到改善,百姓看病难、看病贵的问题也将随之缓解[10]。

3. 先行试点 逐步推进

为切实解决农村日益增长的医疗需求和薄弱的服务能力之间的矛盾,可以与迪安、艾迪康、金域等医学检验所第三方检验机构开展合作。通过与第三方检验机构合作,各乡镇卫生院、社区卫生服务机构除保留三大常规和急诊报告的检验项目外,其余的生化检测、微生物检验、免疫学检验等检验样本送第三方医学检验机构检测。第三方医学检验机构通过建立完善的样本条形码信息管理系统、物流运输系统,保证检验样本的安全接送和检验报告的准确及时出具。试点过程中,不断完善流程和规范管理,待检验成熟后进行扩大试点和推广。这样可以使乡镇卫生院之间,乡镇卫生院与二、三级医院之间在真正意义上做到检验报告一单通,检验结果全市、全省互认,与第三方检验机构开展合作是未来发展的一个趋势。

五　结语

乡镇卫生院是广大农民群众首选诊疗的医疗机构,检测结果的准确性直接影响到就诊患者的诊断和治疗。然而乡镇卫生院检验科客观存在着技术人员资源匮乏、检测设备简陋、质量管理薄弱等缺点,直接影响检测结果的准确性,显著削弱了广大农民群众对乡镇卫生院的信任,也无法在二级及以上医院与乡镇卫生院之间开展双向转诊的有效合理分流。通过与第三方医学检验机构合作,可有效地降低基层医院的综合分析成本,提高基层医院的诊断能力,花费一级医院的收费标准获得三级医院的检测水准,有效缓解患者看病难看病贵的问题,对现有医疗机构资源不足是一个很好的补充方式。

参 考 文 献

[1] 安刚. 南充区乡镇卫生院临床实验室现状调查与分析[J]. 国际检验医学杂志,2012,33 (22):2806.

[2] 涂斌. 乡镇卫生院检验科现状调查分析[J]. 湖北科技学院学报(医学版),2012,26(6):524 - 526.

[3] 赖永文. 革命老区乡镇卫生院检验科现状分析与建设意见探讨[J]. 检验医学与临床, 2011,8(20):2554 - 2555.

[4] 梁宽来. 基层医院检验科现状及发展对策[J]. 吉林医学,2011,32(4):822.

[5] 邓世霞,贺秀文,赵燕萍. 乡镇卫生院检验科工作现状及对策[J]. 检验医学与临床,2012,9 (2):243 - 244.

[6] 曾红儒. 基层医院检验科管理现状分析与对策[J]. 检验医学与临床,2011,8(17):2163 - 2165.

[7] 张秀梅,聂庆东. 二级医院检验科面临的问题及对策[J]. 现代医院管理,2012,10(3):59 - 60.

[8] 胡晓武,汪红云,李之珍. 二级以下基层医院实验室状况分析[J]. 实用全科医学,2008,6 (4):401 - 402.

[9] 熊怀民,蒋廷旺,周金保,等. 区域化临床检验结果互认的探索与实践[J]. 上海交通大学学 报(医学版),2013,33(4):493 - 494.

[10] 陈行辉. 乡镇卫生院委托第三方检验机构检验的利与弊[J]. 临床合理用药杂志,2012,5 (8A):142.

(载于《江苏卫生事业管理》,2014 年第 2 期)

乡镇卫生院检验科质量管理现状分析和建议

摘要： 对乡镇卫生院检验科质量管理中存在的检验人员业务素质偏低、缺乏有效的学术建设激励机制、"三基"训练流于形式、生物安全意识薄弱、缺乏质控管理体系、质量安全意识不强等问题进行了分析，针对这些问题提出了加强人员交流、鼓励参加学术活动、开展"三基"训练竞赛、加强质控管理、规范样品采集等建议，以期加快乡镇卫生院检验科质量建设，提升服务能力。

关键词： 检验科；现状；建议

一 前言

随着我国医药卫生体制改革不断深入，新型农村合作医疗网络已向乡镇卫生院全面铺开。农民群众对基本医疗服务需求的日益上升，使得乡镇卫生院临床检验业务量骤增，对临床医学检验的多方面需求也越来越大。乡镇卫生院的医疗服务水平，在很大程度上关系到广大农民群众的身体健康和生活质量，关系到农村全面建设小康社会的实现进程[1]。目前，乡镇卫生院检验科客观存在的问题与快速发展的临床检验工作很不匹配。

二 存在问题

1. 检验人员业务素质偏低

有的地区乡镇卫生院在体制改革后由公办转变为民营，为了减少开支、节约成本，辞退年龄偏大的专业技术人员，而留用或新聘用低年资人员，这直接影响了检验检测质量，也不利于人才的梯队建设，不利于检验科长远、健康、持续发展。乡镇卫生院检验科人员数量普遍较少，人才结构分布不平衡，面临着人才断层的发展瓶颈。而且检验人员的业务素质普遍偏低，往往由医学相关专业或其他专业人员转任，其中以护理专业转任者最多，且多数检验技术人员为初级职称甚至无职称。

2. 学术建设缺乏激励

大部分乡镇卫生院检验科多年没有一篇学术论文发表，院方、科室也没有订阅专业杂志。由于乡镇卫生院人员相对较少，难以安排人员到上级医院进行进修学习等。

一
卫
生
健
康
篇

17

市、区、县卫生行政部门也没有或很少开展检验医学专业的学术交流活动。对于检验科技术人员自我继续教育,卫生行政部门及院方也没有形成统一的方案和激励机制,严重影响了检验科技术人员学习的积极性。

3. "三基"训练流于形式

当前,乡镇卫生院检验科存在着过分依赖仪器而忽视了基本操作技能,特别是一些形态学识别技能,人工操作和判别能力明显弱化,如在做血常规检测时过分依赖血细胞自动分析仪而忽视血细胞的显微镜分类检查。乡镇卫生院自行组织的"三基"训练流于形式,有的乡镇卫生院根本不开展"三基"训练,且"三基"训练的考核结果未与绩效考核挂钩。

4. 生物安全意识薄弱

部分乡镇卫生院检验科生物安全意识非常薄弱,检验科工作服、隔离服、护目镜、洗眼器、紫外线消毒灯等生物安全防护设施严重配备不足[2]。检验专业技术人员自我安全防护意识差,大部分技术人员操作时不戴工作帽、防护眼镜和口罩等,当遇到医源性暴露问题时无紧急处理预案。绝大部分乡镇卫生院没有设立感染控制科,即使设立也是形同虚设,生物安全防护管理几近空白。

5. 缺乏质控管理体系

乡镇卫生院检验科普遍缺乏全面质量管理制度,尤其缺乏规范的操作规程。大多数检验科仅有仪器的使用规程,而对于样本要求、试剂准备、仪器校正、质量控制、仪器维护保养等都没有严格的、规范的操作规程[3]。未建立质量管理体系文件和院内感染管理制度,院感设备、设施配备不全。专业技术人员对 SOP(Standard Operation Procedure,标准作业程序)文件的重要性认识不足,质控意识差。

6. 标本采集,安全意识不强

部分检验科不实行标本签收制度,不重视标本来源的可靠性及质量。检验人员对标本的采集及运送缺乏正确认识,无菌观念淡薄。在标本的保存与送检过程中,温度等条件改变均会影响检验结果的准确性。没有及时送检,甚至委托患者或家属运送标本,或将标本注入试管随意搁置,对暂时不能进行检验的标本未根据检验项目进行及时分离后冷藏。受到化学、细菌污染的标本导致溶血的现象不同程度的存在。

三 根据客观存在的现状提出的合理建议

1. 加强人员交流

建议通过政策调整、经济补偿等杠杆作用,提高专业技术人员的福利待遇。全面落实岗位管理,公开招聘,进一步规范乡镇卫生院人事管理。对乡镇卫生院检验科岗位的人员补充,应根据实际情况,适当放宽招考条件或降低开考比例。严格执行二级以上医院医、技、药专业晋升副高级职称前到社区或乡镇卫生院进行对口支援工作一年的规定。通过与上级医院检验技术人员的交流,可提高乡镇卫生院检验人员业务水平,也可以解决因检验科人员少、难以进修学习的实际问题。

2. 鼓励参加学术活动

鼓励检验科人员参加由中华医学会检验分会等机构举办的多种形式的学术交流活动。通过学习交流可以拓展他们的思路和视野。各乡镇卫生院应制定相关激励政策,全额报销学术交流相关费用。院方或科室应主动订阅医学检验专业的学术期刊,让检验科人员了解本专业最新知识,鼓励他们学习和掌握更多新技术和新方法,提高服务能力。对在正规医学期刊公开发表的学术论文,除给予全额报销版面费外,还应根据期刊等级和影响因子给予一定奖励,同时在绩效工资考核、年度考评中给予充分体现。选择较高业务素质、工作作风严谨、有钻研精神的人员到上级医院进行进修学习,对取得高一级学历、晋升职称的人员给予一定的经济奖励。

3. 开展"三基"训练竞赛

建议由卫生行政部门牵头,由相应的临床检验质量控制中心、医学检验中心具体实施,组织乡镇卫生院在岗检验专业技术人员参加临床检验业务培训及"三基"水平考试。表现优异者,院方给予一定奖励。通过定期举办医学检验专业技术人员集中培训和"三基"考核,进一步规范乡镇卫生院实验室管理工作,提高检验工作质量。通过组织理论、实践竞赛活动,在乡镇卫生院检验科人员之间营造学理论、练技能的良好氛围,达到岗位练兵的目的,从而使理论水平和基本操作技能有进一步的提高。

4. 强化安全防护意识

严格按照检验科建设规范要求配备生物安全防护用具,制定使用规范、意外事故应对方案。检验科实验室废弃物的处理必须经过专项培训的人员负责,分类收集。严格落实密封化、标志化、无菌化的规范管理,按照规定的时间和路线由专人运送至指定的地点进行处理。定期组织检验科技术人员学习自我安全防护知识,掌握生物安全防护用具的具体使用方法。

5. 加强质控管理

加强对库存试剂的严格管理,避免使用过期、失效、无法校准的试剂,对检验设备进行定期维护、检定和校准。由专人负责试剂出入库的登记,内容包括生产厂家、生产日期、有效期及失效期限、试剂类型和领取日期等。建立健全检验仪器设备档案,制定标准操作程序和标准保养程序。严格遵守操作规程、使用管理方法等,分管领导不定期组织有关人员进行监督[4]。

严格按照《全国临床检验操作规程》进行规范化操作,建立 SOP 文件并登记检验结果[5],建立室内质控记录。定期参加省、部级室间质控评价活动,在室间质控评价活动

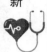
中,发现有检验结果不合格项目的实验室,查明原因,督促改进。连续两次不合格者,由卫生行政部门责令其暂停该检验检测项目。由检验科主任负责或由专人负责检测项目和时间的记录。通过开展室内质控,确保检验仪器正常使用,从而提高日常检验工作的准确性。每月底对当月质控结果进行总结,对失控情况进行详细分析,找出失控原因[6]提出应对措施。

6. 提高样品采集质量

标本留取质量的好坏,直接影响检验检测结果的准确性,如在输液同侧采血会造成检测结果低。应制定标本采集前的注意事项,以提高标本采集的准确性,避免不必要的误差。医、护、检人员应充分协作,从规范采集标本入手,到准确报告临床为止,从而使室内质控转变为全程质控。如大多数生化检验项目必须在禁食 12 小时后空腹抽取静脉血,尿常规检测应在取样后 1 小时内送检,大便常规检测应在取样后 2 小时内送检。口服避孕药可使血清铁、甘油三酯等结果增高,糖皮质激素类药物可使血钙降低、血糖增高等。

四　结语

当前,农民群众对乡镇卫生院检验科的质量越来越关注。通过对乡镇卫生院检验科质量管理现状进行综合分析,并对存在问题进行有效整改,未来乡镇卫生院检验科质量管理会惠及广大农民群众。

参 考 文 献

[1] 朱文鹏. 甘肃省乡镇卫生院的现状与展望[J]. 甘肃科技,2012,28(10):126 - 127.

[2] 涂斌. 乡镇卫生院检验科现状调查分析[J]. 湖北科技学院学报(医学版),2012,26(6):524 - 526.

[3] 施根林,何海明,周宁. 新形势下检验科管理必须重视的几个问题[J]. 中国卫生事业管理,2002,18(10):591 - 592.

[4] 何海明. 浅谈新形势下医院检验科的管理[J]. 武警医学,2007,18(1):75 - 76.

[5] 邓宁. 浅谈检验科的管理[J]. 卫生职业教育,2011,29(22):139 - 140.

[6] 楼慧萍. 谈检验科的全面质量管理[J]. 中华医院管理杂志,2003,19(5):276 - 278.

(载于《中国卫生质量管理》,2014 年第 6 期;获 2014 华东地区第九届医院管理论坛优秀奖)

乡镇卫生院医疗纠纷的现状与建议

摘要： 文章通过对当前乡镇卫生院医疗纠纷产生的社会、法制、医患双方等客观因素，医疗纠纷对乡镇卫生院的影响，当前乡镇卫生院处理医疗纠纷的措施和弊端等进行详细分析研究，根据乡镇卫生院目前医疗纠纷的现状提出了具体合理建议。希望通过建议的采纳实施，维护患者的合法权益，尊重医疗行业的客观规律，维持正常医疗秩序，促进医疗卫生事业健康发展。

关键词： 医疗纠纷；医疗秩序；乡镇卫生院

一　前言

医疗纠纷是当今社会在医疗卫生服务领域关注的热点之一，随着医疗保障制度改革的深入，医患矛盾从后台被推向前台[1]。乡镇卫生院是农村三级医疗保健网的中心枢纽，是广大农民群众身体健康的根本保障，然而由于多种因素乡镇卫生院医疗纠纷的发生率明显逐年升高。在新的形势下，如何加强医院管理、防范医疗纠纷、合理保障医患双方合法权益、创造宽松和谐的就医环境，是当前急需解决的问题之一[2]。

二　医疗纠纷的定义和分类

所谓医疗纠纷是患者或家属与医疗卫生机构之间，因对诊疗护理过程中发生的不良后果及其产生的原因认识不一致而导致的分歧或争议，包括因医疗事故、医疗差错引起的人身、财产损害赔偿纠纷和因医疗服务合同引起的纠纷。可分为由于医疗过失、医疗保护措施不力、服务与医德医风不正、法制观念不强所致医源性纠纷及由于缺乏医学知识、对医疗制度不理解、患者或家属的不良动机、工伤、交通事故责任转移等非医源性纠纷。

三　导致医疗纠纷上升的多种因素

1. 社会因素

随着我国经济、社会、文化等各项事业的快速发展，农民群众对身体健康越来重

一
卫
生
健
康
篇

21

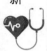

视,医疗服务需求不断增长,法制意识不断增强,现有的医疗体系、资源布局、保障制度的矛盾日益突出。我国处于社会转型期,社会矛盾凸显,医疗纠纷是社会矛盾在医疗关系上的体现。部分新闻媒体对医疗纠纷大为炒作等不合理宣传,医疗市场导向一度失衡,导致目前医患矛盾不断深化,医疗纠纷增多,赔偿额度上涨[3]。医患关系逐渐成为社会、政府和医学界关注的热点问题之一。

2. 法制因素

在门诊就诊时很多病历资料都由患方保存,举证责任倒置制度的实施加大了院方因举证不能而承担责任的风险。医疗纠纷发生后,由于不能及时制止患者及家属的违法维权活动,也未对所有违法人进行一定的治安处罚,助长了卫生院医疗纠纷的上升率。近年来相继出现预防接种异常反应、"签字"事件、医疗过失归责原则等突出问题,都与医疗纠纷相关法律不完善有关[4]。新的《医疗事故处理条例》的实施,使医疗纠纷快速增长,经济赔偿越来越多,处理难度不断增大。

3. 客观因素

随着近年来医保政策不断改革发展,特别是新农合医疗制度推广实施,卫生院门诊及住院患者人数呈显著上升趋势,然而诊疗人数的增加与卫生院原有人员编制、人员综合素质、病床数量、检测设备等客观条件不相匹配。由于医务人员超负荷工作,导致分配到每个患者的精力、医患沟通相应明显减少,进而最终产生或加重医患矛盾[5]。医疗纠纷可发生在诊疗过程中的任何一个环节,医疗行为不可能做到零缺陷,在医疗活动中医疗纠纷是难以完全杜绝的。

四 乡镇卫生院客观存在的问题

1. 法律意识淡薄,医疗文件缺陷

乡镇卫生院医务人员法律法制意识淡薄,缺乏自我保护意识。医务人员在医疗活动中,各种医疗文件的书写存在着不同程度缺陷。书面记录不及时、不完整、不准确、不写、错写、漏写、涂改、反复修改和出现刮痕等不规范书写现象客观存在,发生医疗纠纷或诉讼时院方有举证的责任,由于书面记录模糊不清,不能作为法律依据,在法律面前处于举证不力的被动境地[6]。

2. 服务意识淡薄,夸大诊疗效果

部分医务人员没有完全适应现代医学模式的转变,缺乏主动性、积极性,服务意识淡薄,服务态度冷漠,缺乏同情心和责任感。诊疗过程中语言不规范、说话语气生硬,缺乏以患者为中心的服务理念[3]。挂号室、药房、护理部门等服务窗口综合素质差、态

度生硬,缺乏上岗服务培训,缺乏文明用语。部分医生在诊疗时交代病情不客观,片面夸大诊疗效果,增加患者及家属对治疗的期望值,当出现不良诊疗效果、发生并发症或其他医疗意外时,容易引发医疗纠纷[7]。

3. 医患沟通不足,缺乏投诉渠道

医务人员未能及时、有效地对疾病的性质、转归和愈后与患者充分沟通,不能站在患者的立场上考虑问题,沟通方式、时机不恰当,言语生硬,态度欠佳。转诊转院时告知事项不详细,处理及医嘱交代不够积极。医务人员服务质量和工作的责任心是引发或避免医疗纠纷的重要因素。当出现医疗纠纷苗头或者发生纠纷时,医务人员缺乏主动医患沟通,缺乏建立相互信任的关系。乡镇卫生院没有设立或明显标识医疗纠纷处理办公室,当纠纷进展到一定程度,患者缺乏合理投诉渠道。

4. 一味注重效益,忽略医疗隐患

乡镇卫生院综合技术力量薄弱,有些手术病例卫生院不具备手术条件,为了留住病人,增加社会及经济效益,违规邀请上级医院的人员开展部分手术和技术操作,超出了国家规定的手术范围。即使手术、操作很成功,但由于设备落后,术后观察、护理等环节不匹配,导致治疗效果不理想。出现病情变化或危急情况时才发现卫生院的人员、技术、设备根本满足不了病人的诊治需求,存在着明显的医疗安全隐患,容易引起医疗纠纷[8]。

5. 医学知识缺乏,基本技能薄弱

乡镇卫生院医务人员学历低、专业技术水平低、基础知识薄弱,外出继续进修学习机会少,缺乏丰富临床经验。对疑难危重疾病认识不到位,对部分疾病的诊断、鉴别及治疗缺乏足够的认识,对病情的严重估计不足,导致诊断不清,治疗不及时,操作不熟练,延误治疗时机等。接诊病人后存在固执己见、胆大蛮干、漏诊、漏治、误诊和误治等现象。护理人员重技术操作轻基础护理的问题非常突出,不按常规巡视病房,不按规定生活护理。

6. 管理制度不全,缺乏医疗团队

没有严格执行危重病报告、手术审批报告、输液反应报告、药物器械不良反应报告、死亡病例讨论制度、医疗纠纷早汇报制度。管理制度执行不严,管理不到位,缺乏合理监督。没有对每例医疗纠纷的产生原因开展有效的讨论,从而没有吸取经验教训。院方没有组建医疗团队,许多临床医生存在单打独斗,缺乏明显的团队合作精神。院方重效益轻质量,医疗过程存在不同程度缺陷。医护人员分配失调,医生分管床位过多,医护工作秩序混乱[9]。

五 患方客观存在的问题

1. 患者医学知识缺乏和对医院过高要求

部分农民群众对医疗服务、诊疗效果的期望值过高,不能正确理解在当前医学领域有很多未知数,医疗活动有很多不确定性,片面认为住进了医院就等于进了保险箱,不理解也不了解医学领域有许多不能预见或能预见但不能完全避免,并且也不能克服的意外情况发生。更有甚者片面认为看病治病就是消费,花了钱就得治好病,错误的观念导致农民群众对疾病诊治存在过高期望,与当前医学技术的客观局限性之间的矛盾日益突出。

2. 乡镇卫生院诊疗人群的特有现象

由于农村特殊的社会环境,乡镇卫生院就诊患者中大多数是农民,而且相当一部分是老年患者,接受文化教育程度低甚至也不识字,理解、接受能力较差,在诊疗过程中大多也没有子女陪同,常常出现由老人陪同儿童或者老人陪同老人就诊的现象[10]。对于临床医生的解释和合理沟通在向其子女交流传递过程中容易出现差错,如果发生医疗纠纷其子女不了解诊疗过程,增大了医患沟通难度,一旦了解不到位或理解偏差,医疗纠纷就会发生[11]。

六 医疗纠纷对乡镇卫生院的影响

1. 地位相对弱势,心理负担加重

医务人员在医疗纠纷的处理过程中处于相对弱势的地位,当发生医疗纠纷时,社会舆论及法律工作者都会谴责医务人员而盲目同情患者,使医务人员的社会地位下降,甚至失去基本尊严。同时加重了医务人员的心理负担,使其心理难以保持平衡,对工作效率、工作质量及服务态度有直接影响。发生过医疗纠纷的医务人员,其焦虑自评、工作满意度、身体健康状况和心理压力感受以及压力控制等方面,明显低于非医疗纠纷组[12]。

2. 防御行为增加,医患矛盾加重

医疗纠纷发生后医务人员职业道德和工作积极性受到极大挫伤,无论是否遭遇过医疗纠纷,临床医生在治疗过程中都倾向于"力求稳妥,尽量降低风险"的治疗方案,诊疗过程中过度检查、签字环节、转诊和转院等防御性医疗行为明显增多,增加了患者的医疗费用,增加了医患不和谐、不信任,加剧"看病难,看病贵"的现状[13]。医疗纠纷对医务人员的诊疗行为产生的不良影响,反过来又更加剧了医疗纠纷的产生,造成恶

性循环。

3. 影响医疗秩序,影响社会稳定

近年来,因医疗产生的医患纠纷呈现逐年上升的趋势,赔偿金额也越来越大,表现形式也越来越多样化,矛盾冲突不断加剧。医疗纠纷引发的治安事件,突发性强,破坏性大,严重影响了乡镇卫生院正常医疗秩序,给日常活动和管理带来了显著影响,一些地方甚至出现了因医疗纠纷引发的群体性事件,成为影响社会稳定的突出问题。一次性支付大额医疗赔偿金对乡镇卫生院财务将会带来很大的影响,由于支付困难从而影响到卫生院正常运营,导致国家财政损失。

七　当前卫生院处理医疗纠纷的措施和弊端

我国医疗纠纷解决机制最突出的是医疗纠纷的多样化与解决途径单一性的矛盾。现行的医疗纠纷解决机制较难适应现阶段各类医疗纠纷的处理。医疗纠纷只能通过协商、行政调解、法律诉讼等方式解决,医患双方自行协商解决为最常见的一种方式。患方往往不采取正当方式来解决,而是采取暴力索赔,"小闹小赔、大闹大赔、不闹不赔"已经成为卫生院医疗纠纷处理客观存在的不正常现象。对于非医疗过失引起的纠纷,为了尽快摆脱纠缠,保证正常的医疗秩序,院方本着息事宁人的态度,给予患者及家属一定的经济补偿,以尽快结束纠纷[14]。

八　对策

1. 加大违法维权处罚力度

《侵权责任法》第六十四条规定患方不得无故干扰医疗秩序或者妨害医务人员日常的工作和生活,否则应当依法承担法律责任。建议以市级政府令形式在公安、司法、卫生和保险部门积极配合下,理赔处理机构和调解委员会在医疗纠纷处置中,坚持以人为本,公平公正,严格规范处置程序。审时度势,通过正面引导,让患者及家属明白,"闹"是达不到维权目的的,使其看到只有通过合法正当维权途径才是解决医疗纠纷唯一方式。

2. 加强分析,建立上报制度

县级卫生行政部门要建立健全医疗纠纷防范预警,医疗纠纷系统监测、控制、预防和干预体系,乡镇卫生院医疗纠纷信息报送机制,卫生院要指定专人作为医疗纠纷的信息员,在发生医患纠纷时,及时向县级卫生行政部门报告。院方定期开展医疗纠纷回顾性分析,及时对每一例医疗纠纷处理经过给予讨论,不断吸取教训,总结经验,从

一 卫生健康篇

而规范医疗行为和提高管理水平,杜绝类似事件发生,同时对负有责任的当事人给予一定比例的经济处罚。

3. 加大帮扶和软硬件的投入

乡镇卫生院现有技术力量薄弱、设备欠缺,通过加大政府投入,逐步完善医疗设备的配置,提高现有卫生院的软硬件水平,建设更直接面向广大农民群众的卫生福利制度。坚决执行城市医院医生晋升职称前到基层医疗机构服务一年和城乡对口支援制度,定期外派医疗骨干带教,从而显著提高卫生院的综合医疗水平。让医务人员能够从繁重的超负荷工作中解脱出来,将更多精力投入自身专业技术水平的提高,投入到与患者充分沟通服务中去,从而形成一种良性循环。

4. 重视医疗文件书写、保管

《关于民事诉讼证据的若干规定》中"医疗纠纷举证责任倒置"的实施及《医疗事故处理重要条例》颁布以来,病历的法律地位更为重要,成为医疗事故或医疗纠纷明确责任及医疗事故鉴定或司法鉴定的重要依据,对医务人员起到一定的保护作用[15]。特别是乡镇卫生院门诊资料由患方保存,一旦发生医疗纠纷,患者隐匿病历,会使乡镇卫生院陷入举证不能的尴尬境地[16]。加强规范医疗文件的书写保管,不能随意涂改,把病历书写保管提高到法律的高度来认识。

5. 加强管理,组建医疗团队

院方坚持对死亡原因、手术失败原因、病人投诉原因、诊疗并发症原因、药物器械不良反应原因、医疗纠纷发生原因等进行详细分析,查找客观原因,从中充分吸取经验教训[17]。持续推动医院管理工作的改进和提高医疗服务质量,美化就医环境,改善就诊条件,开展上岗服务培训,改善服务态度,关心同情病人。通过合理组建医疗团队,为病人提供更加优质全面的医疗服务。

6. 加强道德教育,注重细节

医务人员的综合素质决定医院的整体素质,通过提高综合素质可以有效防范医疗纠纷。加强思想道德教育,注重人文关怀,坚持以病人为中心,倡导敬业爱岗,廉洁奉献的行业新风尚。长期开展"天使杯""白赛杯"等竞赛活动,在行内树立良好的医德医风,塑造良好的社会形象[18]。正确处理事前防范与事后调处的关系,为患者提供专业技术服务外,要逐渐向生物—心理—社会医学模式转变。注重细节,正常开展感动患者的综合服务。

7. 建立良好关系,加强沟通

建立良好的和谐医患关系是防范医疗纠纷的基础,医院文化建设是建立良好、和谐医患关系最基本和最重要的方面。要尊重病人的知情权、选择权和隐私权。详细、客观地交代病情的复杂和变化,诊疗过程存在的风险、意外、并发症、后遗症和药物毒副作用等。在语言沟通的同时,必须采取一定形式的书面沟通,进行医疗风险告知并签字[19]。绝对避免对患者心理有刺激性的言语和动作,不在患者面前评议他人的治疗方案。

8. 加强学习,规范各种制度

坚持医学继续教育制度,加强医务人员基本理论、基本知识、基本技能的严格训练。医院应抓好住院医师规范化培训,定期选派技术骨干外出进行深造[20]。严格遵循诊疗操作常规,完善医院各项规章制度,狠抓制度落实,将医疗质量和服务质量提高到同等重要的位置。严格执行三级查房制度,严格执行手术审批制度,切实做好术前讨论和术后评估,详细制订手术计划。

9. 建立健全第三调解机构

调解作为一种新型的非诉讼解决医疗纠纷的方式,具有独立性、中立性、过程平和、成本低、保密等优点。《中华人民共和国调解法》的施行,为医疗纠纷第三方调解的实施提供了有效的法律保障。建议由市政府牵头,成立由卫生、政法和群团组织等部门参加的医患纠纷处理协调机构[21]。在卫生行政部门设立办公室,在医院外设立医患纠纷调处点[22],通过第三方介入的形式,将医疗纠纷从院内转移到院外进行处理,避免了医患双方因分歧过大而产生严重矛盾冲突,可以有效发挥化解医疗纠纷、维护医患双方合法权益,构建和谐医患关系的作用。

10. 加强医务人员法制学习

加强《中华人民共和国执业医师法》《医疗事故处理法》《医疗事故分级标准》《中华人民共和国药品管理法》《麻醉药品和精神药品管理条例》《关于维护医疗秩序打击涉医违法犯罪专项行动方案》《中华人民共和国卫生部、公安部关于维护医院秩序的联合通告》《关于加强医疗纠纷人民调解工作的意见》等法律法规的学习,充分运用法律武器,提高自我法律保护意识和防范能力,从源头上根本上自觉高度防范医疗纠纷的出现[17]。

11. 建立强制医疗责任保险

国家和地方政府应当制定相关政策文件,推动建立强制医疗责任保险制度,积极稳妥地推动医疗责任保险制度建设。县级卫生行政部门应积极组织每个乡镇卫生院必须参加医疗责任保险,建立健全强制医疗责任保险制度,分散和转移被保险人对第三人应承担的责任,使得乡镇卫生院相对超脱于以往与患方直接对立的地位[23]。医疗责任保险制度在分散医疗机构及其医务人员的执业风险,化解医患矛盾等方面起到重要积极的作用。

12. 畅通医疗纠纷处理渠道

通过院内设立医疗纠纷处理办公室,畅通患方投诉渠道,进行及时有效的医患沟

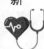

通,随时受理患者投诉。建立患者服务中心,对出院病人实行一周内回访,做到医疗服务无缝隙。面对患者及家属的投诉,接待处理人员应该要有危机意识,并正确处置,不仅为患者增加一道安全屏障,避免不良后果的发生,同时对预防医疗纠纷的发生也具有重要意义。通过早期积极处理好投诉,可以防止事态扩大和极端事件发生,将医疗纠纷有效防范在萌发阶段。

13. 医疗纠纷调处注意事项

在患者及家属与院方产生矛盾冲突时,尽量做好正面引导教育工作,对病人的误解要及时进行调解,做到耐心倾听、正确引导、科学客观地解释,特别应注意对易怒、素质低下、爱批评、酗酒等患者的沟通交流。根据患方在医疗纠纷中的行为特点,将医疗纠纷分为潜伏期、显露期、暴发期和迁延期。发现干预的时机与干预的成功率具有明显的相关性,参与干预的医务人员数与干预时间成正相关,在不同时间进行干预的成功率具有明显差异[1]。

14. 加强宣传,改变就医观念

医疗行为不是消费行为,许多疾病的治疗具有不确定因素,并不是花钱就应该看到疗效,就必须治愈疾病。引导新闻媒体坚持正面宣传报道,大力宣传医疗卫生工作者为维护农民群众的身体健康和生命安全所做出的不懈努力和无私奉献。大力宣传医德高尚、医术精湛的正面典型,弘扬正气,增强医患之间的信任感。客观宣传生命科学和临床医学的特殊性、局限性、高科技性及高风险性,优化医务人员执业环境,增加社会各界对医务人员的尊重、理解和支持。

九　结语

正确化解医疗纠纷、重建和谐医患关系是一项系统工程,只有在理解医生、关爱患者的基础上,通过医患双方、政府和全社会的共同努力,采取"堵""疏"相结合的方法,才能从根本上达到院方、社会和患者共赢的目标。相信通过以上建议的采纳实施,对改善医患关系,维护患者的合法权益,尊重医疗行业的客观规律,维持正常医疗秩序,促进医疗卫生事业健康发展,构建社会主义和谐社会起到抛砖引玉的作用。

参 考 文 献

[1] 甘宁,虞海,陈尉华,等. 医患认知差异与医疗纠纷成因分析[J]. 上海交通大学学报(医学版),2008,28(8):1035-1037.

[2] 宁波市卫生局. 宁波市医疗纠纷处置机制及成效[J]. 中华医院管理杂志,2010,26(5):375-378.

[3] 韦玲. 医疗纠纷原因分析及防范对策[J]. 中国实用护理杂志,2008,24(Z):195-196.

[4] 张鸣,李南. 美国医疗纠纷处理与立法经验对我们的启示[J]. 中华医院管理杂志,2009,25(4):243-246.

[5] 苗博,何远学,王平,等. 海南省医疗纠纷处理方式的问题与对策[J]. 海南医学,2011,22(19):72-74.

[6] 韦常新. 浅谈如何化解基层医疗纠纷[J]. 健康之路,2013,12(4):328-329.

[7] 郝志勇,万立华,朱建华,等. 35例医疗纠纷的司法鉴定分析[J]. 重庆医学,2011,40(36):3713-3714.

[8] 罗小燕,廖勇彬,吴素云,等. 广东江门市农村卫生院24例医疗纠纷调查分析[J]. 中国农村卫生事业管理杂志,2008,28(2):141-143.

[9] 华立,田光. 医疗纠纷的处理与防范[J]. 中国医师杂志,2011,2(Z2):160-161.

[10] 王千海. 一级医院医疗纠纷发生的原因与防范对策[J]. 医学理论与实践,2012,25(22):2854-2855.

[11] 蒋军. 浅析西部农村基层卫生院医疗纠纷发生的原因[J]. 中国实用乡村医生杂志,2010,17(5):37-38.

[12] 曹冰,陈力. 医疗纠纷对临床医生心理影响及其对策研究[J]. 中华医院管理杂志,2009,25(7):473-475.

[13] 韩彩欣,李营,韩彩芬,等. 承德市某医院医疗纠纷现状及对医生诊疗行为的影响研究[J]. 中国卫生事业管理,2013(8):573-575.

[14] 姚维宽. 浅谈医疗纠纷对基层医院的危害与防范[J]. 中国乡村医药杂志,2006,13(2):83.

[15] 郑海杰. 农村卫生院妇产科常见医疗纠纷的原因分析及防范措施[J]. 健康必读杂志,2013(7):338.

[16] 钟肖莲. 复写门诊病历在乡级卫生院的应用[J]. 中国病案,2012,13(4):20-21.

[17] 黄培. 妥善处理医疗纠纷,确保医疗服务安全[J]. 中国卫生质量管理,2012,19(5):67-69.

[18] 钱文生. 浅谈乡镇医疗纠纷引发的原因及其对策[J]. 中国乡村医药杂志,2001,8(11):58-59.

[19] 程华宾,徐中明. 农村卫生院发生医疗纠纷的原因及对策[J]. 中国乡村医药杂志,2003,10(3):69-70.

[20] 张丽芬. 医疗机构避免和应对医疗纠纷的方法探讨[J]. 中国实用护理杂志,2012,28(Z):171.

[21] 刘超婷,罗德军,潘雪珍,等. 医疗纠纷第三方调解的做法[J]. 解放军医院管理杂志,2012,19(2):111-113.

[22] 黄娟. 高度正视医疗纠纷中的"医闹"现象[J]. 理论导报,2010(12):57-58.

[23] 葛建一,程峰,康小明,等. 论医疗纠纷反应链[J]. 中华医院管理杂志,2006,22(6):406-408.

一 卫 生 健 康 篇

（载于《中国农村卫生事业管理》,2014年第8期;获扬州市邗江区首次哲学社会科学优秀成果奖二等奖;获第六届扬州市哲学社会科学学术年会三等奖）

乡镇卫生院中医药建设的现状和建议

摘要：目的 通过详细分析乡镇卫生院中医药的客观现状并提出合理的建议，从而对乡镇卫生院中医药建设起到一定的加强作用。**方法** 通过对乡镇卫生院中医药人员适宜技术开展、科室配备、学术建设和诊疗业务能力等现状进行综合分析。**结果** 乡镇卫生院中医药建设客观存在多种问题，严重影响制约了乡镇卫生院中医药的服务能力。**结论** 针对所提出的问题提出了各种解决方案，并结合相关文献进行阐述，对解决我国目前乡镇卫生院中医药发展面临的瓶颈提供了绝佳的参考和帮助。

关键词：乡镇卫生院；中医药；建议

一 前言

中医药是我国人民几千年来防病治病的法宝，是我国卫生事业的重要组成部分[1]。中医药的服务越来越受到广大群众的欢迎和认可，中医药在防治疾病，促进健康方面的作用明显增强。我国卫生事业长期滞后于经济社会发展，是社会发展领域中的"短腿"，不能适应人民群众日益增长的健康需要。中医药是中华民族的瑰宝，目前中医药也面临着扶持力度不够、服务领域缩小、优势特色淡化等困难和问题。

二 乡镇卫生院中医药存在的问题

1. 人员配备，数量极少

乡镇卫生院中医科、中药房人员配置极少，中医科大都为单人科室，或者为兼职，甚至没有中医药在职人员，中药房大都没有中药专业的药学人员，更别说是专职人员，遇到节假日或进行中医药适宜技术培训，或参加岗位培训，学术交流时，往往停人停科，息人息诊。目前，中医药服务越来越受到广大人民群众的欢迎和认可，患者接受中医药及适宜技术如针灸、推拿等治疗的意识和依从性增强。节假日也是家庭主力成员休息在家的机会，此时是他们带领"空巢"老人进行就诊治疗的最好时机，这些老人往往患有多种慢性疾病，接受中医药治疗成为他们的首选，由于停人停科，中医药治疗也就无从谈起。受待遇不高影响，经济薄弱地区吸引留住人才难度很大，限制了服务能力的提高；另一方面受人事政策限制，不少乡镇卫生院有编制也很难进入。

2. 品种单一,缺少选择

与中医科相配套的中药房建设并未完善,乡镇卫生院中药房中药制剂品种相对单一,不是单纯中药饮片,就是单纯的中药配方颗粒,缺少供患者和中医药人员的选择余地。单纯中药饮片在基层保存相当困难,常常上半年中药房开放,下半年经过梅雨季节,中药饮片不是生虫就是霉变,往往被迫停止中药饮片销售。中药配方颗粒携带、饮用和保存极为方便,缺点是售价太高,是中药饮片的数倍,慢性疾病患者长期使用因价格问题而难以接受,部分患者被迫中断治疗,即使是新农合报销中药饮片上浮10%,一年500元的实报金额也常常不够。单纯中药饮片或中药配方颗粒品种数目偏少,不能完全满足临床需求。

3. 人员断代,青黄不接

目前乡镇卫生院中医药人员断层情况严重,老的中医药人员已退休,新的中医药人员较年轻,病人并不相信年轻的中医科医生,他们有一定的中医理论知识和临床实践能力,但缺乏正规培训或是自学成才,或是祖传师授,专业知识是不系统不扎实,业务能力偏低,加上当地老中医已经退休,几成断代。资历老的基本退休,资历浅的有疑难无处问,解决不了实际问题[2]。

4. 配制简单,无法满足

乡镇卫生院并未完全按照国家中医药局出台的《乡镇卫生院中医科基本标准》完全配备设置针灸器具、火罐、电针仪、艾灸仪、智能通络治疗仪、颈腰椎牵引设备、中药熏蒸设备、TDP神灯和中药雾化吸入等中医设备,而且中医康复治疗室也未完全配备针灸治疗床、推拿治疗床等设备,很多中医适宜技术未能真正开展,简单的针灸、推拿、电针仪、颈腰椎牵引和拔火罐等治疗已不能满足广大农村患者日益增长的医疗需求。

5. 绩效奖励,未能实施

乡镇卫生院医疗管理体制尚不健全,人事分配补偿机制、绩效考核办法尚未完善和实施,中医科人员福利和奖金并未真正完全实施。现有中医药在职人员配备较少,缺乏有效竞争机制,单人科室的通病,干多干少、干好干坏和干与不干一个样。由于没有合理拉开科与科、同一科室人员之间的经济收入差距,所以,也没有体现出多劳多得,优绩优酬。造成在实际工作中出现多劳少补,少劳多补,不劳全补的状况,同时受绩效工资分配差距较小的影响,严重影响了中医药人员的积极性。

6. 硬件简陋,不能达标

乡镇卫生院房屋等硬件条件简陋,中医科和康复室因为卫生院房屋面积有限,并不能达到国家规定的中医科和康复室的面积要求。因此,能增加开展的诊疗项目因诊疗设备无法放置而无法开展实施。有的乡镇卫生院为了一味达到用房面积,把中医科和康复室设置在没有安装电梯的二楼或三楼,这直接导致一些中风康复病人及腰腿痛

一 卫生健康篇

患者就诊治疗极不方便,影响患者的依从性和疗效。

7. 创建活动,缺乏深度

乡镇卫生院中医药在每次年终检查及市、省社区中医药工作先进单位、国家级基层中医药工作先进单位创建过程中,往往一味考虑就诊环境、诊疗器械配备、中医药健康宣传和中药处方等问题,未能深入考虑实质性内容,如中医药人员的学历、从业资质、继续教育、人员配备、开展诊疗项目、诊疗人次、特色专科建设、学术交流及论文发表等。

8. 认识不足,缺少投入

乡镇卫生院领导决策层对中医药建设的思想认识不足,重视不够,每次县、市卫生局有关中医药方面的会议及创建活动培训并未要求卫生院的相关分管院长参加。中医药收入不足,在乡镇卫生院整体收入中所占比例很小,乡镇卫生院不可能对中医药有太多的投入。

9. 特色诊疗,缺乏规划

绝大部分乡镇卫生院中医科仅仅开展了常规的诊疗项目,没有形成特色诊疗优势,吸引不了众多患者,更满足不了广大患者的诊治需求,县级卫生主管部门中医股也未作中医特色专科建设的宏观调研和部署,缺少长远中医药建设的规划。乡镇卫生院也未能开展当地中医药名人文化历史内涵的整理和挖掘,更谈不上将其名人文化效应发扬光大。

三 建议和方案

1. 组建农村中医医疗集团

本着优势互补,资源共享的原则,充分发挥中医药的特色优势,发挥中医药在农村初级卫生保健中的作用,乡镇卫生院中医科的设备、人才、技术和管理均不能适应当地农民群众的医疗需求。由各县、市中医院牵头组建,成立集团管理委员会,各乡镇卫生院中医科人员行政隶属,人事关系不变,集团内所有执业医师在集团各单位都有处方权、检查开单权,集团内各单位的自制特色制剂的经验方,协定处方相互借鉴,集团内互派人员学习、进修及工作,提高集团人员的整体医疗技术管理水平[3]。

2. 开展中医药学术带头人评选和制定奖励制度

为患者提供优质、高效的医疗服务,推介并打造一批技术精良、医德高尚和社会认可的乡镇内有一定知名度的地方中医药优秀人才,营造卫生系统"尊重知识、尊重人才、树立典型、弘扬正气"的良好风气。实施乡镇地方中医药学术带头人带动战略,不断提升中医药队伍的整体水平,造就一支适应于乡镇卫生事业发展所需要的优秀中医队伍,从乡镇卫生院、社区卫生服务中心中医科人员中,从医德、医风、学历、职称、社会知名度、门诊诊疗人次和在正规医学期刊发表的学术论文数量等进行评选。通过评选可以增加乡镇卫生院中医科人员的积极性,有利于中医药人员自我塑造,自我价值体现,促进继续学习和相互竞争。

3. 增加中医药人员配备

2010年3月国家中医药管理局正式出台了《乡镇卫生院中医科基本标准》,其中明确规定,中医科作为乡镇卫生院一级临床科室独立设置,每个中医诊室至少配备2名中医类别医师,每个中医康复治疗室至少配备1名中医类别医师,中医设备包括针灸器具、火罐、电针仪、智能通络治疗仪、颈腰椎牵引设备、中药熏蒸设备、TDP神灯和中药雾化吸入等设备。中药房除常规配备中药饮片柜(药斗)、药架(药品柜)、调剂台、药戥、电子秤、标准筛、煎药机和包装机。负责中药房的药剂人员应当具备中专以上学历的中药人员,或具有丰富经验中药饮片鉴别经验的中药人员,同时应配备2名中药专业中专以上学历的人员,在他们接受培训、学习及法定休假时可以做到息人不息科,停人不停药,不影响患者正常就诊取药,同时中成药品种在80种以上,中药饮片在250种以上,为解决单纯饮片不易保存的缺点可以引进精装中药饮片,完全避免单纯中药饮片体积大,不易保存、易霉变生虫的缺点。另外,还可以引进中药免煎颗粒,对于学生及外出打工人员提供便捷、快速、安全有效的治疗方法。

4. 开展中医特色专科的建设

狠抓乡镇卫生院中医专科专病建设,办出特色,办出优势,如中医肝病、中医内科、中医骨伤、中医妇科、中医外科和小针刀等,业务红火时可以为乡镇卫生院撑起一片天[4]。江苏泰兴市古溪小针刀疗法专科医院,通过20多年的小针刀疗法临床研究,在全国针刀医学界治疗颈肩、腰腿痛等常见病、多发病和疑难病方面,形成了"独树一帜"效应。为乡镇卫生院摆脱"以药养医",发展专科特色做出了榜样。江苏仪征市大仪镇卫生院中医科王生高医师师承五代祖传中医,对中医肝胆、肠胃和妇科疾病有一套独特的见解,在当地乃至周围县、市享有很高声誉,每日求诊者络绎不绝。县级卫生主管部门中医股对每个乡镇卫生院中医科诊疗特色及地方疾病谱加以分析研究并充分调研论证,宏观调控规划安排每个乡镇卫生院中医科特色专科的立项、建设、错位竞争和共同发展,同时在资金、人员配备上给予一定的优惠政策,让其中医特色专科发展带动乡镇卫生院发展。

5. 在职人员进行培训、继续教育、师带徒和"西学中"等学习

我国从20世纪50年代起建立了中医药院校教育体系,培养了大量的中医药毕业生,但因为基层医疗机构的待遇和职业前途对本科毕业生难有吸引力,乡镇卫生院中医科人员多来自中专毕业生或师承人员,其职称和学历层次必然偏低。通过对在职中医药人员5年一次的全科(中医)岗位培训,在增加基层中医药人员的前提下,开展在

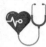

职继续教育,提高人员素质,提高他们的中医药服务能力。通过制定政策鼓励年轻医生向老中医师承学习中医技术,乡镇卫生院老中医虽然学历职称不高,也不能被评为"名老中医",但其多年积累的临床经验对年轻医生十分宝贵。"取其精华,弃其糟粕",年轻医生在工作的同时向机构内的医生学习十分便捷。若制定相关鼓励政策,这种中医临床经验传承将更加有效[6]。开展多种形式的基层中医药人员岗位培训、在职继续教育、中医科住院医师规范化培训,提高中医药专业技术人员学历层次和实际工作能力[7]。同时鼓励并组织西医人员参加由县市卫生局组织中医药大学承办的"西学中"临床课程班培训项目,通过多种途径加快中医药人才培养,切实解决乡镇卫生院中医药人才缺乏的问题[8]。

6. 加强城市医院基层服务和对口支援

坚决执行城市医院医生晋升职称前到基层医疗机构服务一年和城乡对口支援制度,市区大医院专家到社区坐诊不少于1 000个工作日。特别是对城市医院中医科、中药房、针灸科和理疗(康复)科在晋升中级职称及副高级职称前必须到乡镇卫生院中医科、中药房工作一年,对于连续或累计工作两年以上者在晋升职称时给予同等情况下优先的政策。通过相关专家和基层医务人员的经常性接触,可以把他们新的理论、新的技术和新的诊疗方案通过言传身教,转变基层卫生机构中医药人员的思想,激发了他们长期学习适宜技术,不断进步的热情,这对于从长远、整体上提升基层卫生机构的中医药服务水平十分有利[9]。

7. 留用、返聘退休的中医药人员

针对中医科人员职称结构不均衡,人才结构队伍不太合理、人才断层的现象,所以,留用、返聘退休的中医药人员显得特别重要,退休中医药人员由于数十年的经验积累,具备了丰富的临床经验和独特的中医理论,解决了年轻中医药人员技术不过硬,临床经验不丰富,患者大量流失的问题。我国中医理论博大精深,进一步传承、继承和发掘这一传统医学宝库,提高医疗水平。只有完善中医药人才培养政策,建设一支梯次结构合理,中医理论水平高,敢于创新的中医药人才队伍,才能振兴中医事业,增添不竭的动力。

8. 加强理论学习和学术建设

县级卫生主管部门承办开展中医"四大经典"理论知识学习和知识竞争,每1~2年举办一次中医适宜技术培训及中医药临床学术交流会议。鼓励乡镇卫生院中医药人员撰写学术论文,并参加论文学术交流,公开发表学术论文。对于公开发表中医药类学术论文,除全额报销发表论文版面费外,根据论文发表杂志等级应给予一定金额的经济奖励。同时鼓励中医药人员申请加入如中华中医药学会、中国中西医结合学会等学术团体,并且鼓励参加中华中医药学会、中国中西医结合学会等举办的学术会议,对于相关经费给予一定的报销。通过积极创造条件,参加各种中医药学术交流,借鉴

吸收传统医学精华和现代医学成果,引进中医药及其他学科的新技术、新成果,进行推广应用,大大提高了临床技术,增强了农村中医工作的整体水平。

9. 设立中医管理科,开展创建活动,引入竞争机制

把中医药工作列入各级政府年度工作目标,纳入医改目标任务,逐级签订目标责任状。在全县范围内开展"创建中医药工作先进乡镇"活动,实行严格目标管理,对完不成任务目标的乡镇在年终评选先进乡镇时给予"一票否决",从而增强各级做好中医药工作的责任感[10]。增设中医管理科,制定相应的目标制度,定期进行考核。同时在中医科内设立竞争机制,进行绩效考核,对科室负责人采取"能者上,平者让,庸者下"的用人理念,采取竞争上岗的方法,每三年竞聘一次。将中医药人员绩效工资与院内其他科室人员,以及同科室人员间拉开一定的差距,从诊疗人次、医德医风、群众满意度和继续教育,掌握开展技术能力及学术造诣等进行考核。通过此举可以强化"以人为本"的观念,多形式、多渠道和多层次培养中医药人才,努力打造一批"下得去,用得上,留得住"的农村卫生适宜人才队伍。

10. 加强思想道德建设

对乡镇卫生院中医药人员进行思想道德教育,发扬救死扶伤、无私奉献的崇高精神。要以学习贯彻党的十八大精神为主线,切实加强思想建设、组织建设、制度建设、作风建设和反腐倡廉建设,努力做到思想正、作风实且能力强,确保卫生改革发展健康持续推进[11]。加强医德医风建设,建立诚信制度和医务人员医德医风档案,重视对基层医务人员的人文素质培养和职业素质教育,大力弘扬救死扶伤精神,促进基层医务人员与城乡居民建立和谐关系[12]。

四　结语

国家农村中医药政策需要依靠农村三级医疗预防保健网络来宣传落实,而乡镇卫生院处于农村卫生服务体系的中间环节,乡镇卫生院职责贯穿于农村中医药政策执行的全过程[13]。新医改注重中医药基础设施、人才培养、特色优势和学科发展等方面建设。通过对以上乡镇卫生院中医药存在的各种问题进行分析研究,以及针对问题提出各种解决方案的逐步制定设施,相信我国农村中医药卫生事业会有更大、更广阔的蓬勃发展。

参 考 文 献

[1] 王冠军,尹爱田,豆蕾,等. 山东省基层医疗机构中医服务项目成本测算研究[J]. 中国初级卫生保健,2011,25(4):4-5.

一 卫生健康篇

[2] 钟天,游卫平,王济平,等. 乡镇卫生院临床技术骨干培养模式探讨[J]. 中医教育,2007,26(1):81-82.

[3] 张月林,优势互补,资源共享,深化改革,共同发展[J]. 中国农村卫生事业管理,2001,21(7):20-22.

[4] 桂克全. 乡镇中医科可持续发展调查[J]. 中国卫生产业,2008,5(6):51-53.

[5] 曹玲玲. 仪征市创建全国基层中医药工作先进单位的实践与体会[J]. 江苏卫生事业管理,2013,24(1):123-124.

[6] 陈曼莉,杨革生,王慧,等. 中西部基层中医药人员现状调查及政策建议[J]. 中国社会医学杂志,2012,29(1):60-62.

[7] 国家中医药管理局. 乡镇卫生院中医药服务管理基本规范[J]. 中国社区医师,2004,2(1):25.

[8] 于晓辉,曹俊波,吴岸森,等. 湖北部分地区基层中医医疗服务现状调查分析[J]. 中外医学研究,2010,8(18):76-77.

[9] 程薇,房耘耘,石学峰,等. 中医适宜技术推广对农村卫生机构服务能力的影响分析[J]. 中医药管理杂志,2011,19(1):32-35.

[10] 张启平. 实行倾斜政策,完善网络建设,大力加强农村中医工作[J]. 中国农村卫生事业管理,2004,24(7):24-25.

[11] 周信. 杨军在全市卫生工作会议上的讲话[N]. 扬州卫生,2013-02-05(540).

[12] 国务院办公厅. 国务院办公厅关于巩固完善基本药物制度和基层运行新机制的意见. 国办发(〔2013〕14 号)[Z]. 2013.

[13] 陈祥华,闫保华,赵延奎,等. 乡镇卫生机构在中医药服务过程中的地位与作用[J]. 中国卫生事业管理,2005(7):445-447.

(载于《中国初级卫生保健》,2014 年第 9 期;获 2014 扬州市基层卫生协会三等奖)

加强基层医疗机构检验科建设 提升检验服务能力
——乡镇卫生院检验科的现状分析与建议

摘要：通过对乡镇卫生院检验科房屋面积、分区布局、人员配备、继续教育、生物安全、质控管理、标本采集和设备维护等客观现状进行详细分析，并结合有关文献进行充分阐述，同时针对存在的问题提出新的行之有效的合理化建议方案。希望通过分析、查找客观问题，并且切实开展实施针对问题所提出的建议方案，从而加快乡镇卫生院检验科建设，显著提升服务能力。

关键词：检验科；现状；建议

一 前言

随着我国医药卫生体制改革的不断深入、完善，城镇职工医保、居民医保和新型农村合作医疗网络向乡镇卫生院全面落实铺开，使得乡镇卫生院的综合医疗业务得到了快速、长足的发展，临床检验专业也得到了越来越多的重视，但随之而来的是临床医学检验的多方面需求也越来越大，业务增速也越来越显著[1]。乡镇卫生院的发展状况，在很大程度上关系到广大农民群众的身体健康和生活质量，关系到农村全面小康的实现进程。然而在目前，快速发展的检验医学与乡镇卫生院检验科的现状存在着显著的不相匹配、不相协调的矛盾。

二 检验科的现状

1. 布局设置：缺乏合理

部分乡镇卫生院检验科实验室用房面积、科室设置和分区布局不符合规范要求，少数实验室过于拥挤，布局也不合理。部分乡镇卫生院由于领导重视不够或基础设施不足等导致检验科业务用户偏少，从而造成不合理的布局。没有或未按检验科建设管理规范要求设置明显标识，严格区分清洁区、半污染区和污染区。有的乡镇卫生院因为房屋结构的限制，没有将检验科设置在一楼，而是设置在没有配置电梯或辅道的二楼，给老、弱、病、残、孕等患者诊疗带来极大的不方便，严重影响了这类患者对临床检

一 卫生健康篇

验、后续治疗的依从性。

2. 人才建设：青黄不接

有的地区乡镇卫生院在体制改革后由公办转变为民营，成为民营企业或民办非企业，为了减少开支，节约成本，辞退年龄偏大的检验科专业人员，而留用或新聘用低年资的人员，直接影响了检验科的检验、检测质量，不利于人才梯队的合理培养，不利于检验科长远、健康和持续地发展。乡镇卫生院检验科人员数量普遍较少，存在着结构分布不平衡、不均匀，面临着人才断档的发展瓶颈，而且检验人员的业务素质普遍偏低，往往由医学相关专业或其他专业人员转任，其中护理专业转任者最多，且多数检验技术人员为初级职称，甚至无职称。

3. 学术建设：缺乏激励

部分甚至大部分乡镇卫生院检验科全年甚至数十年没有一篇相关专业的学术论文发表，院方、科室也没有订阅与检验医学相关的专业刊期杂志。由于乡镇卫生院人员相对较少，常常难以安排人员到上级医院进行进修学习等岗位培训。市、区、县卫生行政相关部门没有或很少开展检验医学专业的学术交流活动。检验科技术人员自我开展多种形式的继续教育以提高自身学历、晋升上级职称和撰写发表论文的版面费等经费问题，卫生行政部门及院方没有形成统一的方案，也没有制定有效的激励机制，严重影响了检验科技术人员继续学习的积极性，也影响了检验专业人才的有效合理培养。

4. "三基"训练：流于形式

当前，乡镇卫生院检验科存在着过分依赖自动化仪器而忽视了基本操作技能，特别是一些形态学识别技能、人工操作和判别的能力等有明显弱化的倾向，如大部分乡镇卫生院检验科技术人员在做血常规检测时过分依赖血细胞自动分析仪，忽视了血细胞的显微镜分类检查。乡镇卫生院自行组织的"三基"训练部分或大部分流于形式，应付上级检查，更有甚者根本不开展"三基"训练，并且每次"三基"训练的考核结果也未与工资绩效考核挂钩，使得检验科部分人员的惰性增加，懒于学习。

5. 生物安全：过于薄弱

乡镇卫生院生物安全、医院感染管理等方面的现状非常令人担忧，检验科工作服、隔离服、帽子、橡皮手套、护目镜、洗眼器和紫外线消毒灯等生物安全防护设施严重配备不足，洗手基本上用的都是同一块肥皂，存在着严重交叉感染的风险隐患[1]。检验人员自我防护意识差，大部分技术人员工作时不戴工作帽、防护眼镜、口罩等，有的甚至不戴手套就对体液、血液和分泌物等具有高传染性的物质进行检测或进行实验仪器的管道清洗等。检验科技术人员遇到医源性职业暴露时无紧急处理预案程序，不做也不会做必要的预防处理及相应的登记管理工作。对于在高危操作时发生的血液、体液污染和锐器扎伤等生物安全、医源性暴露时，缺乏相应的应急处理措施。绝大部分乡镇卫生院没有设立控制院内感染科,即使设立也是形同虚设,检验科人员的生物安全防护管理一片空白。

6. 质控管理:缺乏规范

目前,乡镇卫生院检验科普遍缺乏全面质量管理制度,尤其是缺乏较规范的操作规程,质量控制也不规范。大多数检验科仅有大型仪器的使用规程,对于样本要求、试剂准备、仪器校正、质量控制、仪器维护保养及各项目分析的原理、步骤和要求等都没有严格的、规范的操作规程[2]。未建立质量管理体系文件,没有建立医院内感染管理方面的制度,相关设备、设施配备不全。部分或大部分乡镇卫生院检验科未建立标准化操作程序(SOP)文件,有的检验科人员甚至不知道 SOP 文件为何物。检验技术人员对 SOP 文件的重要性认识不足,即使建立标准化操作程序,相当一部分检验人员也从未翻阅过 SOP 文件,普遍存在书写不规范[3]。少部分乡镇卫生院检验科基本上不正常开展室内质控,个别医院流于形式[4]。检验人员的质控意识差,甚至有些非专业人员不知质控为何物,更不知室内质控及室间质控,也没有见过质控图。

7. 检验项目:不能满足

随着人们对乡镇基本医疗服务需求的日益增加,乡镇临床检验业务量骤增,但是乡镇卫生院检验科设备简单,服务能力明显不足,从而使乡镇居民群众基本医疗需求受到一定限制。现代医学的快速发展,乡镇卫生院的临床医生过度依赖实验诊断的数据日益增多,检验科的检验报告结果是否准确、及时已经直接影响到患者疾病的明确诊断和有效针对性治疗。乡镇卫生院检验科检验设备配置相对单一,乡镇卫生院对检验科建设投入明显不足,许多单位很少或根本没有新的投入,普遍缺乏临床免疫检验、临床微生物检验等主要临床检验设备。乡镇卫生院标本数量较少,开展新的检验项目的成本要比二级以上医院成本大的很多,如果再加上质控所需成本就会出现没有新增经济效益,更不用说仪器校正、保养和维护等费用。要解决这一客观矛盾,必须通过增加标本数量、降低检测成本,但是乡镇卫生院有关检验检测项目的患者较少,标本数量相应明显减少,投入和产出明显不成正比。

8. 思想认识:缺乏重视

不少乡镇卫生院的领导忽视了检验质量管理工作,对临床检验,特别是质量控制管理了解不多。只片面重视硬件的投入和经济收入,对仪器核准、维护、维修、室内质控、标准操作程序和失控因素缺乏记录以及纠正失控等方面无明确要求[5]。主观认为只要能对临床出具检验检测报告,所使用的人员越少越好。部分检验科人员严重不足,有时为了完成不堪负荷的检验量,少部分检验人员甚至违反标准操作规程进行操作[6]。随着检验医学的飞速发展,检验项目也越来越多,由于检验科人员未能与一线临床医生进行及时有效的沟通,临床医生不可能了解所有检验检测项目的临床意义,甚至对某些检验结果的意义不太清楚。由于主观缺乏循证医学观念,长期习惯于传统经验性诊断,没有养成开具检验单的良好习惯,导致检验标本数量较少,检验设备利用率降低,往往造成检验科经济效益和社会效益陷入恶性循环[7]。

9. 标本采集:缺乏沟通

部分检验科技术人员不实行标本签收制度,不注重标本来源的可靠性及质量。开具检验单的临床医生普遍存在对空腹采集标本的意识不强,开单前未能与患者有着很好的沟通。由于未能明确告知采集标本前的注意事项,使得患者对空腹的概念模糊,造成部分患者在采集标本时未达到空腹时间的标准,从而增加了检验结果的不准确性[3]。检验人员对标本的采集、采集时间及运送缺乏正确的观念,部分人员无菌观念淡薄。受到化学、细菌不同程度污染标本导致溶血的现象不同程度客观存在。在标本的保存与送检过程中,没有严格注意温度、送检时的污染、过分振摇等都会直接影响检验结果的准确性。没有及时送检,甚至委托患者或家属运送标本,或将血标本注入试管后随意搁置,对暂时不能进行检验的标本未能根据检验项目进行及时分离后冷藏。

10. 设备维护:影响诊疗

绝大多数乡镇卫生院检验科只有一台大型生化设备,从检验设备仪器的维护、保养及科室人员安排调休等角度考虑,检验科每周选择1~2天除保留三大常规及部分急诊检验项目外,其他生化检测项目暂停。如此一来,往往给就诊患者、体检人员临床诊断带来诸多不便。在农村,打工者比比皆是,空余时间极少,就诊或健康检查一次也不容易,由于暂停检验往往需要再次安排合适的时间就诊。大多数乡镇卫生院检验科把空腹采集标本的时间安排在上班后至上午9点之前,这不仅给临床医生,而且也给工作、生活忙碌的患者群众带来极大的不便,患者来早了检验科没有正常上班,来迟了已停止了采集标本。部分乡镇卫生院检验科检验申请单不同程度被残留的污渍、尿液,甚至血迹等污染,也没有进行一定程序的消毒处理,甚至与检验报告单混放在一起,存在着一定程度的报告单污染的隐患。

三　根据客观存在的现状提出的合理建议

1. 分区布局,设置合理

现有许多乡镇卫生院由于房屋面积、结构等原因,如果一味地增加检验科用房面积或加设电梯、增设辅道已不太现实。只有将检验科设置在一楼或有辅道、电梯的二楼,才可以极大方便老年人,以及腿脚不便、中风偏瘫和慢性心衰的患者等。同时为心绞痛、急腹症、昏迷、体质极度虚弱等患者开设绿色通道,由接诊医生电话通知检验科人员,随叫随到,并于床边采集标本进行检验,在节约时间、挽救生命、大力弘扬人道主义的同时,也减少了不必要的医患纠纷和医疗事故的发生。检验科开发小型、快速和简易的检验检测技术与项目,由临床医生或护士进行有关项目的检测,如尿糖、快速血糖检测等,不仅能及时了解患者的疾病情况,减轻检验科部分工作量和劳动强度,而且可因方便、经济、快捷和简便而倍受患者欢迎。检验科应明确设置分隔清洁区、半污染区和污染区,污染区内应设置消毒装置,必须设置独立的排风系统,确保检验科实验室的气流方向是由清洁区流向污染区,以保持空气清新。

2. 引进人员,加强交流

大力引进检验专业技术人员是一个快速而行之有效的方法,但是很多临床医学检验专业人员不愿意到偏远的乡镇卫生院工作,可以通过调整政策、经济补偿等杠杆效应,提高引进专业技术人员的多种福利待遇。全面落实岗位管理,公开招聘和人员聘用制度,进一步规范乡镇卫生院人事管理。对乡镇卫生院检验科岗位的人员补充,应根据实际的供需情况,可以适当放宽招考条件或降低开考比例。严格执行二级以上医院医、技、药专业晋升副高级职称前到社区或乡镇卫生院进行对口支援工作一年的规定。通过上级医院技术人员的言传身教,既可以将检验医学专业新的知识、新的发展动态向乡镇卫生院检验科人员进行宣传、带教,又可以解决因检验科人员少、难以去上级医院进修学习的实际问题。

3. 制定激励,鼓励学习

鼓励检验科人员加入中华医学会检验分会和支持他们参加由中华医学会检验分会和省、市各级医学会举办的多种形式的有关医学检验专业的学术交流活动。通过学习交流可以显著拓展他们的思路和视野,更好地服务于临床。各级卫生行政部门及乡镇卫生院应主动积极制定相关激励政策,给予全额报销学术交流相关的费用。由市、县医学会组织举办每年或每两年 1 次的临床医学检验学术交流年会,不仅可以活跃乡镇卫生院检验专业人员的学术氛围,了解本专业国际国内学术动态、发展前沿,而且对检验科人才的培养可取得事半功倍的效果。院方或科室主动订阅医学检验专业的学术期刊,让检验科人员在工作之余主动了解本专业最新知识,不断自我充电,提高自身服务能力,鼓励他们学习和掌握更多新技术和新方法。对在正规医学期刊公开发表的学术、管理类论文,院方除给予全额报销版面费外,应根据发表杂志的等级和影响因子给予一定的奖励,同时在绩效工资考核、年度考评中给予充分体现。选择较高业务素质、工作作风严谨和有钻研精神的人员到上级医院进行进修学习,对取得高一级学历、晋升职称的人员进行给予一定的经济奖励。

4. 加强训练,开展竞赛

由市、县卫生行政部门组织牵头,由相应的临床检验质量控制中心、医学检验中心具体实施,将乡镇卫生院在岗临床医学检验专业技术人员分批参加市、区、县年度临床检验业务培训及"三基"水平考试。对于参加由市、县统一组织的"三基"训练、竞赛活动中表现优异者,乡镇卫生院应给予一定的经济奖励,增加他们参加培训、竞赛的信心和动力。通过定期举办医学检验专业技术人员集中培训和"三基"考核,将进一步规范

一 卫生健康篇

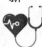

乡镇卫生院实验室管理工作,促进检验专业人员相互间技术交流,提高检验工作质量。通过组织理论、实践竞赛活动,在乡镇卫生院检验科人员之间掀起学理论、练技能的热潮,达到岗位练兵的目的,从而使理论水平和基本操作技能有进一步的提高。

5. 强化意识,安全防护

严格按照检验科建设规范要求配备、配齐生物安全防护用具,具体制定生物安全防护用具的使用规范,意外事故应对方案及应急程序,检验科实验室废弃物处理规定等操作规程及有关管理文件,并在实际工作中严格执行。检验科实验室废弃物的处理必须经过专项培训的人员专人负责,分类进行收集。严格实行密封化、标志化、无菌化的规范管理原则,按照规定的时间和规定的路线由专人运送至指定的地点进行处理。定期组织对检验科技术人员的自我安全意识的教育学习,强化生物安全防护用具的具体使用方法。由于检验科技术人员经常接触的是传染性标本,因此在为患者服务的同时,也要提高自我防护意识,加强生物安全管理。

6. 加强质控,建立 SOP

严格按照《全国临床检验操作规程》进行规范化操作,各科室建立 SOP 文件,并登记检验结果。建立室内质控记录,应把室内质控当作每天的常规工作,并定期参加省、部级室间质控评价活动。在室间质控评价活动中,对发现检验结果不合格项目的实验室提出警告,及时查明原因,督促改进,连续 2 次不合格,将报告当地卫生行政部门责令其暂停开展该检验检测项目。由检验科主任负责或由主任指定专人负责检测项目、时间,做到每日做质控,停机停质控,开机做质控,通过开展室内质控,确保检验仪器正常使用,从而提高日常检验工作的准确性。常规开展每月底对当月质控结果进行一次总结,对失控原因进行详细分析,充分总结分析失控原因。全县乡镇卫生院检验科要尽可能达到仪器、试剂和检测方法的统一,经常对乡镇卫生院进行检验检测结果的质量抽查。

7. 扩展项目,加强合作

注重乡镇卫生院检验科检测技术的发展,可以极大方便乡镇患者将所需检测的项目都完成后再到上级医院进行诊断。通过整合资源组建社区卫生临床检验集中检测中心,依托市、县临床检验中心,建立市、县社区卫生临床检验集中检测中心,以整合社区卫生服务机构检验检测资源。也可与第三方检验机构开展合作,如迪安、艾迪康、金域等医学检验所。中心建成或与第三方检验机构合作后,各乡镇卫生院、社区卫生服务机构除保留三大常规和急诊报告的检验项目外,其余的生化检测、微生物检验、免疫学检验等检验样本统一送集中检测中心或第三方医学检验所检测。集中检测中心或第三方医学检验所通过建立完善的样本条形码信息管理系统、物流运输系统,保证检验样本的安全接送和检验报告的准确及时出具。乡镇卫生院通过集中检验中心或第三方检验所这一平台,可以扩大检测项目范围,让原来不能检测或只有在二、三级医院才能检测的项目,在乡镇卫生院也能开展,不仅极大方便社区群众,也为乡镇卫生院增加社会经济效益,还可以使乡镇卫生院之间,乡镇卫生院与二、三级医院之间真正做到检验报告一单通,检验结果同城互认。

8. 加强教育,沟通思想

加强医德、医风建设。良好的医德是医院行业作风建设的重要内容,树立良好的职业道德是每个医务工作人员必须具备的行为准则。通过对检验科技术人员进行质量管理思想、质量管理技能等为主要内容的质量教育,从而达到强化检验科人员质量意识的目的。加强检验技术人员的医德教育,树立全心全意为人民服务的思想,认真听取患者提出的意见和建议,尽量满足患者的合理需求。强化无菌观念意识,采集标本应具备无菌观念、无菌操作,不能因为在操作过程中的污染标本而造成检验检测结果的误差和混乱。标本采集宜新鲜,新鲜的标本能提供准确的检测结果。临床医生在进行疑难病例讨论时应邀请检验科人员参加讨论对话,不仅能活跃学术氛围,还可以交流医学知识,加深相互理解,促进检验与一线临床充分合作沟通。

9. 建立制度,强化管理

加强对库存试剂的严格管理,避免使用过期、失效和无法校准的试剂。检验设备的管理包括对设备进行定期维护、检定和校准。检验结果的管理包括对检查结果进行严格的审核,了解检验检测方法学差异[8]。明确专人负责试剂出入库的登记,登记内容应包括生产厂家、生产日期、有效期及失效期限、试剂类型和领取日期等,同时还应该特别注意避免浪费试剂。建立健全检验仪器设备档案,强化使用记录,制定规范标准操作程序和标准保养程序。检验科技术人员必须持有医疗卫生权威机构颁发的相应专业技术人员上岗证书方可上岗使用仪器。严格执行定人管理、定人使用权和定期进行仪器设备的维护保养。严格遵守操作规程、使用管理、交接手续和技术操作培训等,乡镇卫生院分管院长和检验科主任不定期组织有关人员进行检查监督[9]。

10. 绩效考核,合理分配

激励项目包括新项目的开展、技术的引进与创新、技术疑难的解决、论文发表的数量与质量、专业技术资格的按期晋升、继续教育、合理化建议和实验室管理程序文件的执行等,还包括目标激励、经济激励、荣誉激励、优先激励、环境激励和处罚激励等。通过有效地建立合理的奖金分配制度,从而充分调动检验科技术人员的积极性,要能真正充分体现出多劳多得、奖勤罚懒,不搞平均主义。对科室技术人员参加值班、质控、撰写论文、开展新项目、科研、加班、SOP 文件登记及自配试剂等应给予逐项加分奖励。对科室全员分配部分,应充分考虑职称、职务,充分调动其管理积极性,积极鼓励认真履行好本级本职工作职责。

11. 印发通讯,规范采集

标本留取质量的好坏,直接影响到检验检测结果的准确性,如在输液同侧采血会

一卫生健康篇

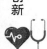

造成检测结果过低。检验科应整理临床检验采集标本前注意事项,印成通讯册或宣传单等与一线临床医生充分沟通,由临床医生开单时发放或于交费处由挂号处收费人员定向发放,从而显著提高标本的准确性,杜绝不必要的误差。医、护、检等人员充分发挥协同、合作和联动作用,从正确规范标本采集入手,到以正确报告指导临床为止,从而使单方面即检验科的室内质控转变为全院的全面质量保证。如大多数生化检验项目必须在禁食 12 小时后空腹抽取静脉血,尿常规检测应在取样后 1 小时内送检,大便常规检测应在取样后 2 小时内送检;口服避孕药可使血清铁、甘油三酯等结果增高,糖皮质激素类药物可使血钙降低、血糖增高等。

12. 信息平台,充分利用

打造智慧医疗,推进三级区域卫生信息平台,初步完成市、县和乡镇卫生院平台一期工程,逐步实现各级平台互联互通,为各级医疗卫生机构共享信息、协同管理提供高效、便捷的服务。患者在一家乡镇卫生院诊治后,相关信息、健康档案以及检查诊断都会存储在乡镇卫生院信息平台里,如若下次去别的乡镇卫生院或二、三级医院就诊,医院可以通过患者身份证号,借助信息平台,继而查询患者既往的就诊记录信息,从而可以有效合理避免重复检查。乡镇卫生院以检验科信息系统为切入点,整合医院检查信息资源,打造集多项检查检验结果为一体的横向式患者检查检验结果在院内自助查询系统,为方便患者就医提供了强有力的信息技术保障。启动全民健康保障信息工程,推进检验结果在区域卫生系统内共享和远程医疗工作的进一步开展。

13. "危急值",制定完善

"危急值"报告制度的建立是防范医疗纠纷、医疗过错的前提。乡镇卫生院必须建立危急值报告制度及制定危急值报告项目表,并对危急值的界限、项目进行定期总结、分析,建立危急值报告程序,以适合乡镇卫生院医疗安全管理的需要[10]。可以针对血钾、血钠、血钙、血糖、血红蛋白、白细胞和血小板等检验项目,根据检验结果的危急程度,分成相应的危急等级。此时如果临床医生能及时得到危急检验结果信息,就可以迅速给予患者有效的干预措施或治疗,挽救患者生命;否则,就可能出现严重结果,失去最佳挽救机会。临床医生在接到电话通知后,应首先考虑该检测结果是否与临床症状相符,如果怀疑不符合,则应考虑样本的留取是否有问题,必要时立刻重新采集标本或复查。

14. "条形码",快捷高效

条形码技术的应用是实现乡镇卫生院现代化管理的必要手段,其优越性是众所周知的。检验科在使用条形码的附加设备后,能显著提高工作效率,最大限度地减少差错,具有数据输入准确、速度快、经济便宜、灵活实用、设备简单和易于制作等优点[11]。通过合理使用条形码技术可以明显提高检验科的工作效率和管理水平。质量是生存的唯一出路,现代社会到处都存有竞争,尤其是在乡镇卫生院改革的关键阶段,没有质量就没有生存下去的支柱。目前,各省市加强对乡镇卫生院卫生信息化建设工作进行考核验收,各市、县卫生行政部门为此进一步做好"区域卫生信息平台"系统的完善和巩固工作。通过加强技术培训,督促基层医疗卫生机构人员规范使用系统,充分发挥信息平台系统服务群众的作用。

15. 注重细节,完善服务

为减少检验报告单污染的隐患,可以将大量的检验申请单消毒后统一贮存,两周后由专业人员放入焚化炉销毁。将非急用的报告单采用紫外线照射消毒或臭氧熏蒸法消毒等处理。注意避免检验报告单在检验科被残留的污渍、尿液、血液和医护人员的手等污染的可能,减少院内感染的环节。注重患者对服务快捷性的需求,加快了出具报告的时间,同时通过设置"挂号邮寄报告单""快递报告单"等多项便捷服务,为外出打工人员、残障人士等提供极大的方便。同时合理开展低成本、多形式组合的项目服务,为患者节约费用。开展全年无休日制进行生化全套项目的检测,检验科设备维护、保养和人员调休等正常进行。调整检验科的作息时间,将上午采集标本的时间提前1小时,可以让广大群众患者明显受益,并且对一些健康体检人群,可以达到体检、上班两不误的效果。

四　结语

在现代医学技术突飞猛进和社会医疗保障制度改革的今天,人们对乡镇卫生院检验科的质量愈加高度的关注和重视。需求者保健知识的不断提高及法制观念的逐渐增强,对医疗服务的消费观念也日臻成熟,就医的主动性及选择性更大,这将使医院之间的医疗服务的竞争日趋激烈[12]。大力发展农村卫生事业,保护农民身体健康,以建设社会主义新农村为主要目标,以构建和谐社会为主要内容。通过对乡镇卫生院检验科现状进行综合分析,根据客观存在问题进行有效整改、补充、完善和改进,以及根据所面临问题提出新的合理化建议方案并组织实施,相信未来乡镇卫生院检验科会有更大更广阔的发展空间,同时也会惠及广大农民群众。

参 考 文 献

[1] 涂斌. 乡镇卫生院检验科现状调查分析[J]. 湖北科技学院学报(医学版),2012,26(6):524-526.

[2] 施根林,何海明,周宁. 新形势下检验科管理必须重视的几个问题[J]. 中国卫生事业管理,2002(10):591-592.

[3] 曾红儒. 基层医院检验科管理现状与对策[J]. 检验医学与临床,2011,8(17):2163-2165.

[4] 胡宁彬,陆会均,洪仁伟,等. 南通市市、县医院检验科近况分析及思考[J]. 江苏卫生事业

管理,2001,12(5):24-25.

[5] 马红旻. 临床细菌学检验的质量控制管理[J]. 中国卫生事业管理,2003(11):691-692.

[6] 林爱珍. 加强实验室质量管理、避免医疗纠纷发生[J]. 中国农村卫生事业管理,2003,23 (9):47-48.

[7] 安刚. 南充区乡镇卫生院临床实验室现状与分析[J]. 国际检验医学杂志,2012,33 (22):2806.

[8] 张秀梅,聂庆东. 二级医院检验科面临的问题及对策[J]. 现代医院管理,2012,10 (3):59-61.

[9] 何海明. 浅谈新形势下医院检验科的管理[J].武警医学,2007,18(1):75-76.

[10] 朱萍,王凤,冯源,等. 危急值报告流程及临床意义[J]. 江苏卫生事业管理,2013,24 (2):13-14.

[11] 储海,皇甫月明. 浅谈条形码技术在检验信息管理中的应用[J]. 医疗装备,2005 (7):32-33.

[12] 楼慧萍. 谈检验科的全面质量管理[J]. 中华医院管理杂志,2003,19(5):276-278.

（载于《中国初级卫生保健》2015年第5期；获2014—2016年度扬州市自然科学优秀学术论文三等奖）

乡镇卫生院药事管理的现状和建议

摘要： 文章通过对乡镇卫生院药事管理相关专业技术人员配备、继续教育、学术建设、激励机制、思想认识、临床用药监管和药事管理能力等客观现状进行详细分析，并结合切身实际情况和有关文献阐述，同时针对存在问题提出了建议方案。希望通过分析、查找客观问题，建立完善的科学有序的药事管理体系，改变单纯传统的药品供应模式，进一步转变观点，完善药事管理制度，从而加快乡镇卫生院药事管理工作建设和发展，显著提升服务能力。

关键词： 药事管理；乡镇卫生院

一 前言

随着近年来我国新医改方针不断推进，医药卫生领域改革的深入与医疗体制的不断变化，乡镇卫生院原有的药事管理体系已不能适应新形势的需要。药事管理工作从单纯保障药品供应向药学科学管理转变，药学人员由单纯被动按医生处方调剂药品的传统供应模式向以患者为中心的主动参与临床合理用药决策的临床药学模式转变[1]。当前，乡镇卫生院药事管理工作存在众多薄弱环节，原有药事管理组织体制、工作方法及内容仅仅停留在原来的起点，严重阻碍了乡镇卫生院药事管理工作的健康发展。

二 乡镇卫生院药事管理客观存在的问题

1. 用房面积不足、分区布局欠合理

由于资金和客观条件等诸多原因，乡镇卫生院原有房屋结构和分区布局存在一定的问题。药房、药库等实际用房面积受到不同程度限制，特别是门诊药房受到明显限制。由于乡镇卫生院的基础设施与设备有限，卫生院对药房、库房的资金投入少，药房设置窗口少，同时药房没有根据要求严格划分不合格区、待验退货区、合格区。在疾病流行季节、患者发病高峰季节或每日上下午高峰时段由于窗口少、人员少，容易发生差错，存在不同程度的医疗纠纷和医疗事故的隐患。

2. 人员配备少，学历职称低

药学人员配备较少，专业技术职称、学历较低，多为初级职称，甚至没有职称。专

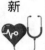

业业务素质较低,专业技术与质量意识较差,只能进行简单的配药操作。面临人才断档的发展瓶颈,不利于人才梯队的合理培养,不利于医院药事管理长远、健康、持续的发展。绝大部分药库只配备一个人,单人科室的缺点在人员培训、学习、正常休假时遇到药房部分药品断、缺货时,显得尤为被动,增加了医患矛盾的发生。部分药房没有形成有效的核药制度,容易出现差错和医疗纠纷。

3. 药学人员思想认识不足,法制意识淡薄

药学人员的法制意识淡薄,质量管理意识较低。主观认为只要不断货、不缺货,药品不过期,能准确发药就行,保证自身工作无差错,不发生医患纠纷。部分从事药学人员缺乏必要的药学知识与技能,缺乏理解、执行药事管理制度的能力[2]。基药实施后,药价大幅下降,患者购药习惯和诊疗方式发生改变,就医人数骤增,药房药库工作强度加大。由于人员少、调休少,药学人员出现不同程度心理压力增大、身心疲劳加重,难免出现态度冷漠、语言生硬、缺少沟通等情况。

4. 领导主观认识和重视不足

部分卫生院领导对药事管理工作主观思想认识和重视程度明显不足,"重医轻药"的现象客观普遍存在[2],药事管理领导小组的成员多不具备药事管理技术职称的人员,部分存在"以医代药""以护代药"现象。主观认为药房药库运转正常,能满足药品供应,保证急救和急需药品供应,不发生医疗纠纷和医疗事故就行。院领导一般看重业务好的临床医生,而忽视了药事管理工作的重要性。药学人员除了上级药监部门的培训外,很少有药事管理工作方面的系统培训学习。

5. 学术建设和继续教育缺乏

药学人员的专业知识培训、学术交流、论文发表明显缺乏。绝大部分药学人员全年甚至数十年没有一篇药学专业的论文发表,更谈不上药事管理论文。院方也没有订阅与药学、药事管理相关的期刊。由于人员较少,常难以安排人员进修学习和岗位培训。市、县卫生行政相关部门没有或很少开展药学专业、药事管理等方面的学术交流活动。药学人员开展继续教育、晋升职称、发表论文版面费等问题,院方没有形成统一的方案,严重影响了药学人员继续学习的积极性。

6. 激励机制,未能实施

卫生院医疗管理体制尚不健全,没有制定有效合理的激励机制,人事分配补偿机制、绩效考核办法尚未完善和实施,药学人员福利和奖金并未真正完全实施。现有药学人员较少,缺乏有效竞争机制,单人或人员较少科室的通病,干多干少,干好干坏,干与不干都一个样。由于没有合理拉开科室与科室之间,同一科室人员之间的经济收入差距,所以也没有体现出多劳多得,优绩优酬,造成在实际工作中出现多劳少补,少劳多补,不劳全补的状况,严重影响了药学专业人员的积极性。

7. 药品不良反应报告制度不够完善

卫生院的药品不良反应事件实际很多,但真正上报的数量却很少,这与药事管理领导小组对医务人员的宣传教育不足、监管不到位,临床医务人员的重视度不高、安全意识淡薄有关。当某一种药品的不良反应发生后,药事领导小组成员没有向院内所有医护人员及时通报,导致当事人以外的医护人员对该种药品的不良反应一无所知,从而在实际临床工作中不能对该种药品的不良反应及时充分认识、缺乏重视和有效合理避免,进而导致该种药品的不良反应多次重复发生。

8. 没有建立健全相关规章制度

部分卫生院药事管理领导小组形同虚设,没有形成具体制度,也没有具体实施,往往只是一张表格而已。药事管理工作制度制订不够完善,没有充分结合自己医院的具体实际情况制定切实有效的规章制度,而是简单照抄相关文件。由于没有完善的药事管理工作机构,缺少系统规范的药事管理制度,药事管理中的各项规章往往很难得到贯彻落实。在药品供应管理方面由于制度不健全,药事管理缺少外部监督与内部激励机制,从而导致药事管理工作很难按照规章制度执行[3]。

9. 临床用药监管不到位、未有效开展处方点评

部分卫生院没有建立开展对院内处方点评制度,没有通过计算机设置处方不适宜的提示信息和拦截功能,更没有对辖区内社区卫生服务站开展处方点评,没有严格实行抗生素的分级管理。抗生素不合理使用问题突出,不针对适应证,超范围使用抗菌药物,违规使用二、三联抗菌药物及越级使用抗菌药物的现象较为普遍[4]。单纯对"三素一汤"的监管已经不能完全适应目前临床疾病谱的改变,中药注射剂滥用问题突出,特别是活血化瘀、扩张血管及清热解毒的中药针剂尤为突出。

10. 药事管理能力明显不足

部分乡镇卫生院药事领导小组没有定期开展对药学人员的相关专业知识培训和继续学习,药学人员药事管理能力明显不足。药事管理工作仅仅停留在药品采购、药剂配制、药品调配及药品发放,负责药房、药库的管理,不参与临床医疗工作指导等传统职能。药房人员基本上按方发药,没有对医生处方进行严格审核,没有开展临床合理用药和参与病房诊疗方案的建议和指导。没有开设对外药品咨询窗口开展药事咨询服务,同时缺乏对药学人员身体健康状况的了解和检查。

三 改善乡镇卫生院药事管理现状的建议

1. 合理规划,规范布局

通过原地或异地重建,重新合理规划,规范布局,可有效解决用房面积不足问题。

一 卫生健康篇

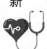

但目前通过申报原地或异地新建卫生院可能因程序复杂而难以实施,可通过申请和自筹资金对现有房屋结构进行合理改造,同时对分区布局进行合理规划。特别是合理改造门诊药房的实际用房面积,合理增设药房窗口,划分不合格区、待验退货区、合格区。通过定时开设窗口、增加药学人员可有效解决疾病流行季节、发病高峰季节及就诊高峰时段因窗口少、人员少而引发的医疗纠纷。

2. 加强人才引进和注重人才培养

要注重药学专业人才的培养和引进,大力引进药学人员是快速而行之有效的方法,但是很多药学专业的专科、本科毕业生不愿意到偏远的卫生院工作,更不用说从社会公开招聘执业药师,同时注重院内药学人才的培养,鼓励在职学习,加强对药学人员的培养、考核和管理,制订培训计划,提高药学服务水平。可以通过调整政策、经济补偿等杠杆效应,从而提高引进药学人员的福利待遇。对药学人员的补充,应根据实际的供需情况,可以适当放宽招考条件、降低开考比例。

3. 加强药学人员思想道德建设和法制意识

对乡镇卫生院药学人员进行思想道德教育,发扬救死扶伤、无私奉献的崇高精神。加强医德医风建设,建立诚信制度和医务人员医德医风档案,重视对基层医务人员的人文素质培养和职业素质教育,促进基层医务人员与城乡居民建立和谐关系[5]。加强药学人员责任心的培养,树立爱岗敬业和精益求精的精神,树立对患者的高度责任心,培养认真细致的工作作风[6]。通过组织认真学习各项与药学有关的药事法规和制度,从而真正做到知法、懂法和依法管理药品[7]。

4. 加强领导主观认识和重视程度

特别注重加强卫生院领导对药事管理工作主观思想认识和重视程度,改变他们重医轻药的传统理念。合理增加药学专业技术职称人员在药事管理领导小组的成员比例,逐步取代"以医代药""以护代药"现象。不能仅停留在药房、药库正常运转,满足药品及保证急救和急需药品供应,不发生医疗纠纷和医疗事故的水平上,而且还需要对药学人员进行药事管理方面的系统培训学习。充分发挥药事管理在医院管理中的地位和作用,有效促进卫生院长远、健康、有序的发展。

5. 加强理论学习和学术建设

市、县卫生局医政科或药学质控中心应每 1~2 年举办一次药学、药事管理等方面的学术交流会议,鼓励药学人员撰写学术论文,并参加学术交流。对于公开发表药学、药事管理等方面的学术论文,除全额报销论文版面费外,应根据论文发表杂志等级应给予一定金额的经济奖励。同时鼓励药学人员申请加入中国药学会等学术团体,并鼓励参加中国药学会等学术团体举办的学术会议,院方主动订阅药学专业和药事管理的学术期刊,选择优秀药学人员到上级医院进修学习。

6. 制定激励机制，合理分配

激励项目包括新项目的开展、技术的引进与创新、论文发表的数量与质量、专业技术资格的按期晋升、继续教育、合理化建议等。还包括目标激励、荣誉激励、优先激励、处罚激励等。通过建立合理的奖金分配制度，从而充分调动药学人员的积极性，真正体现出多劳多得、奖勤罚懒。对药学人员参加值班、撰写论文、科研、加班等应给予逐项加分奖励。对科室全员分配部分，应充分考虑职称、职务，充分调动其药事管理积极性，积极鼓励认真履行好本级本职工作职责。

7. 规范药品不良反应报告制度

卫生院应指定专（兼）职人员负责药品不良反应报告和监测工作，建立药品不良反应日报制度，主动发现门诊、皮试室、注射室、输液室、病房发生的药品不良反应的信息，同时详细记录、调查分析、评价处理，并及时填写和网络上报"药品不良反应事件报告表"。通过区域卫生信息平台（即时通信）、QQ群、手机短信等及时传达告知，让临床医生及时了解某种药物发生不良反应的症状表现和发生频率，有助于调整、改变用药习惯，从而减少该种药品不良反应的发生。

8. 建立健全药事管理相关规章制度

市、县卫生行政相关部门和药剂质控中心根据《药品管理法实施条例》等有关法律、法规，研究制定出一套针对卫生院切实可行、行之有效的药事管理工作的规章制度并监督实施[8]。各个卫生院结合自身实际情况做一定的修改和完善，通过定期检查，认真落实，促进卫生院药事管理工作制度化、规范化。通过建立有序、科学的药事管理体系，制定各种管理制度，从制度上保证卫生院药事管理的规范化和病人用药的合理、安全、有效，从而进一步提升卫生院医疗服务质量[9]。

9. 开展处方点评，加强临床用药监管

定期对药学人员开展《医疗机构药事管理暂行规定》《处方管理办法》《抗菌药物临床应用指导原则》的系统培训，认真组织学习有关药事管理的各种法律法规。制定处方管理、点评制度及抗菌药物临床合理应用管理，开展长效管理机制，将处方点评结果纳入绩效考核。特别注重对活血化瘀、清热解毒中药针剂的适应证和使用剂量进行有效监测。通过应用计算机信息技术，公正客观进行处方点评，对处方用药适宜性设置提示信息和必要的拦截功能，促进合理、规范用药。

10. 强化和提升药事管理工作能力

通过组建药事管理领导小组，制定药学人员专题培训计划，组织参加规范化培训和继续教育，从而提高药事服务质量，确保医疗安全。建立临床用药监测、评价和超常预警制度，对药物临床使用安全性、有效性和经济性进行监测、分析、评估。重视临床药师的培养和使用，充分发挥其在临床药物治疗工作中的作用。设立用药咨询服务窗

一 卫生健康篇

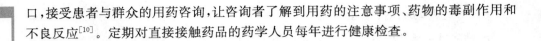

口,接受患者与群众的用药咨询,让咨询者了解到用药的注意事项、药物的毒副作用和不良反应[10]。定期对直接接触药品的药学人员每年进行健康检查。

四　结语

　　农村卫生工作是我国卫生工作的重点,乡镇卫生院药事管理是医疗系统基本医疗工作的重要组成部分。通过详细分析乡镇卫生院药事管理当前的现状,并结合切身实际和相关文献进行阐述,同时针对客观存在的问题提出了具体切实可行的方案。相信通过建立完善的科学有序的药事管理体系,改变单纯传统的药品供应模式,进一步转变观点,完善药事管理制度,加强药学人才培养,强化临床药学工作,并随着问题的不断解决,从而显著提高乡镇卫生院的社会和经济效益,使卫生院的服务质量得到明显的改善和提升。

参 考 文 献

[1] 高龙,于丽. 基层医院药事管理的现状与对策[J]. 中国社区医师,2013,15(5):357-358.

[2] 黄颖. 基层医院药事管理工作的现状分析与对策[J]. 科协论坛(下半月),2008(10):125.

[3] 宋婉云. 基层医疗机构药事管理工作的探讨[J]. 当代医学,2013,19(32):16-17.

[4] 林海. 对近2年我市19家乡镇卫生院4次处方点评结果的汇总分析[J]. 中国药业,2013,22(8):84-85.

[5] 国务院办公厅. 国务院办公厅关于巩固完善基本药物制度和基层运行新机制的意见[Z]. 2012-02-10.

[6] 陈椿. 医院药品调剂差错及应对分析[J]. 健康必读(下旬刊),2012(11):448.

[7] 潘月玲. 基层医院药房规范化管理的实践与体会[J]. 海峡药学,2010,22(2):197-199.

[8] 张煜鑫,翁德新,白秋香. 乡镇卫生院药剂管理工作中的问题及解决办法[J]. 中国药业,2007,16(8):53.

[9] 万向平. 基层医院药品管理中的常见问题及改进措施[J]. 求医问药(学术版),2012,10(12):487-488.

[10] 周文斌. 浅谈医院药事投诉的处理与防范[J]. 现代医药卫生,2005,21(19):2713.

　　(载于《中国农村卫生事业管理》,2015年第8期;获2014江苏省医院协会学术年会优秀奖;获2015扬州市医院协会学术年会三等奖)

基层医疗卫生机构儿科建设现状分析与建议

摘要：我国是一个拥有13亿人口的大国，农村人口占56％，农村儿童患病不仅给自身带来生理和心理的痛苦，同时给家庭和社会带来直接和间接的影响，儿科是一个值得我们加深研究及探讨的领域，因为儿童的健康成长关系到国家的未来。基层医院是农村医疗卫生服务网络的枢纽，在承担农村居民的医疗卫生服务中发挥着重要作用。由于受种种因素的制约，我国农村卫生发展状况远远落后于城市。当前，在基层医院客观存在着急救配备缺乏、急救能力薄弱，人才培育薄弱、激励机制缺乏，患方期望过高、患儿大量流失，基层药品缺乏、滥用现象严重等现状。就客观存在问题提出了加强设备投入、开展技能培训、提升急救能力，引进外来人才、培养内部人员、加大对口支援，优化诊疗环境、关爱儿童健康及和谐医患关系，增加药品种类、强化用药监管、加强道德建设等建议。基层儿科建设是一项长期而艰巨的工作，所以要求基层儿科人员必须掌握较全面的儿科诊疗技术和健康保健知识，才能真正担负起为农村儿童健康保驾护航的重任。希望通过以上建议的逐步实施，对基层医院儿科建设起到抛砖引玉的作用。

关键词：基层卫生机构；儿科；现状；建议

我国是拥有14亿人口的大国，近年来城镇化程度加快，但农村人口仍占56％。农村儿童患病不仅给自身带来生理和心理的痛苦，同时给家庭和社会带来直接和间接的影响，儿科是一个值得我们加深研究及探讨的领域，因为儿童的健康成长关系到国家的未来。近年来，国家加大农村卫生事业的投入力度，与硬件条件不断改善相比，基层医院的"软件"建设相对薄弱，特别是人才队伍建设相对滞后，已经成为制约基层医院进一步改善服务和提高水平的"瓶颈"，农村医疗卫生服务体系与农民不断增长健康需求矛盾日益突出。

一 基层儿科建设现状分析

1. 急救配备缺乏，急救能力薄弱

由于基层儿科医生少、儿科急救设备缺乏和急救技能水平低等原因，在临床急救时对高热惊厥、心跳呼吸骤停等危急重症的急救能力明显不足，导致转院率高、心肺复苏成功率低等现象。由于儿科患者的特殊性，其所创造的经济效益是十分有限的，历任院领导对儿科建设的积极性也不是太高，更没有意识到儿科急救在急救医疗服务体

一 卫生健康篇

系中扮演的角色和承担的作用,所以,不会增加儿科建设相应的诊疗设备,也不会在儿科医护人员培育、急救资源配置等方面采取过多的资金和人力的投入。然而由于基层在急救医疗服务体系中充当的角色和急救设备的配备要求在我国均未做出明确规定,因此,大部分基层医院都是根据自己医院发展和患者需求而制定相应的措施[1]。

2. 人才培育薄弱,激励机制缺乏

在基层绝大部分儿科全年没有一篇相关专业的学术论文发表,院方也没有订阅儿科相关的专业刊期。现有儿科人员知识老化、观念陈旧,加上儿科人员又较少,常难以到上级医院进修学习和岗位培训,业务水平难以提高,新技术也无法开展。儿科人员自我开展多种形式的继续教育以提高自身学历、晋升上一级职称和撰写发表论文的经费等问题,没有制定有效的激励机制,严重影响了儿科医务人员继续学习的积极性,也影响了儿科人才的有效合理培养。当前,基层儿科人员存在着过分依赖辅助检查而忽视了基本体格检查,自行组织的"三基"训练大部分流于形式,儿科人员的惰性增加。二级以上医院儿科医生在晋升副高级职称前到基层服务的政策虽好,真正能到基层服务的人却很少。

3. 患方期望过高,患儿大量流失

由于农村老年患者多为慢性非传染性疾病,而患儿多为急性传染性疾病,疾病类型的不同从而决定了儿童和成人在选择医院时存在着不同差异[2]。由于基层医院儿科医生少、水平低和设备少,患儿家长对基层医生诊疗的期望值高,对二、三级综合医院及儿童医院的信任度远远高于基层医院,而且当前激励奖惩制度制定不完善,基层儿科医生诊疗时风险大、思想压力大,自我保护性措施增加继而转院率骤升,导致目前患儿几乎集中在二、三级综合医院及儿童医院就诊,从而造成这类医院人满为患,儿科医护人员相应更加缺乏,加重了患儿"看病难、看病贵"的问题,如何有效引导患儿的分流就诊、解决农村患儿"看病难、看病贵"的问题迫在眉睫。

4. 基层药品缺乏,滥用现象严重

小儿发热是机体的一种防御性反应,其恢复需要一个过程,患儿家长常要求快速退热,儿科医生常被动对发热患儿盲目应用激素[3],然而抗生素、激素滥用现象在基层儿科普遍存在。我国患儿的比例大约为20%,然而销售的药品仅仅不到10%儿童药物剂型[4],进入国家及省级增补基本药物目录的药品更是少之又少,不能满足基层儿科临床用药需求。常用抗病毒退热中成药制剂在上级医院使用有个不成文的规定,比如大于6个月可使用喜炎平,大于1周可使用痰热清,大于2周可使用热毒宁。根据年龄合理评估制定儿童用药,是为了有效避免了药物的不良反应,然而在基层,进入基药目录的只有热毒宁,如遇到2周内婴幼儿需要使用此类药物时,不用效果不好,用就会有风险,一旦发生不良反应则发生医疗纠纷。

二　针对现状提出合理建议

1. 加强设备投入，开展技能培训，提升急救能力

基层急救是急救医学的前沿，也是急救成功与否的根本保证。儿科疾病具有起病急、变化快、发展猛、病情险、病死率高等特点，抢救时必须争分夺秒，在短时间内进行有效救助可以降低患儿院前病死率和伤残率。各级卫生行政部门和基层医院应该特别注重增加儿科诊疗和急救设备的投入，配备配全儿科急救药品，做到"宁可备而不用，不可用而无备"。加强基层儿科特别是心跳呼吸骤停与心肺复苏、心力衰竭、急性呼吸衰竭、脱水、小儿中毒、意外伤害、休克、高热惊厥等常见和多发急危症的急救培训。如果急危重患儿在极短时间内便能接受到基层儿科医护人员正确的急救处理，从而明显缩短患儿等待上级急救团队治疗的空白时间，为患儿进一步治疗打下坚实基础。由于基层设置产科，因此新生儿的抢救治疗显得格外重要，持续开展新生儿窒息复苏工作的长效机制，真正实现每个分娩至少有一名经过新生儿窒息复苏培训过的医务人员在场，从而提高复苏成功率，降低新生儿死亡率[5]。通过提高基层儿科人员对突发公共卫生事件和意外伤害的急救处理能力，对减少5岁以下儿童死亡率达到"十二五"规划儿童发展纲要的目标具有十分重要的意义[6]。

2. 引进外来人才，培养内部人员，加大对口支援

大力吸引医学毕业生和优秀人才到基层工作，逐步提高基层儿科人员的整体文化素质和业务水平，支持他们参加由各级医学会举办的儿科学术交流活动，院方主动订阅儿科专业的学术期刊，鼓励他们学习和掌握更多新技术和新方法。对在正规医学期刊发表的学术、管理论文应全额报销版面费，并在绩效工资考核、年度考评中给予充分体现。选择较高业务素质的人员到上级医院进修学习，对于取得高一级学历、晋升职称的人员，参加市、县组织的"三基"训练、竞赛活动表现优异者，应给予一定的经济奖励。每个基层医院都有内科医师，务必让这些内科医师全员经过儿科的进修培训过渡为完全合格的内儿科医师，通过培训确保能在基层医院处理一定的儿科常见病，多发病，从根本上缓解、减少农村患儿过多过快流入到上级医院或儿童医院，起到绝对的分流作用。同时，对基层医院的护理人员进行全员儿科护理培训，熟练操作儿科临床常用护理技术。严格执行二级以上医院临床医生晋升副高级职称前到基层医院进行对口支援的规定。通过上级医院儿科医生的言传身教，可以将新的知识、新的发展动态向基层人员进行宣传、带教，又可以解决因儿科人员少、难以去上级医院进修学习的实际问题。

一　卫生健康篇

3. 优化诊疗环境,关爱儿童健康,和谐医患关系

随着国家对基层医疗卫生机构建设逐年投入的加大,基层医院的诊疗条件、医务人员的诊疗技术不断提高,越来越多的农村患者愿意到基层医院来就诊。医患沟通是医患关系建立后实现医患双方共同参与疾病诊治、恢复健康的重要环节,它贯穿于医疗的全过程。特别是在基层医院工作的儿科医护人员,患儿的特点造就了儿科医患沟通艺术的多样化,针对患儿沟通的特殊性,实现有效医患沟通不但要求儿科医务人员充分运用语言交谈沟通技巧,而且还要学会用眼神、倾听、手势手法和微笑表情等躯体语言来沟通,同时还要学会带着责任心、有情感地进行沟通,力争做到用心沟通、用感情沟通和用责任沟通[7]。要关爱生命,必须关注健康,而关注儿童健康则是重中之重。如何做好儿童疾病的防治,就儿科常见病小儿高热惊厥的急救护理而言,抢救高热惊厥的患儿成功与否,必须建立在医护人员熟练掌握临床业务知识和诊疗操作技能的熟练运用之上,除此还要对患儿家属进行指导,使患儿家属掌握入院前的一些自救常识[8],力争做到"小病在基层,大病到医院",真正有效缓解"看病难、看病贵"的社会窘况。

4. 增加药品种类,强化用药监管,加强道德建设

儿童正处于生长发育过程,各脏器功能及酶系统、免疫中枢系统发育不完善,对药物的代谢及排泄速度与成人不同,较成人易产生不良反应[9],抗菌药物滥用不但会造成儿童身体器官损害,严重影响儿童身体健康,还会使耐药菌株不断产生,引发菌群失调,造成免疫系统抑制,不利于疾病的治愈[10]。卫生行政部门应加强基层医院儿童用药监管,贯彻执行《处方管理办法》《抗菌药物临床应用指导原则》,建立抗生素分级管理制度与处方点评制度,合理使用抗生素和激素,促进基层儿科医生合理用药[11]。同时加强对患儿家长用药知识的健康指导,设立用药咨询服务窗口。另外,基层医院儿科临床用药应从制定政策源头上给予帮助支持,一些儿科常用药、必备药尽量纳入国家基本药物、省基本药物增补目录,能让基层儿科医生看得上病、用得上药和看得好病。加强基层儿科医生的职业道德建设,树立全心全意为人民服务的思想,树立爱岗敬业、恪尽职守无私奉献道德情操和职业精神,深刻认识合理用药的必要性。同时注重提高基层儿科医务人员的福利待遇,优化儿科医务人员的执业环境,充分调动他们的积极性,可以将他们的绩效考核工资给予一定比例的上浮。

参 考 文 献

[1] 仇君,王可为,罗海燕,等. 乡镇卫生院儿科急救设备和技术的现状[J]. 中国小儿急救医学,2014,21(3):156.

［2］王现,洪阵雷.儿科门诊费用结构分析[J].医学信息,2013,26(2)下半月:86.

［3］崔明辰,王建国,康红钰.基层医生在小儿发热治疗中滥用激素现象透析[J].中国实用乡村医生杂志,2007,14(1):54-55.

［4］曲尼卓嘎.关于儿科合理用药的问题论述[J].健康必读杂志,2013(7):541.

［5］杨世红.乡镇卫生院新生儿窒息复苏技术近10年应用现状[J].中国中西医结合儿科学,2009,1(4):387.

［6］仇君,祝益民,罗海燕,等.湖南省乡镇卫生院医务人员接受儿科继续教育的现状[J].中国医院,2014,18(7):48.

［7］高燕.社区儿科医生医患沟通技巧[J].中国社区医师,2010,12(24):243.

［8］崔艳洁.小儿高热惊厥的急救与护理体会[J].中外健康文摘,2014(1):181.

［9］黄娜.社区卫生服务中心儿科合理用药应注意的问题[J].医学信息,2013,26(3):347.

［10］尤兰,韦莉君.抗菌药物监管对社区儿科门诊用药影响的分析[J].上海医药,2014,35(5):34.

［11］周兴爱,叶水福,程桂莲.某县社区卫生服务机构儿童门诊处方的用药情况分析[J].中国全科医学,2010,13(1):111.

（载于《中国初级卫生保健》,2015年第8期;获2015扬州市基层卫生协会学术年会三等奖）

一
卫
生
健
康
篇

基层医疗卫生机构提升服务能力的探讨

摘要: 我国是一个拥有近14亿人口的大国,虽然近年来城镇化程度不断加快,但农村人口仍占56%。当前,基层医疗卫生机构的综合服务能力还存在众多薄弱环节,已经成为制约基层医院进一步发展,提升服务能力的"瓶颈",农村医疗卫生服务水平、能力与农民不断增长健康需求矛盾日益突出。因此,通过推行和实施多种确实有效可行的方案和途径来提高基层医院的综合服务能力显得迫在眉睫。通过尽早尽快与第三方临床检验机构开展合作则是当前唯一的合理出路。不仅可以增加医院检验项目,节约医疗资源,而且第三方检验机构的运作流程、现有资源等具备多重优点,可有效提高基层医院的综合诊断能力。通过组建农村中医医疗集团、开展中医药学术带头人评选和制定奖励制度、开展中医特色专科的建设、对在职人员进行培训、继续教育、师带徒、"西学中"学习等多种方案的逐步制定设施,让农村患者极大体会到中医药的简、便、验等优点。通过逐步培育和扶持一批极富特色的小专科,使其逐渐成为特色专科,从而带动提升基层医院的整体服务水平,吸引群众就近就医,促进分级诊疗体系建设,激发基层医院的综合运行活力和吸引力。通过规划建设农村区域医疗卫生中心,建设现代医疗卫生健康体系,推进医疗卫生重心下沉、卫生资源向农村向基层下移,促进医疗人才和医疗技术真正深入并惠及农村百姓,真正把基层医疗技术能力和水平"提上来"。

关键词: 基层医疗卫生机构;综合服务能力;农村三级医疗保健网;农村卫生事业;医疗卫生领域;基层医院;医疗体制

随着医药卫生领域改革的深入,医疗体制在不断变化。国家加大了对农村卫生事业的投入,但是与不断改善的"硬件"相比,基层医疗卫生机构的"软件"建设相对薄弱。基层医疗卫生机构的综合服务能力还存在诸多薄弱环节,已经成为制约基层医院进一步发展,提升服务能力的瓶颈。基层医疗卫生机构是农村三级医疗保健网的中心枢纽,是广大农民群众身体健康的根本保障。随着分级诊疗的推进与深入,慢病首诊在基层,病人从大医院回来了,基层医院能否承接得住?如何提升自身的服务与能力?笔者就此进行了探索。

一 开展与第三方检验机构合作

当前,临床医学检验诊断技术快速发展,二级及以上医院、第三方临床检验机构拥有的检验设备自动化程度越来越高,检测设备的数量越来越多,开展的检测项目越来越广。基层医院是农民群众首选的诊疗机构。随着农民群众对基本医疗服务需求的日益增加，基层医院的检验业务量骤增，但是技术人员匮乏、检测设备简陋、检测项目缺乏、质量管理薄弱、服务能力明显不足等是基层医院的客观现实，限制了农民群众的基本医疗需求，也削弱了人们对基层医院的信任，加大分级诊疗的推进难度，也无法在二级及以上医院与基层医院之间开展双向转诊的合理分流。因此，作为医疗资源合理化的考量，尽早尽快与第三方临床检验机构开展合作则是当前唯一出路[1]。

第三方临床检验机构如国内知名的金域检验、迪安诊断、杭州艾迪康和高新达安等合作，不仅可以增加医院检验项目，避免重复投资，节约医疗资源，而且第三方检验机构的运作流程、现有资源等具备多重优点，可有效降低基层医院的综合分析成本，提高综合诊断能力，让农民群众花费一级医院的费用得三级医院的检测水准。与第三方医学检验结构开展合作，可有效缓解农民患者"看病难、看病贵"的问题，也是对现有医疗机构资源不足的一个很好的补充方式[2]。

二　加大基层中医药建设和扶持力度

中医中药是我国卫生事业的重要组成部分，以简、便、验、无毒副作用著称于世，在防治疾病、促进健康方面作用明显。WHO曾高度评价我国农村卫生事业以很少的投入接近发达国家的健康指标，中医药的根在农村，中医与西医优势互补，相互促进，已经成为中国特色医疗卫生事业的显著特征和独特优势。然而目前基层医院的中医药建设存在人员配备少甚至无，中药数量少、品种单一，人员断代、青黄不接，配制简单、无法满足群众需要，硬件简陋、不能达标，创建活动缺乏深度，特色诊疗缺乏规划等困难和问题[3]。新医改注重中医药基础设施、人才培养、特色优势发展等方面的建设。

组建农村中医医疗集团，开展中医药学术带头人评选和制定奖励制度，合理增加中医药人员配备，开展中医特色专科的建设，对在职人员进行培训、继续教育、师带徒、"西学中"等学习。同时，加强城市医院基层服务和对口支援，留用、返聘退休的中医药人员；加强中医药理论学习和学术建设，设立中医管理科，开展多种形式的中医药创建活动，引入竞争机制；加强领导和中医药人员的思想道德建设，逐步制定多种解决方案，我国基层中医药卫生事业会有更大更广阔的蓬勃发展[4]。

三　强化基层特色专科建设的培育

近几年来，在国家及各级政府大力扶持下，对基层医疗卫生机构全科医生转岗培训，使基层医院的医疗服务的能力得到显著提高。虽然基层医院的基础设施有了明显改变，现在却处于尴尬局面，由于没有形成各自特色，导致每家基层医院的诊疗千篇一

一
卫
生
健
康
篇

律,没有优势,病情稍稍复杂一点或者某些常见专科疾病到基层医院却解决不了问题,不能满足农民群众的医疗需求。

江苏省近年来以特色科室建设为抓手,在规范和引导基层医院提升医疗服务能力的同时,考虑基层医院历史上形成的专科特色及当地群众的就医需求,鼓励有条件的基层医院在达标的基础上,进一步加强特色科室建设。目前,全省已有320家基层医院纳入特色科室建设范围,形成了一批中医、骨科、手外科、疼痛科等特色服务领域。特色科室的建设不能局限在原有的专科符合特色科室建设基本要求后才去培育,而是县级卫生行政部门主动考虑基层医院的情况及时规划,逐步培育和扶持一批极富特色的小专科,使其逐渐成为特色专科,从而带动提升整体服务水平。这样既能吸引群众就近就医,促进分级诊疗体系建设,又能增强医务人员执业信心,调动骨干人员积极性,激发基层医院的综合运行活力和吸引力。基层医院在做好公共卫生服务和常见病、多发病诊治工作的前提下,在农村小区域(周边几个乡镇)内通过对原有专科特色、地方疾病谱等进行分析调研,因地制宜、合理规划加强如中医妇科、中医外科、中医肛肠科、小针刀等特色专科(专病)建设,特别是在力所能及范围内,以特色专科建设为切入点和突破口,形成优势和特色,与周边基层医院和二、三级医院错位竞争、互补发展。

四 全面推进开展医疗联合体的组建

我国各地级市应以三级甲等综合性医院(三甲医院)为龙头,组建成立医疗集团(医联体),医联体由市级政府主导建设,坚持公益性原则,以紧密协作为主题,技术为纽带,人才为核心,通过人才资源、信息资源和医疗设备资源共享,实现集团内部医院管理水平、医疗技术能力和患者综合满意度的共同提升。同时,规划建设农村区域医疗卫生中心,并以此为基础,通过医联体深化医药卫生体制改革、建设现代医疗卫生健康体系,推进医疗卫生资源向农村、向基层下移,让优质资源能真正"沉下去",促进医疗人才和医疗技术的深入并惠及百姓,同时也能真正把基层医疗技术能力和水平"提上来"。

三甲医院与农村区域医疗卫生中心实现资源共享,大力推进分级诊疗,充分发挥医保杠杆作用,实行新农合报销政策向基层倾斜,拉开不同级别定点医疗机构间的报销比例差距,引导建立合理的就医流向,鼓励群众常见病多发病到基层医院治疗,让患者真正体会到在社区、在基层看病会更便宜、更高效、更方便。建议二级以上医疗机构门诊新农合不予报销,村卫生室(社区卫生服务站)、乡镇卫生院(社区卫生服务中心)门诊报销比例及在乡镇卫生院(社区卫生服务中心)的住院报销比例提高10%,城镇职工医疗保险和城市居民医疗保险的支付政策应该参照做相应调整。作为医联体龙头的三甲医院床位数量原则上不再增加,并且每年安排8~10名医疗、护理、医院管理等方面的专家到农村区域的成员单位工作,并对这些下派的专家补助专项津贴或下派期间高一级职称聘用。有针对性选择一些中医药或者西医适宜技术在医疗卫生中心内推广,重点扶持 2~3 个特色科室建设,并且使之创建成为市、省级特色科室,并形成与县级医院功能互补、差别化发展的新格局。同时支持医疗卫生中心开展二级手术,缓解近年来乡镇卫生院部分手术科室关停、手术功能萎缩,大医院人满为患的社会窘况。

参 考 文 献

[1] 刘刚,徐秋培,夏少岭,等.乡镇卫生院检验科的问题和第三方检验机构合作的建议[J].江苏卫生事业管理,2014,25(2):16.

[2] 徐秋培,刘刚.加强基层医疗机构检验科建设 提升检验服务能力[J].中国初级卫生保健,2015,29(5):13-15.

[3] 刘刚,徐秋培,夏少岭,等.乡镇卫生院中医药质量管理现状分析思考[J].江苏卫生事业管理,2014,25(6):53.

[4] 刘刚,徐秋培,夏少岭,等.乡镇卫生院中医药建设的现状和建议[J].中国初级卫生保健,2014,28(9):40-41.

(载于《中国乡村医药》,2016 年第 21 期;获中国农村卫生协会第 22 届学术年会优秀奖)

一 卫生健康篇

乡镇卫生院区域卫生信息平台建设的现状分析与建议

摘要：《"十二五"期间深化医药卫生体制改革规划及实施方案》中明确提出，要加快推进区域信息平台建设，推动医疗卫生信息资源共享，逐步实现医疗服务、公共卫生、医疗保障、药品监督和综合管理等应用系统信息互联互通，方便群众就医。当前，以各地级市为单位推动区域卫生整合资源的同时，大力建设区域卫生信息系统，初步建立起了面向服务整合的区域卫生信息平台软件系统，然而由于传统的信息化发展模式客观存在着信息平台、存在壁垒，资金不足、维护乏力，网络瑕疵、加剧矛盾，数据集中、程序烦琐，操作不熟、人才匮乏等问题，导致信息化发展滞后和信息资源难于共享和挖掘，在一定程度上制约了乡镇卫生院医疗卫生的服务能力的提升。希望通过对乡镇卫生院区域卫生信息平台建设的客观现状进行分析，一系列合理化建议的逐步实施，加快基层医疗机构信息化发展的战略规划，切实促进农村基层医疗卫生服务健康良性发展。

关键词：区域卫生信息平台；现状分析；建议

医药卫生信息化建设是深化医药卫生体制改革、建设服务型政府、促进实现医药卫生事业健康发展的重要手段和技术支撑[1]。而作为依托互联网建设的区域卫生信息平台正是政府推进卫生信息化建设的重要具体举措，通过调阅居民健康档案资料，快速掌握病人的诊疗信息，从而实现对病人的高效管理，通过对农村传染病和慢性病的实时监控及高效管理，满足农民居民对医疗卫生水平的渴求，并充分发挥公共卫生协同、医疗服务协同、行政管理协同等作用[2]。然而对于医疗资源相对落后的广大乡镇农村地区而言，建设区域卫生信息平台并在乡镇卫生院高效推进显得尤为重要和必要。目前，以各地级市为单位推动区域卫生整合资源的同时，大力建设区域卫生信息系统，初步建立起了面向服务整合的区域卫生信息平台软件系统。然而由于传统的信息化发展模式存在资金不足、人才匮乏、意识不强、标准不一及服务缺失等问题，导致信息化发展滞后和信息资源难于共享和挖掘，在一定程度上制约了乡镇卫生院医疗卫生服务能力的提升。本文对此进行了分析，并就如何解决客观存在的问题进行了探讨。

一 当前乡镇卫生院区域卫生信息平台存在的问题和困难

1. 信息平台，存在壁垒

目前，各市卫生计生行政部门与第三方软件开发公司共同合作开发的区域卫生信息平台软件系统容量及功能非常强大，但是二、三级公立医院各自使用独立的卫生信息平台与乡镇卫生院使用的区域卫生信息平台仍然存在壁垒，由于乡镇农村居民的健康卡还没有正式推广和应用，乡镇卫生院与公立二、三级医院的卫生信息平台系统更没有形成"一卡通"，患者的诊疗、健康档案等信息形成"孤岛"不能共享，同时也不利于双向转诊。

2. 资金不足，维护乏力

由于各级卫生计生主管部门对卫生信息建设的重视程度不足及资金投入不足等原因导致区域卫生信息平台系统更新、升级缺乏持续有效维护和大力推进，部分低价中标的第三方软件公司在区域卫生信息平台日常增项、系统更新和维护时缺乏动力，对于基层医务人员在实际操作过程中反馈的问题不能快速高效解决。同时乡镇卫生院信息平台的使用者在具体使用过程中面对不断出现的新兴问题，也缺乏向平台系统软件编程人员反馈的畅通渠道。

3. 网络瑕疵，加剧矛盾

各级卫生计生主管部门对区域卫生信息平台网络宽带投入理念的不同，具体合作办理宽带的公司、宽带流量的套餐也不同，另外，各乡镇卫生院采取"单轨制"的网络宽带，由于宽带网速质量不一，当卫生数据中心及乡镇卫生院任何一方的任何原因造成网络的稳定性发生障碍时，导致卡网、断网、死机频发，影响平台系统的稳定运行和数据安全，更加造成医患双方工作量的增加和激化医患矛盾。

4. 数据集中，程序繁琐

由于区域内所有基层医疗机构的全部卫生数据集中传递到市级数据中心，而且各乡镇卫生院均采用实时上传卫生数据的模式，这些综合因素均导致在实际操作时的各程序速度较慢，而且支撑着市卫生数据中心的各应用系统的任何一个环节时常出现问题，导致信息平台系统断网较为频繁，给患者就医和医务人员诊疗等增加繁琐程序，加剧医患双方矛盾。

5. 操作不熟，人才匮乏

部分乡镇卫生院医务人员对卫生信息化建设的认识模糊不清，还存在误区和认识不足，片面主观地认为卫生信息化就是单纯的办公自动化，只要电脑能上网了就可以了，没有清醒地认识到信息化手段能够不断地提高基层医疗机构的管理水平和服务水平，减少医务工作者的工作量，提高工作效率，更不知晓其在整个卫生信息化链中所处的位置和工作任务。而且，绝大多数的乡镇卫生院计算机维护人才十分欠缺，没有专门引进卫生信息化人才，更不可能引进既懂医院管理，又懂IT技术的复合型管理技术人才。

一 卫生健康篇

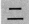
二　针对面临的问题和困难提出切实可行的合理化建议

1. 打通壁垒，资源共享

打通乡镇卫生院区域信息平台与二、三级公立医院信息平台之间的壁垒，乡镇卫生院的全科医生可以通过区域卫生信息平台第一时间获取上转患者的检查信息和用药情况，可以避免重复浪费的问题，切实有利于双向转诊。同时，各级卫生计生行政部门以居民健康档案为核心，以"健康一卡通"为载体，实现就医保健、区域同城诊疗检查互通互用、同城远程会诊服务等，逐步实现区域内乡镇卫生院与二、三级公立医院之间医疗卫生信息资源共享、多方业务协作的目的[3]。

2. 专项资金，保障推进

各省、市财政等部门要划拨专项资金，专款专用于区域卫生信息平台软件系统的日常维护、更新升级等。市卫生计生行政部门定期整理汇总并不断与软件开发公司沟通，快速高效解决乡镇卫生院一线医务人员在操作使用区域卫生信息平台过程中涉及的居民健康管理、区域医疗协同、卫生综合管理等流程时所遇到的实际困难和需求，消除了基层医疗机构信息化应用的后顾之忧，通过专项资金保障并强化工作引导，确保卫生信息化建设扎实有力推进。通过服务购买、外包购买的方式，将平台建设、网络建设、应用建设及运营维护外包给这些专业的服务公司，建立统一信息化标准，加强信息化的宣传培训等手段，建立完善的内外部激动机制等措施。

3. 网络宽带，确保稳定

卫生信息区域网络是医疗卫生信息系统互联互通和信息共享的基本条件，是保证卫生信息系统运行稳定和数据安全的客观需要，根据实际情况组建光纤专网或者虚拟专网，充分考虑宽带流量确保网络稳定性，通过计算机技术实现双网热备，一旦一方宽带网络的稳定性出现问题，另外一方宽带网络可以及时替换，同时网络宽带应该要求在100 M以上，确保网络通信畅通[4]，可以有效避免死机、断网和断线等故障的发生，减少额外工作量和避免患者不良情绪的产生。

4. 分设中心，错峰传据

切实做好区域卫生信息平台的维护，一旦出现故障及数据丢失，将会严重影响基层医疗机构的服务。各乡镇卫生院应该独立设置数据中心，将以往"实时传递"的模式配置设定调整为"分时分流数据汇总"的模式，即将以往新农合、城镇居民医保和城镇职工医保"适时结报"通过采用数据采集时间可配置设定，调整为"先前垫报，后定时集中打包上传结报"的方式，优化微机操作流程，提高平台操作者的操作速度，快速提升诊疗效率。

5.信息人才,加大培育

卫生信息化人才是区域卫生信息化可持续发展的关键,各级应该加快卫生信息化人才培养,完善卫生信息化人才的引进、培养、使用和激励机制。同时要强化乡镇卫生院一线操作人员在岗应用培训力度,培养基层医疗及管理机构的信息化意识,转变思想观念,促进建立开展信息化建设的内在动力。特别是对现有技术骨干的培训,并不断加强与外界的卫生信息沟通,使之能胜任日常网络管理、维护等工作。通过培训,帮助基层医疗及管理机构人员丰富信息化知识,提升计算机操作能力,为信息化的应用奠定基础[1]。另外,建立业务培训考核和职称评聘制度,提高乡镇卫生院医务人员信息化应用的能力[5]。

医疗卫生行业的特殊性和复杂性以及业务工作的不断推进决定了卫生信息化软件系统的变更性大,然而在项目具体建设的过程中,庞大的软件系统不可能一步完善到位。每一阶段建设的过程中都需要各级进行上下联动,基层医疗数字化是区域卫生信息平台建设的重要基础,各级要特别充分重视基层医疗机构的信息化建设,没有基层医疗机构的充分数字化,信息平台就是无源之水[6]。每个阶段的建设内容要强调实用性和可操作性,让软件系统启用后真正为使用者解决一些实际问题,并且充分感受到信息化为其工作带来的便利,积极参与其中。希望通过对乡镇卫生院区域卫生信息平台建设的客观现状进行分析,一系列合理化建议的逐步实施,加快基层医疗机构信息化发展的战略规划,切实促进农村基层医疗卫生服务健康良性发展。

参 考 文 献

[1] 施若. 贵州基层医疗机构信息化发展对策及建议[J]. 黔南民族医专学报,2016(12):102-102.

[2] 严振贤. 区域卫生信息平台在农村医院应用随想[J]. 信息系统工程,2016(12):102-104.

[3] 郭丹,李万国. 建立区域卫生信息平台的实践与思考[J]. 江苏卫生事业管理,2015,26(1):124-126.

[4] 贺璞,虞金伟,戴甫春. 区域卫生信息化建设初探[J]. 中国农村卫生事业管理,2014,34(7):822-823.

[5] 张研,施庆华,杨威,等. 河南省息县区域卫生医疗信息平台建设的实践与经验[J]. 医学与社会,2013,26(3):28.

[6] 葛雯斐. 区域卫生信息平台的"鄞州模式"[J]. 信息化建设,2014(10):13-15.

(载于《中国初级卫生保健》,2017年第9期;获中国农村卫生协会第23届学术年会优秀奖)

一 卫生健康篇

重视医学人文精神建设 努力提升优质服务能力

摘要： 医学人文精神的缺失已经是一个不争的事实，随着社会迅速发展、行业竞争激烈和心理压力增大，人们更加需要健康的身体，也更注重健康和生命的价值。由于缺乏医学人文关怀，一旦在诊疗过程中发生不理解和医疗纠纷时，往往使医患双方相互不能体谅与理解，而且会激化矛盾和引发社会不稳定因素。医学人文是知识经济时代医学发展的必然趋势，医疗卫生行业必须避免服务工作纯利益化，时代的发展呼吁重视医学人文素养，现代医学更需要注重人文精神，如何加强人文建设，提升优质服务能力，已刻不容缓、迫在眉睫。通过针对目前客观存在的现状进行详细分析并提出了一系列合理化的建议。希望通过建议的逐步实施，加强医学人文建设，营造医学人文精神的氛围，努力提升医务人员的人文素养，提供充满人文关爱的优质医疗服务，不断改善医患关系、促进医患和谐，从而推动医药卫生体制改革和卫生计生事业健康发展。

关键词： 医学人文；现状；建议

近年来，医院医学人文精神的缺失已经是一个不争的事实，医学技术不断进步、医疗设备的快速更新换代和诊疗水平提升的同时，也让医务人员对于疾病的诊断过多依赖于医疗仪器，无论是医生还是患者乃至这个社会人群，都沉浸在"先进仪器设备和药物保障健康"的现代迷信中[1-2]。因此，出现了淡化患者、突出疾病的现象，临床医学工作的对象不再是患者整体，而是单纯的疾病。受西方20世纪后纯生物医学模式的影响，直接导致了今天医学界普遍患上人文知识贫乏症。在医疗服务过程中，由于严重的人文精神贫乏，部分医务人员对患者态度生硬、缺乏耐心，"只见病不见人""只懂病不懂人""只治病不治人""只认病不认人"等"医德失范，人文衰微"的现象愈演愈烈，导致冷漠、呆板和僵硬的不正常成长，偏离了"医乃仁术""大医精诚"的医学轨道。随着社会迅速发展，行业竞争激烈，人们的心理压力增大，人们更加需要健康的身体，也更注重健康和生命的价值。由于忽视了患者的整体和心理需求，也就过多忽视了医生与患者的情感交流，从而让患者感受不到医务人员的关心、关爱，当许多疾病可以通过现代医学来解决时，医生却离患者越来越远。我国医疗纠纷案件十年翻倍，医患关系紧张，患者对医疗卫生行业的不信任感增强，所有这些问题与大的社会背景相联系，医患陌生、沟通不畅，主因是缺乏人文关怀，医学人文精神的沦落是重要因素，然而由于医学人文精神的失落，又会带来医患关系的物化和医疗行为的商业化倾向。由于缺乏医学人文关怀，一旦在诊疗过程中发生不理解和医疗纠纷时，往往使医患双方不能相互体谅和理解，而且会激化矛盾并引发社会不稳定因素。

医学人文精神可以充分体现在医务人员的临床诊疗过程中,包括对疾病的关注、思考、理解、解决策略和语言运用等方面。在医患关系中,我们只有在临床实践时对患者实施人文关怀,才能使医学真正成为人类医学。加强医学人文精神建设,注重人文关怀,引导医务人员尊重、关爱患者,同时增强了患者对医务人员的信任,在诊疗活动中主动配合治疗,对于预防医疗纠纷、改善医患关系以及促进医患和谐起着重要的作用。医学人文是知识经济时代医学发展的必然趋势,医疗卫生行业必须避免服务工作纯利益化,时代的发展呼吁重视医学人文素养。医学科学与医学人文是医学和谐发展的两面旗帜,科学赋予了医学生机与进步,人文铸就了医学活力与灵魂。医德求厚、医术重道、仁医精神和弘扬医学人文精神既有利于重新增加群众对医务人员的理解,缓解医患矛盾,又能增强医务人员自身的荣誉感,是促进社会和谐的有效手段。因此,现代医学更需要注重人文精神,加强医学人文建设,提供充满人文关爱的优质医疗服务,已刻不容缓、迫在眉睫。

一 加强政府部门和医院领导者对医学人文建设重要性的认识

医院领导者对医院人文管理建设普遍缺乏有效的认识,没有意识到医院文化已经成为医院长远健康发展的核心,对医院核心价值观、职工行为规范宣教的重要性缺乏前瞻性的认识,没有领导的高度重视和支持,医学人文建设就成为空谈。政府部门应该从公立医院的公益性出发,引导医学人文精神的塑造[3]。医院领导者要高度重视医学人文建设,建立培育以人文精神为引导的医院运行机制与体制,要充分认识到加强医德医风建设是医院文化建设的重中之重,要把医德医风建设放在重要位置来抓,切实加强医务人员的人文素质教育,教育医务人员要树立正确的人生观、价值观,树立正确的服务理念,营造一种积极向上、朝气蓬勃的氛围,通过医院文化建设来提炼、提升医务人员的思想品德。医院领导者的一言一行是医院文化的无声号召,有着很强的示范、引领作用,其文化素质、人格风范、道德水准和领导作风是医院文化建设和创新的必备基础,同时也是医院文化的塑造、医院精神的培育取得成功的重要前提。

医学人文管理是一种医院现代文化的管理思想,是柔性的精神生产力,它能全面提升医务人员的人文素养,增强医务人员的主动性和积极性。首先要发挥干部、党员的率先模范作用,带头表率满怀宽厚仁爱、和善慈爱、包容博爱的思想、情怀和风范,在潜移默化中提升医务人员的文化素养,医院要不断健全、完善管理模式和制度,实行医学人文管理。从一定意义上说,医院领导者的文化决定着医院文化,科室领导者的医学人文素养水平决定了整个科室的医学人文服务水平[4]。只有在医院领导者的高度重视和积极参与下才有可能创建出优秀的医院文化,医院领导者应将医院的文化建设融合在日常的医疗工作之中,以崇高的行医理念为切入点,以人性关怀、敬畏生命为医院文化的倡导基点,通过宣传、教育,使医务人员充分了解医院精神的内涵,明确自身

一 卫生健康篇

应有的价值观、人生观和所应肩负的责任,使医院文化与医学人文精神有效充分结合起来。

医院文化是医院精神的体现,是医院的灵魂。如何建设、创新高品质的医院文化与医院领导者的重视程度、文化素养密切相关。医院领导者在医院日常医疗活动中肩负着决策、领导、指挥和服务等使命,医院领导者自身的人文价值观直接影响着整个医院的综合服务状况。作为医院的领导者不仅要具备较强的政治素质和业务能力,还必须具备较高的医学人文素质,应该首先成为医院医学人文精神及医学人文关怀的示范者、引领者和标杆者。医学科学与医学人文的融合迫在眉睫,因为只有科学精神与人文精神的交融,才能形成正确的人生追求、完备的知识基础、优秀的思维品质、恰当的工作方法以及和谐的对外关系。医学精神理念的整合,需要医学人文工作者、政府和医院管理者及医务人员三类人群的共同努力。医学人文是从医者的必备素质,医院要高度重视人文精神的培育,构建医院的人文建设框架,营造良好的人文建设氛围,为医院的可持续发展铺平道路。

二 加强医院文化建设,树立医学人文精神

随着人民群众生活水平的不断提高,人们对于健康的需求不断增加,以前传统的单一生物医学模式已经不能满足广大患者的需要,建设具有个性和生命力的医院特色文化,成为医院文化建设的首要课题[5]。医院的精神、制度、行为和物质文化构成医院文化,共同的医院理念能使不同经历、不同性格的医务人员达成一定的共识,从而会产生医院荣誉感、责任感和使命感,形成很大的凝聚力[6]。医院文化是以"人"为本、以文"化"医和以文"化"人,同时医院文化是医院的一张名片,也是医院的美好记忆。医院的文化建设为医院的无形资产,深入到医院的各个方面,影响着医务人员和患者的行为,影响着医院的快速、健康发展。医院文化是医院发展的深层控制力[7],应该在有效吸收先进的医院文化的基础上,结合自身特点,形成独特的精神理念。

医院文化的建设要以思想价值观为核心、专业知识为基础和医学创新为动力。首先,要让医务人员找到医院就是家的感觉,"院兴我荣,院衰我耻",要努力增强职医务人员的医学神圣职业的责任感、使命感和荣誉感,大力营造良好氛围,激励、鞭策医务人员爱岗敬业和无私奉献的职业精神。医院文化建设可以提升医院的软实力,文化不仅体现在护理和特色科室上,小到医院走廊里面挂着员工的书法作品,大到整个医院的建筑风格,无不洋溢着浓厚的文化味道。高品质的医院文化不是装点门面、打造形象和呻吟作秀的墙面文化,也不是附庸风雅的装饰文化,更不是自我标榜的价值导向[8];而是体现在医院管理的各个方面,落实在医务人员诊疗过程中。医院文化是全院医务人员的精神信仰、价值取向、行为准则和工作作风等综合素养的体现,医院发展的过程是一个文化状态和文化心态传承的过程,医院文化应该是对品质的提升,而不

是表面上的嬉闹。

树立医学人文精神，要把以人为本、仁者爱人、人道主义的思想精髓以及把人的尊严、价值、权利和自由等当代人文精神，贯穿于医疗、护理和服务等全方位全过程中。通过加强医院文化建设，使全院医务人员自觉主动地将医学人文与科学精神有效结合起来，对患者实施医学人文关怀，架起和谐医患关系的桥梁。医院是社会的组成部分，医院文化则是社会文化的组成部分，文化是一个医院的灵魂。医院文化建设作为一种柔性的生产力，推动着医院的建设和健康发展。医院文化在医院的建设发展过程中起着至关重要的作用，而提倡医学人文精神又起到了关键的作用。医院文化是医院物质文化和精神文明的具体体现，加强医院文化建设，探讨医院文化建设新特点，拓展医院文化建设的新视点，对于医院健康良性发展已经成为当务之急。把高品质的医院文化建设作为培育医院核心竞争力的工程来抓，充分调动全部医务人员的积极性、创造性，形成独特优势，创造自身的优质医院文化品牌。

三 加强医学人文知识培训，提升医学人文素养

一个优秀的医务人员不仅要具备必要的医学专业知识，而且要具有关爱人的品格，不仅要把患者当作一个生物体来进行治疗，更重要的是要把患者当作一个社会的人进行整体的治疗。因此，应该把提升医务人员的医学人文素养作为首要任务，通过开展不同形式和不同内容的宣传教育活动，让其感受到严谨、求精、勤奋和奉献的医院文化精神，找出自身的差距与不足，提高医务人员的政治和人文素质，更新观念、提高认识，激发员医务人员的工作、学习热情，使其自主投入到医院文化建设的各项活动中。作为在医患关系中处于主导地位的医疗机构和医务人员，更需要认识到加强医院文化建设，营造和谐的人文环境与氛围，在构建和谐医患关系中的作用。打铁还需自身硬，加强医院医学人文素质教育，培养出具有人文素养的合格医学人才，是构建和谐医患关系的重要组成部分。医学人文精神是医院文化的重要组成部分，医院应该把医学人文社会科学继续教育纳入职工素质培训计划中，并且作为技能训练和考核的一个重要内容。可以将医学人文知识列入医务人员晋升职称考核的内容，职称晋升时医务人员应该有一篇人文方面的文章，学术会议不应只讲医学专业知识，还应有医学人文方面的讲座，将人文医学贯穿于学术当中[9]。医学人文素质和技术素质的完美耦合，医学人文精神的培养并非读几本人文书籍，听几场人文报告，做几次人文演讲就能达到，必须把医学人文素质的培育融入规范化培训中去，在实践中淬炼与升华，医学人文发乎于心，才能践之于行。2013年年底，国家卫计委等七部门联合颁发《关于建立住院医师规范化培训制度的指导意见》，其中医学人文素质的培养是住院医师规范化培训的重要内容。

培育医院人文精神重在提高医务人员的综合素质，持续开展医学人文的系列培

一 卫生健康篇

训,通过多种形式,让医务人员接受先进的医疗服务理念,掌握科学管理的方法,也可以通过邀请著名人文学者、人文素养深厚的医学专家等开展医学相关人文素养的讲座,让医务人员进一步掌握和理解医学人文的内涵,提高人文素养[10]。南京鼓楼医院进行了医院价值观的调查和研究,在加强医院学科、技术和硬件建设的同时,把医院文化建设放在战略的高度,提出了"建设国内最好人文医院"的愿景,历时 10 年开展人文医院建设的研究与实践,在国内首次提出建设人文医院的构想及人文医院建设的理论,构建了具有鼓楼医院特色的人文医院管理模式,创新性地建立并实践了人文医院标准及考核评价体系,全面提升了医院的人文服务水平,促进了医、教和研的飞跃发展,得到了患者的认可和欢迎,走出了一条建设现代人文医院的特色之路。近年来,许多医院加强文化建设,然而,如何将人文医院内涵真正落实到医院各项工作中,是困扰许多医院的问题,因此,江苏多个学术团体、医学院校组织开展不同形式的有关医学人文精神建设的学术交流活动,共同就人文医院建设话题进行探讨与交流,搭建人文医院建设学术交流平台,推动全省、全国人文医院建设进程。江苏省的医学人文建设工作一直走在全国先列,其中南京大学医学院附属鼓楼医院及南京大学医院管理研究所联合举办国家级继续医学教育"人文医院建设的研究与实践"金陵论坛;江苏省常州市医学会举办"医学人文的生命意义与价值"讲座;江苏省高等学校医药教育研究会医学人文素质教育专业委员会承办"医路你我,人文相伴"中国(江苏)医学生人文素质行动启动仪式暨经验交流会;南京医科大学设立医学人文素质教育教学基地,建立医学伦理教育馆、启动首届"医学人文月"系列活动的重点项目、开展"医路你我,人文相伴"微言百字征文大赛和启动"中国(江苏)医学生人文素质行动"仪式;开展全国首届医药卫生风险研讨会暨 2015 年江苏省医学人文"三学会"学术年会;南京市卫生局与南京医科大学共同设立江苏省首个住院医师规范化培训人文素质培训基地"南京市住院医师规范化培训人文素质培训基地";江苏省医院协会每年举办医院文化建设专业委员会学术年会;近期江苏省医师协会召开二届一次常务理事会,要求在学术会议中增加医师行业自律和提高医师人文素质的内容。

全面加强医务人员人文理念的培养,努力营造浓厚的医学人文氛围。通过医学人文相关综合培训,要不断产生"暖医",做一个有温度的医生。有温度的医生应该是敬畏生命的人,有温度的医生应该是善解人意的人,有温度的医生应该是敢为患者冒风险的人,有温度的医生应该是尊重患者体验的人,有温度的医生应该有一颗柔软的心,有温度的医生不是和死亡抗争的人,而是和死亡和解的人。医学和人文精神的相互渗透、融合,可以提升医务人员的人文素养,医务人员的人文素养同时也是一种重要的看似无形、实则价值无限的医疗资源。将医学人文精神充分融入临床实践的具体操作中,可以纠正功利意识,从而使医疗事业真正的造福百姓。

一个完整、良好的医护形象,不仅仅是单纯的精湛技术,还应该有浓烈的爱心和高尚的医学人文素养。加强医务人员人文理念培养的重要性,是适应医学模式转变的需要，是构建和谐医患关系的关键，是从医者实现自我价值的需要。加强医务人员和领导者对医学人文的认识和关注，促进医学人文精神的提升，弘扬博爱、友善和乐于助人的人道主义精神。在临床诊疗活动中要坚持以人为本的精神，注重加强医学人文精神建设，倡导医学人文关怀。将医学人文关怀通过医务人员的点滴言行融入到临床诊疗工作中，增强患者对医务人员的信任感、安全感。医务人员自身的价值取向、文化素养、行为规范和人性关爱是发自内心认同的一种共同目标和使命，它能客观反映出医院文化，是医院仁德和公益的体现。医务人员是医院文化中的核心要素，既是医院文化的创造者、受益者，又是医院文化的体现者和传播者。

四　开设医学人文的课程、增设展示平台、提供人文关怀

当前，我国医院对于医学人文素质教育普遍存在忽视现象，对医学人文素质教育与医德医风建设教育的重视程度不足。近代以来，医学人文在医学发展中的地位更加重要，并已成为一个独立成熟的学科。对于在校医学生，医学院校应该将医学人文教育视为一种软实力，应开设"医学与人文""社会学""医学法学""生命伦理学"等医学人文相关课程，将先进的医学人文理念渗透到各个学科课程，不断教育引导医学生树立正确的人生观、价值观，不断进行医学职业精神的培育，确立正确的医学人文教育思路，培养医学生的人文情感和人文关怀能力。通过营造浓厚的医学人文教育环境、浓郁的医学人文氛围来熏陶和感染在校医学生，并且贯穿医生的整个职业生涯。医院要建设医务人员之家，建立院史陈列馆或者展示馆，增设电子屏、文化墙、开通或完善医院对外宣传网站等方式，见缝插针地利用空间对医院院史进行宣传，充分展示优秀医务人员的事迹和新形象。通过征集大量珍贵的实物和老照片及翔实的文字，生动地讲述医院发展的历程，再现老一辈医师的行医风范和高尚医德。

医院内部环境要保持干净清洁、舒适温馨；各类花草、休憩设施等布局合理；医用床单不要采取单一的洁白色，可以采用温馨色调的花布，给患者以亲切、温馨感；医院各种标志要醒目清晰，以便于患者及家属查找；每个病房内不同的病床间要注意保护好患者的隐私；卫生间内的设置要合理，突出实用、干净、安全；病房卫生间装有抽纸盒、肥皂盒，免费向患者提供纸巾、香皂等生活用品；病区针对患者的主要疾病，将相关饮食指导、康复保健等知识整理成册供患者传阅；对出院患者发放科室联系卡和写有出院后注意事项的温馨指导卡，并赠爱心布袋，方便患者携带病历和药品；过年过节医院领导要亲自到病房，向住院患者送上鲜花、中国结等，为患者送去节日的问候；让温馨服务成为全院医务人员的自觉行动，将人性化关怀融入各项医疗护理中[11]。

五　加强诚信医院与医德医风建设，开展"白求恩杯竞赛"活动

诚信是我国的传统美德，医务人员是否诚信，势必会对病人的思想、行为产生强大的影响力，然而诚信对于一个医院来讲，则是医院医学人文建设的底线、生命线。因此，我们应该把诚信提高到一个十分突出、十分重视的位置上来，突出抓好诚信教育，不断增强全院的诚信观念，努力建设医院的诚信服务体系，健全完善的医院服务质量与综合管理水平构筑，诚信医院的建设已经迫在眉睫[12]。医院应长期注重医务人员高尚职业道德的培养，正确引导医务人员认真学习并理解医学人文知识及理念，努力提升医务人员的人文素养。在医院医学人文建设中，首先必须要把"诚信"放在重中之重的位置上，"诚信"不仅是医学道德的精髓，同时也是医务人员必须遵守的"道德底线"。

医学是一门经验逐渐积累的自然科学，通过长期的医疗实践不断积累才能取得一种良好的职业感觉，而且这种感觉的获得立足实践，潜心摸索，不断提高，更要耐得住寂寞和艰苦[13]。如何有效塑造、培养好医师的职业精神，对医生全面素质的提高起着重要的作用，同时也是培养合格医师的关键。医改的成功，不仅仅要改善硬件、创新体制，更重要的是医务人员要有职业道德的坚守和医学人文素养。在市场经济环境下，我国以传统医德维系的医疗关系正面临巨大的冲击，传统的"重义轻利"医德受到严峻挑战。少数医务人员出现的医德滑坡、拜金主义、技术主义思潮泛滥等，就是医学人文精神衰落的集中表现。

中国医师协会 2015 年创办了《中国医学人文》杂志，目前已经成为引领中国医学人文的一面旗帜，推动医德建设的一大阵地。医院应该主动订阅医学人文相关的杂志，让医务人员在闲暇之余可以阅读到医学人文知识。鼓励和支持医务人员积极关注和撰写医学专业技术之外的与医学人文相关的论文，多对医疗行业的人文进行思考和反思。医学人文是医学的重要组成部分，引领和支撑着医学的发展，"夫医者，非仁爱之士不可托也"，体现了以人为本的思想，体现了医生需要心存仁爱之心。医德医风建设是卫生系统精神文明建设的重要组成部分，也是构建和谐社会不可缺少的精神支柱。一个没有良好医德医风的医院，即使有先进的设备、高水平的人员，也不会有长远的发展和良好的效益。充分挖掘身边的道德模范、医德标兵、医德楷模、先进个人、最美医生和最美护士等不凡事迹，传递核心价值观最富感染力的力量。榜样的力量是无穷的，通过宣传榜样为构建和谐医患关系发挥积极的作用。通过开展"最美医生、护士"等系列宣传活动，大力践行社会主义核心价值观，展现卫生计生战线一线医务人员救死扶伤、爱岗敬业、扎根基层和甘于奉献的精神风貌，进一步增进社会各界对一线医务人员工作的理解和支持，构建和谐医患关系，并通过先进典型的示范引领，激励和引导卫生计生系统干部职工以奋发有为、昂扬向上的精神状态，推动医药卫生体制改革和卫生计生事业发展。

建立健全科学、有效的管理体系是加强医德医风建设的关键，规范合理的人文管理，是搞好医院管理规范化建设和保障医德规范对医务人员行为的有力手段。医学与医学人文相统一为医师的职业精神，医务人员的职业精神是职业道德的升华，其实质是患者健康至上，患者利益至上。"对工作极端的负责，对技术精益求精"的白求恩精神已成为我国医疗卫生行业的行为准则，也是医学人文精神的宝贵财富[14]。医院人文精神的核心是患者，要把"注重医学人文精神、推行人性化服务"纳入医院管理和医疗质量考核的重点，要强化医务人员的职业道德和服务宗旨教育，医务人员要以围绕患者的健康为中心，完善行医服务的理念。

弘扬以人为本、救死扶伤的人道精神，敬畏生命、崇尚科学，传播人文，为构建和谐医患关系不断努力。医院可以将医学人文精神纳入医德医风建设中来，大力开展无"红包"医院建设，开展医德标兵评比活动，创建优质服务科室，建立患者满意科室流动红旗等[15]。医院也可以将医生的人文素养细化为若干考评指标，作为医德考评的依据，在人文建设中大力宣传人文服务先进的科室与个人。医务人员不仅具备良好的学习能力、创新能力，还要具备良好的社会责任和热爱生活的道德品质，医院要注重构建良好和谐的医患关系，加强医德医风建设，构建和谐社会建设，以促进卫生事业的健康快速发展。

六　打造品牌医院，重塑服务理念

"以病人为中心"的服务理念的根本在于提升医务人员的人文关怀情感，树立正确的人生观和价值观。丰富的人文情感能时时刻刻激励着医务人员对患者承担责任和义务，时刻以患者利益为中心，使医学职业的崇高性得到充分的体现。只有将这种理念落实到医疗服务当中，才能使医院真正成为百姓最信得过的地方[16]。

历数我国古代和近代医学大家，在他们身上无一不充满了人文精神。作为一个好医生，必须热爱自己的职业、热爱自己的患者和热爱自己专业，同时必须善于与患者交流、沟通。作为医生给患者开出的第一张处方，不应该是阿司匹林、抗生素，而应该是关爱。医务人员在每位患者身上所表现出截然不同的医疗态度和医疗行为正是凸显只讲科学性与同时兼顾医学人文的医学本质差异所在。医学人文的核心是在医疗活动中贯彻于实践活动始终重视患者、关爱患者和尊重患者的一种文化，医务人员人文素质的高低，主要在日常生活和诊疗活动中如何体现人文精神。在现行的医疗体制下，部分医院领导过多地追求经济效益，然而对于患者就医的个性需求满足于一般化，对于医患关系的认识，仅仅停留在避免纠纷、缓和矛盾的肤浅层面，没有真正根本上从人性化服务的高度去改善医疗服务[17]。医学人文建设的关键在于各级要重视，医务人员则是医学人文实践的主体。医院应该在强调引导关爱患者，在对患者服务中进行人文管理的同时，更应该大力引导对医务人员进行人文关怀管理，尊重、理解职工，关心、

一　卫生健康篇

关爱他们的工作、生活,这既是医院人文关怀的体现,更是引导患者转变观念的有力举措。只有医务人员得到了医院领导的真挚关爱,他们才会在为患者服务时实现自身的价值,才会更好地去关爱患者。许多医院领导缺乏对人文管理理念的真正理解和领会,却把医学人文建设、文化建设放在表面形式上,忽视内在、深层次的东西,医院应该制定严谨的工作制度,好的规矩就像一股无形的力量影响和改变职工的做事习惯、工作态度和精神面貌,把"人管人"方式转变为"制度管人"方式。

具备良好的医院文化氛围将是创造医院品牌服务重要而持久的保障,在医学实践工作中,医务人员要"以人为本"地为患者考虑,真正地去尊重病人,关心病人,使患者感受到亲情一样的服务,满足患者的生理和心理需求。为了能使医学科学能够和医学人文有机结合,回归医学人性特点,以人文关怀关注患者,确保医疗安全和医疗质量,在关注和满足患者的感受与需求的同时,让患者满意。西方著名医学家特鲁多说过:"医学关注的是在病痛中挣扎、最需要精神关怀和治疗的人,医疗技术自身的功能是有限的,需要沟通中体现的人文关怀去弥补……""治愈、帮助、安慰"对于医者来说,是何其沉甸甸的六个字。品牌正是我国医生群体所缺乏的,现在多媒体、自媒体、互联网都很发达,给医生树立自己的品牌提供了很多条件,医院人文建设是医院实现可持续发展的重要支撑,是提升服务品质打造医院品牌的重要力量,通过医学人文建设促进临床医疗的和谐发展,更好地为患者服务。

上级卫生行政部门对医院的考核不再是对经济指标的考核,医院对各个科室、医务人员不再由经济指标的考核,而是从诊疗人次、医德医风和社会满意度等多方面进行考核。患者是医院赖以生存的基础,如果一个医院没有患者,那么这个医院就失去它存在的价值,医务人员的存在也同样将失去意义。医院应该注重加强对患者的医学人文关怀,从细微入手,将"以患者为中心"的服务理念落实到具体行动中,推出一连串的人性化的便民服务和惠民措施。以患者为中心,深化优质服务,构建充满人道主义关爱、医患相互支持配合的和谐关系。同时要构建紧密配合、高效运行的工作机制和关爱患者、协作共事的人际环境。树立"以患者为中心,以人为本"的服务和管理理念,把医疗质量建设作为医院文化建设的重要组成部分,高度重视医务人员的人文素养问题,营造医学人文精神的氛围,努力提升医务人员的人文素质。

参 考 文 献

[1] 张宁莎. 加强医院文化建设,构建和谐医患关系[J]. 中国医学伦理学,2008,21(1):69-70.

[2] 王开秀,周鸿敏,张晨. 加强医学人文建设是改善医患关系的必要手段[J]. 医学与社会,2006,19(10):7-8.

[3] 尹庄. 试论医学人文精神的构建[J]. 中国医学人文,2015,1(6):20-22.

[4] 丁义涛. 探索建设人文医院,促进医院科学发展[J]. 中国医院,2012,16(3):22.

［5］顾莉. 加强医院文化建设,促进医院持续发展［J］. 国际医药卫生导报,2008,14(16):144－145.

［6］曾建军,谭琦,吕仕银. 加强医院文化建设促进医院快速发展［J］. 医学信息学,2011,24(2):573.

［7］孙英梅.《加强医院人文建设,确保医院永续发展》专题讲座——第二讲:医院的文化建设［J］. 现代医院管理,2006(4):58－60.

［8］何鹏云. 高品质医院文化建设的内涵及其模式构建［J］. 中国医药指南,2012,10(34):377.

［9］王德. 医学论文在晋升职称中存在的问题与对策建议［J］. 中国医师,2015(6):41.

［10］沈庆莲. 重视医学人文建设,构建和谐医患关系［J］. 江苏卫生事业管理,2013,24(3):75.

［11］辛剑妹. 加强人文管理,构建和谐医院［J］. 医学信息,2010(12):3792.

［12］王为纲. 加强医院人文建设,提升诚信服务与管理水平［J］. 医学与社会,2003,16(4):52－53.

［13］孙英梅.《加强医院人文建设,确保医院永续发展》专题讲座——第一讲:建设人文医院［J］. 现代医院管理,2006(3):59.

［14］刘冬妹,马莉,张伟. 医院文化建设中的人文精神［J］. 中国煤炭工业医学杂志,2007,10(12):1416.

［15］尹庄. 医院人文建设与医院可持续发展［J］. 中国医学人文,2015,1(9):7－9.

［16］孙英梅.《加强医院人文建设,确保医院永续发展》专题讲座——第三讲:实施"以病人为中心"的理念［J］. 现代医院管理,2006(5):59.

［17］张雁灵. 试谈医学人文建设［J］. 中国医学人文,2015,1(10):20－22.

（载于《中国初级卫生保健》,2018 年第 4 期,获 2016 中国农村卫生协会优秀奖,获扬州市邗江区第二次哲学社会科学优秀成果奖一等奖,获第八届扬州市哲学社会科学学术年会二等奖,获江苏省医院协会 2016 学术年会三等奖,获第九届扬州市政协社会科学学术年会三等奖）

一
卫
生
健
康
篇

创新农村家庭医生式服务
筑牢健康中国扬州样本网底

摘要： 随着我国社会经济发展、生活水平的提高,人们生活方式和膳食结构已经发生了改变,疾病谱也相应发生了很大变化,传统以医院和疾病为中心的医疗卫生服务模式难以满足群众对长期、连续健康照顾的需求。通过改变生活方式和控制行为风险等行为干预模式对慢性病患者的疾病发展发挥着极其重要的作用的家庭医生式服务显得尤为重要。然而,我国的家庭医生式服务的开展尚处于起步阶段,而乡镇农村开展家庭医生式服务更是不同于城市社区而是依托农村乡镇卫生院及所属社区卫生服务站、村卫生室,为居民提供包括基本医疗、公共卫生和约定的健康管理等服务内容。目前,客观存在家庭医生特别是全科医生的数量不够,签约服务质量不高,居民获得感不强,部分地区家庭医生签约服务支持性政策还不到位,签约服务的宣传力度还不够,与居民较高的预期存在差距等诸多的困难和问题。希望通过加强全科医生人力资源建设,加强基层信息化建设,综合提升服务能力,建立和完善家庭医生考核和激励机制,加大政府及相关部门对家庭医生式服务的宣传力度等一系列综合措施全面提高全科医生积极性和创新活力,提高家庭医生服务签约率和续签率,提升农村居民的获得感和健康幸福感。

关键词： 乡镇农村;家庭医生式服务;提高签约率

一 前言

随着社会经济发展、生活水平的提高、城镇化、环境的改变及人口老龄化的加速,人们生活方式和膳食结构已经发生了改变,中国的疾病模式也相应发生了很大变化,高血压、糖尿病等慢性病患病率逐年骤升,高血压病、糖尿病的患病率分别达到了18.1%、9.7%,慢性病俨然已成为中国人民的头号健康威胁。以医院和疾病为中心的医疗卫生服务模式难以满足群众对长期、连续健康照顾的需求[1]。然而通过改变生活方式和控制行为风险等行为干预模式对慢性病患者的疾病发展发挥着极其重要的作用。因此,以家庭医生服务团队为支撑,以健康管理为目标,通过签约服务的形式,逐步建立起医生与签约家庭间长期、稳定、连续、可及的服务关系,为签约家庭和个人提供安全、方便、有效、连续、经济的基本医疗服务和基本公共卫生服务的家庭医生签约式服务过程中,全科医生为团队的管理者和工作的主要承担者,做好慢性病防治将成为家庭医生服务重点关注的内容。同时,居民看病就医集中到大医院,也不利于改善就医环境、均衡医疗资源、合理控制医疗费用等。

目前,我国的家庭医生式服务的开展尚处于起步阶段,而乡镇农村开展家庭医生式服务更是不同于城市社区而是依托农村乡镇卫生院、社区卫生服务站、村卫生室,为居民提供包括基本医疗、公共卫生和约定的健康管理等服务内容。家庭医生签约服务工作是2016年5月启动的,在中国尚处于起步阶段,目前还存在着诸多的困难和问题;家庭医生特别是全科医生的数量不够,签约服务质量不高、居民获得感不强,部分地区家庭医生签约服务支持性政策还不到位,签约服务的宣传力度还不够,与居民的预期较高存在差距。

近年来,扬州坚持以问题为导向,促进解放思想,高质量推进卫生健康事业发展。突出政府主导,体现精准帮扶,深入推动紧密型医疗联合体(简称:医联体)建设,促进优质医疗资源"下沉"。2017年12月,扬州市打破行政区划限制,在江苏省率先建立总投资11.33亿多元的18家农村区域性医疗卫生中心全面建成投用,承担农村常见病、多发病的门急诊、住院服务和康复治疗服务,覆盖基层人口200多万,满足不低于50%的农村居民住院服务需求,打通双向转诊通道,其他乡镇卫生院重点向提供基本公共卫生服务、家庭医生签约服务、康复医养融合服务等方向转型发展,该项工作作为打造"健康中国扬州样本"的重大标志性工程,也是扬州强基层、推进分级诊疗的重要抓手,被列为全国基层医疗改革典型案例。

二　加强全科医生人力资源建设,领跑农村家庭医生式服务

乡镇农村面积广、人口分散的特点决定了农村家庭医生式服务不同于城市社区,农村家庭医生主要为乡村医生。加强以全科医生为团队长,公共卫生医生为联络员,护理人员参与全程,乡村医生为首诊负责人家庭医生服务团队建设,进行有效分工合作。没有优秀的人才就没有优质的服务,所以加快人才队伍建设和储备至关重要。国家和政府大力宣传农村卫生工作的重要性,建立健全适应行业特点的全科医生培养制度,全面提高全科医生职业吸引力,职称晋升政策向农村倾斜,拓展全科医生职业发展前景,增强全科医生职业荣誉感,改革完善全科医生薪酬制度。通过政策支持增加岗位编制开通农村全科医生招聘绿色通道,吸引更多的医生投身于农村卫生服务事业。通过将乡镇卫生院从"差额拨款单位"更正为"全额拨款单位"充分体现"乡镇公益一类事业单位"的公益性、建立家庭医生收入补偿机制等综合措施留住现有的医疗人才以防止流失[2]。

各级主管部门禁止人为限制,落实鼓励一级及以上医疗机构医生到乡镇农村开设全科诊所或加入家庭医生健康服务团队多点执业。定期安排二、三级医院专家及返聘退休医生到乡镇卫生院进行全日制坐诊、巡诊和带教,从而充实和提高全科医生的诊疗水平。

全面实行乡村管理一体化建设,村医人员县招乡管村用,把乡村医生作为家庭医生式服务团队主力军,承担农民健康档案管理、慢性病规范化管理等工作,首诊负责家庭医

生服务团队更好地开展健康宣教,最大限度地发挥乡村医生的作用。原有在岗及新招聘非编制内的村医,按照卫生院人力资源劳务派遣人员待遇。县级卫生行政部门尽快与第三方人事公司签约,通过劳务派遣将具有电脑基础技能的年轻人到有需求的农村社区卫生服务站、村卫生室进行钟点式服务,以协助村医进行一些文字工作以及材料录入等以合理减轻乡村医生人员偏少、知识结构偏低、年龄偏大等问题给农村家庭医生签约式服务所带来的弊端,筑牢健康中国网底,从而将村医的功能得以充足体现。

各级相关部门根据各地实际村医缺口情况制定并增加村医培育人数,尽快在3~5年内把人员配齐,农村订单定向医学生免费培养计划应以逐渐减少初中起点中专层次的定向培养人数,逐步过渡到高中起点的专科、本科层次的定向培养,以此提升村医的整体培育质量和素质。恢复部分医学高等院校停办的全科医学专业,通过以全科医师规范化培训为主体,继续实施全科医生转岗培训,完善全科医师规范化培训制度。

近年来,扬州市出台《关于卫生人才"强基工程"的实施意见》,实施"双千人"定向培养计划,今年完成面向全市村卫生室定向培养的"千名"本土化的农村医学人才培养目标,2022年完成面向乡镇卫生院定向培养的"千名"大专本科层次人才培养目标,各县(市、区)政府负责协调并及时拿出一定数量的编制内岗位面向农村订单定向医学毕业生进行定向招聘。创新基层医疗卫生机构人员招录和使用办法,鼓励各地调剂部分事业编制,定向招聘在村卫生室工作满6年的执业(助理)医师。探索县、乡、村医疗卫生人员编制共享机制,实行"县管乡用""乡管村用""县乡村一体化管理",将乡镇卫生院(社区卫生服务中心)人员编制集中到当地卫生主管部门管理,将符合条件的村卫生机构人员逐步纳入乡镇卫生院(社区卫生服务中心)事业编制管理。

三 加强基层信息化建设,助跑农村家庭医生式服务

各级要特别重视农村医疗机构的信息化建设,没有农村医疗机构的充分数字化,卫生信息健康大数据就是无源之水。要主动顺应信息技术应用发展新形势,创造性做好基层卫生信息化工作,助推建立优质高效的基层医疗卫生服务新体系,积极构建方便体验的基层信息惠民应用新生态,推动形成科学高效的基层卫生发展治理新模式,持续优化基层卫生信息化发展应用新环境[3]。

有关部门应定期对区域卫生信息平台系统的使用展开调研,将基层单位反应的问题特别是有关家庭医生式服务的问题进行汇总,并选派技术人员到农村进行指导,为他们定制各类"互联网+农村卫生"信息服务;其次,政府要高度重视"互联网+农村卫生"的信息平台建设,有关部门应对农村医疗机构的宽带网络建设和信息平台开发提出技术指导。各地级市一、二、三级医院之间,医联体中基层医院和龙头医院之间实现信息互联互通,优质医疗资源共享,各地政府部门将区域医疗信息数据平台、居民健康档案信息平台、家庭医生签约服务平台整合为真正、全面的"区域卫生信息平台",将新农合、城镇居民医保、城镇职工医保"三合一"整合为统一为"社会保障卡",实现真正意

义上信息共享的"一卡通"。

家庭医生式服务的服务方式要创新尝试开展网络在线或短信平台服务,如为空巢、行动不便的老年人开展远程医疗咨询,为慢性病患者提供远程健康管理等。通过建立了家庭医生签约平台,采用微信、APP等互联网线上签约、服务的方式,实现家庭医生"诊前咨询＋诊中治疗＋诊后健康管理"一站式移动医疗服务,把互联网平台与家庭医生服务融合,实现各种随访数据及时上传,避免二次重复录入,简化工作流程,提升工作效率。让信息多跑路,让患者少跑路。通过移动医疗服务模式,优化就医流程,改善患者体验,提高健康管理水平。弥补签约医生服务能力不足的问题,提升居民签约之后的获得感和依从性[4]。

扬州市积极打造总投资 8 750 万元的"云上扬州·智慧健康"信息系统项目,破解健康医疗大数据"共享难"的问题,突出互联互通,为分级诊疗提供技术支撑。初步实现全民健康信息专网在全市各级各类医疗卫生计生机构的全覆盖并连通全市所有基层医疗机构,让全市居民都拥有一份标准化的电子健康档案,及时方便地获取个人健康医疗数据。另外,还将充分利用"互联网＋APP"的模式,引导居民逐步实现自助签约、规范履约、自觉守约,让群众主动参与家庭医生签约服务,促进服务质量的提升。充分运用"＋互联网"和"互联网＋"推进区域中心信息化建设,通过远程诊疗系统等,让百姓在家门口就能快速得到专家的诊断。同时,通过信息化还能方便群众与签约医生、大医院的专家等互动交流,让群众得到全方位个性化的健康管理服务,切实发挥家庭医生健康守门人的作用。

四 综合提升服务能力,提高家庭医生服务签约率和续签率

农村居民对中医药服务深度认可,健康保健意识在逐步增加,可以从针灸、理疗、推拿和按摩等特色服务入手,将中医药适宜技术融入健康服务包。组建农村中医药医疗集团,开设"西学中"培训班并同时纳入全科医师规范化培训考核范围,全面推广"互联网＋治疗常见病多发病中药方剂数据库"工程,委托国家、省级中医药学会组建中医药综合服务人才库与乡镇卫生院"精准"扶贫,发挥中医药在"治未病"领域的主导作用,让农村患者极大体会到中医药的简、便、验等优点[5]。

乡镇卫生院与第三方临床检验机构全面开展合作以增加检验项目,节约医疗资源;逐步培育和扶持特色小专科,激发卫生院的综合运行活力和吸引力;规划建设农村区域医疗卫生中心推进卫生资源下移,真正把农村医疗技术能力和水平"提上来";及时修订国家基本和省级增补药物目录,切实解决目录内短缺药;扩大农村全科医生开药权限,保障慢性病患者用药品种并提供医保报销优惠政策;把急救工作的重点继续"下沉",加强村医急救技能培训、配备急救药品和急救器材,以提高农村患者的急救成功率;鼓励全科医生进行营养师、心理咨询师、健康管理师等相应技能的学习,并提供一定的物质保障;加强家庭医生健康服务团队医学人文精神建设,提升服务团队人文

一 卫生健康篇

素养,提供充满人文关爱的优质医疗服务[6]。

通过家庭医生签约服务实现农村居民健康管理的全覆盖,作为农村家庭医生式服务团队的主力军的村医应弱化等患者上门,强化主动上门服务。通过以对慢性病患者的长期规范管理为抓手,针对患者不同的性别及病程阶段,制订规范化、个体化的干预计划,注重培养患者的自我管理技能,提高服务质量。通过一个乡村医生、一个乡镇卫生院健康团队、二级医院或者三甲医院医联体(内分泌、心血管、神经、肿瘤科等)慢性病相关专科医生组建为"1+1+X"家庭医生式服务模式,精细、准确、快速、畅通农村居民对健康的需求。探索提供差异性服务、分类签约、有偿签约等多种签约服务形式满足居民多层次服务需求;扩大服务范围和丰富服务内容,多元化服务精细化管理;积极创新"家庭医生网格化服务"和"家庭医生签约式服务"等形式,利用微信、QQ群等新型网络媒体,积极开展多种健康教育活动方式,提高签约率。

扬州市卫计委为综合提升服务能力,提高家庭医生式服务签约率和续签率,各县市区通过创新有效促进家庭医生签约服务团队技术、管理及服务下沉,确保家庭医生签约服务工作有效落实,优化签约模式推行基层首诊签约,以及"人在格中,事在网上"的网格化管理模式。首诊签约坚持谁签约谁履约的原则,确保签约一人,履约一人,做实一人。

仪征市不断创新家庭医生签约服务模式,推行家庭医生签约服务"四化工作法"全覆盖,加快网格化管理服务,通过建设健康小屋体检运行平台、养老服务中心的"嵌入式"家庭医生服务工作站,推进家庭医生签约服务。通过"信息化管理、网格化服务、多样化宣传、标准化考核"打通了签约服务的"最后一公里",巩固了签约群众与家庭医生团队之间的契约式服务关系,获得"江苏省家庭医生签约服务创新举措优秀奖"。高邮市以家庭医生签约服务为抓手,聚力聚焦最贫困家庭因病致贫返贫问题,深入推进健康扶贫工程。为最贫困家庭"量身定制"个性化帮扶措施,免费提供一份城乡基本医疗保险、一份商业保险和大病、重病医疗救助,这一项目受到省相关部门肯定,并荣获"全省家庭医生签约服务十大创新举措奖"。邗江区加快推进基层医疗卫生机构快速有效推进提档升级,新建区域性医疗卫生中心、社区卫生服务中心并投入使用,务实开展事关百姓健康的"家庭医生"签约服务民生工程。如今,邗江百姓基本做到足不出村(社区),就可享受到便捷的医疗服务,实现有病早治、无病咨询健康养生的服务承诺。

扬州市各县(市、区)结合本地实际建立健全卫技人员轮训制度,根据现有基层卫技人员业务需求制定岗位培训方案,每5年完成1次轮训,培训考核结果与绩效考核挂钩。所有新进入基层医疗机构临床一线岗位的人员均应进入全科医师规范化培训基地接受规范化培训。市级卫生计生部门对订单定向培养或新录用的本科学历毕业生统一组织到国家全科医师规范化培训基地进行为期3年的规范化培训。县级组织对订单定向培养或新录用的大专学历毕业生统一进行为期2年的全科医师规范化培训。在苏北人民医院医疗集团所属10家农村区域性医疗卫生中心试行设立基层医疗卫生机构"骨干医生"岗位,实行定期考评、动态调整,按每人每年3万元予以奖补,以鼓励基层卫生专业人才扎根基层、服务基层。到2020年,扬州苏北人民医院、扬州大学附

基层全科医疗实践与创新

属医院与18家农村区域性医疗卫生中心全部建立联合病房、联合科室或实行全面托管,实现紧密型联合。鼓励城市医生通过多点执业到基层服务,鼓励医疗机构退休卫技人员到基层服务,帮助基层提升服务能力,改善基层的医疗状况,县级财政或基层医疗机构给予合理的交通和生活补助。

五 建立和完善家庭医生考核和激励机制,提高全科医生积极性和创新活力

全科医学是专业性强、风险程度高的行业,全科医生是经验积累和知识创新相结合、需要终身学习的特殊职业。家庭医生团队与公立医院医务人员不同,不能完全用公立医院的考核机制来考核家庭医生团队。如果缺乏较完善的激励机制,特别是工作量和工资总额不相匹配时务必导致创新动力缺乏,全科医生的积极性难以持续发展。

只有在医生和农村居民之间建立相对稳定的长期合作关系,家庭医生服务团队的绩效考核才会得到高评分,特别是作为团队主力军的全科医生才能获得合理的、相匹配的经济回报,更加促进他们有更高的积极性,不断努力提高服务质量。美国、英国的全科医生合法收入分别是社会平均收入的 3.5 倍、3.6 倍,显著高于社会平均收入水平。建立完善全科医生绩效考核、补偿制度和激励机制,调动家庭医生团队签约服务积极性显得尤为重要。建立科学、客观、合理的绩效考核指标体系评价家庭医生服务签约后的服务质量,不能只注重签约人数、签约率,还应注重家庭医生服务团队的业绩、诊疗能力、解决常见慢病能力、公共卫生服务能力[7]。

全面恢复乡镇卫生院公益事业性质为全额拨款,经济刺激是对于家庭医生团队建设的最好手段,落实政策是重要保障。家庭医生服务团队开展家庭医生式服务的绩效考核不能以个人为考核单位,而是以家庭医生服务团队为单位进行考核,要建立以服务数量、质量、居民满意度及医药费用控制为主要指标的考核体系,考核结果与收入挂钩。在经费保障、职称晋升、教育培训、岗位设置等方面向全科医生团队倾斜,适当拉开收入差距,调动积极性。奖励性绩效不应该封顶,总额之外的收入应该从人均公共卫生经费中支取,充分体现多劳多得、优绩优酬,不能挫伤家庭医生团队医务人员的积极性,团队长负责对各队员进行考核和二次分配[8]。

农村社区卫生服务站、村卫生室考核应该弱化输液等诊疗考核比例,加大家庭医生签约服务及中医药适宜技术服务的考核比例。现招聘的村医乡管村用,工资及绩效考核由卫生院进行考核,提高原有村医的待遇并建立考核制度。全面开展对村医的考核工作,政府给予政策倾斜和扶持,优先考虑解决从事家庭医生服务优秀村医的编制问题,将优秀的村医优先吸纳到正式在编队伍中以留住人才,确保家庭医生队伍建设的稳定性。使其获得合理的收入,调动其积极性,从而提高农村全科医生的岗位吸引力,吸引更多的医务人员到农村工作。坚持精神奖励与物质奖励相结合,增强扎根基层、做出突出贡献的全科医生职业荣誉感。通过培育家庭医生"专家",打造"品牌"效

一 卫生健康篇

应,以竞聘上岗形式全方位选择优秀人才,起到以点带面作用,充分发挥守门人作用,提升家庭医生的知名度、可信度。

基层卫生人才"强基工程"是提升基层医疗机构服务能力的重要举措,对建立分级诊疗制度具有重要支撑作用。扬州市全面实施卫生人才"强基工程",破解基层卫生"人才荒"。突出政策引导,加大人才引进培育,深入开展全科医生规范化培训,在全省率先落实了市级全科规培生的生活补助,2017年补助达到247多万,为基层打造一支高素质的卫生专业人才队伍。近年来,扬州对全市824家村卫生室、149家社区服务站连续开展村医急危重病人急救技能和中医药适宜技术的培训和推广,并建立长期稳定的县级医院和乡镇卫生院、村卫生室分工协作和技术帮扶机制。探索建立县级医院向乡镇卫生院轮换派驻业务骨干的制度和基层优秀卫生人才到县级医院工作的制度,促进县乡村卫生人才的纵向流动,实现县乡医疗卫生人力资源均衡配置,保障城乡居民能够享受到均等的基本医疗和基本公共卫生服务。另外,扬州市开展"最美乡村医生""最美医生""医德之星""医德标兵""优秀基层医师"的评选也都应倾向于乡村医生,以此提升村医的职业荣誉感。

六　加大对家庭医生式服务的宣传力度,激发农村居民签约需求

近年来,各级政府及相关部门开展对家庭医生式服务进行广泛的宣传工作,然而部分农村居民特别是中老年居民文化知识水平以及接受能力相对较低,健康意识薄弱,只有出现健康问题时才选择就医,农村居民对全科医生的知晓度明显低于城市社区,认可度更低,对家庭医生式服务内容、职责功能不了解、不理解。甚至对家庭医生多持怀疑态度,仅仅靠乡镇卫生院及所属社区卫生服务站、村卫生室的宣传效果是不明显的,然而各级政府层面的公信力要显著高于乡镇医疗机构,特别是通过乡镇、行政村对家庭医生式服务大力进行宣传,会明显取得较好的社会效益[9]。

通过加大与乡镇、村委会协调整合力度,充分发挥综合力量以及电视、广播、报刊、网络等新闻媒介的作用,营造理解和支持家庭医生服务工作,形成"家庭医生制度好"的良好舆论氛围。乡镇卫生院及所属社区卫生服务站、村卫生室利用各自的LED电子显示屏、健康教育宣传栏、医保宣传栏、拉横幅、发放宣传小画册、拍摄家庭医生公益小视频、开展健康知识讲座、家庭医生健康服务团队入户宣传、发放"致广大农村居民的一封信"的宣传单等让广大农村居民全面了解家庭医生式服务工作流程和内涵实质,同时强调家医服务是为签约居民提供个性化、连续性的健康管理,是帮助居民提高健康意识、改善生活方式、预防控制慢性病和促进健康的服务,而不是私人保健医生。

家庭医生式服务团队自身服务态度和服务质量也是很好的口碑效应,通过提升自身综合素质和服务态度提高农村居民的好感度,通过农村居民亲身体验和良好感受口口相传,更容易获得农村居民的获得感和信任感,转变农村居民重治疗、轻防保的传统

医疗观点,提高农村居民的预防保健意识。提升农村居民主动参与的意识,变被动签约为主动签约,为家庭医生签约服务工作的稳步推进夯实基础,从而有利于扩大签约覆盖面,显著提高家庭医生签约率。

近年来,扬州创新家庭医生式服务模式,探索实施"三师"即乡村医师、全科医师、专科医师签约技术团队。2017 年年底,以村(社区)为单位,全市家庭医生签约式服务覆盖面达 100%,重点人群签约服务覆盖率 60%以上,其中重点人群个性化签约率 15%以上。扬州市结合自身实际创新开展四个"1+1+1"家庭医生签约服务实施精准签约,进一步规范服务内容,转变服务模式,实施精准签约,助推分级诊疗制度。为签约居民开展建立健康档案、上门巡诊、预约诊疗、慢性病管理等服务外,还针对高血压、2 型糖尿病、脑卒中患者、肿瘤患者等不同人群提供个性化健康服务包,以群众的医疗卫生需求为导向,不断完善服务包的设置,解决群众的实际需求,提高群众参与的积极性。扬州市积极争取医保政策支持,建议签约服务费由医保基金、基本公共卫生服务经费和签约居民按1:1:1 比例分担,除基本公共卫生项目经费承担的费用外,医保费用承担的比例至少不低于 40%。同时,服务协议中应明确签约服务包名称、项目及项目内涵、收费文件依据、收费标准、医保补偿标准、减免金额等内容,家庭医生签约服务总共收费多少,医保补偿多少,最后市民个人还需缴纳多少费用,都将一目了然。今年,扬州还充分利用全市95 条公交线路 1 500 辆公交车上的 3 000 台公交电视等多角度多方位播放家庭医生签约服务项目公益宣传片,快速提高居民对家庭医生式服务项目和内容的知晓率。

七　结语

家庭医生即全科医生,家庭医生服务已是全世界公认的最好的卫生服务之一,在承担基本医疗工作外,还需进行慢性病管理、宣传教育、健康档案管理以及电子信息录入等工作。家庭医生制是未来我国社区卫生服务发展的长远目标,家庭医生式服务是社区卫生服务的延伸和发展,其在合理利用卫生资源、降低医疗费用和改善全民健康状况等方面起到了积极作用。家庭医生制度是欧美国家普遍采用的一种有效的健康管理模式,可对社区居民从出生开始的不同人生阶段做全程跟踪,促进健康生活方式的形式,引导合理就医,并控制医疗费用支出。目前,我国的家庭医生制度仍处在试点探索阶段,以家庭医生为核心的签约制度和首诊制度还处于起步阶段,国家层面的家庭医生相关政策相对宏观,没有形成一个完整的体系[10]。

国际经验和国内实践证明,推进家庭医生签约服务是保障和维护群众健康的重要途径,是方便群众看病就医的重要举措,通过为群众提供长期签约式服务,有利于转变医疗卫生服务模式,不断提高群众的健康水平。良好的服务体验能增进签约农民的情感,构建和谐和稳定的医患关系,实现就医模式"小病在社区、大病在医院"的根本转变,充分体现"健康守门人"的作用。

一　卫生健康篇

近年来,扬州先后出台《市政府办公室关于卫生人才"强基工程"的实施意见》,召开《"打造健康中国的扬州样本"行动计划》新闻发布会暨政策解读会,扬州正在探索以家庭医生签约服务为突破口,来改变群众的就医习惯,减少群众的医疗支出,构建"大卫生、大健康"的扬州样本。到 2020 年重点人群家庭医生签约服务率达到≥70 以上,到 2030 年实现家庭医生签约服务制度全覆盖。同时,将通过 8 大行动、35 项举措、40 个主要量化指标,全方位全周期保障人民健康,同时也是扬州落实十九大精神,大力保障和改善民生,满足人民日益增长的美好生活需求的具体实践。

参 考 文 献

[1] 钱雯,林乐平,戴俊明. 上海市社区就诊病人自报家庭医生签约现状与人口学特征分析[J]. 中国初级卫生保健,2014,28(2):47 - 79.

[2] 王敏,赵京,赵建功,等. 北京市社区医务人员家庭医生式服务认知现状研究[J]. 中华全科医学,2016,14(8):1243 - 1246.

[3] 程东英. 基层家庭医生签约服务模式推进现状与建议[J]. 临床合理用药,2017,37(2):141 - 142.

[4] 任田,彭美华. 成都市温江区家庭医生签约服务模式现况及影响因素分析[J]. 社区医学杂志,2016,14(24):10 - 12.

[5] 周苑,江启成. 我国分级诊疗背景下家庭医生服务研究的现状及问题探讨[J]. 中国农村卫生事业管理,2017,37(6):663 - 635.

[6] 沈鹏悦,刘晓珊,李瑞锋. 我国家庭医生签约服务发展现状分析[J]. 中国医药导报,2017,14(26):169 - 172

[7] 扈静,陈榕,蒋雪花,等. 社区开展家庭医生服务签约现状及影响因素分析[J]. 山西医药杂志,2017,46(7):764 - 766.

[8] 宋徽江,庄康璐,薛岚. 全科医生移动签约平台的构建与探索[J]. 中国全科医学,2016,19(7):771 - 775.

[9] 侯进,陆新建,蔡利强 农村社区家庭医生责任制服务效果评价与对策探讨[J]. 中国全科医学,2016,19(10):1137 - 1140.

[10] 侯进,陆军,乔玲. 农村社区开展家庭医生签约服务及建立固定诊疗关系的探索[J]. 中国初级卫生保健,2014,28(3):7 - 9.

(载于《中国初级卫生保健》,2019 年第 3 期;获中国农村卫生协会第 24 届学术年会二等奖;获扬州市科协软科学研究专项资助结题课题;获 2018 年度"扬州政协论坛"三等奖;获邗江区政协 2018 年度优秀调研报告;获第十届扬州市哲学社会科学学术年会二等奖;获淮海生态经济带组团发展城市医院改革发展论坛暨四市医院协会 2018 学术年会三等奖)

加强农村散户生猪屠宰管理
切实维护农民舌尖上的安全

摘要： 生猪养殖在农村有着悠久的历史，是我国农村的一项传统事副业。随着国民经济的快速发展及我国传统饮食的习惯必然刺激了对猪肉的需求，而农村落后的生产方式和观念并没有同步跟进。然而在当下农村，生猪散养作为农民的一个副业，由于受生猪定点屠宰区域发展不平衡的制约，部分偏远乡镇在开展生猪定点屠宰过程中仍然困难重重，客观上为私宰肉的生存提供了天然的屏障和土壤，农民散养户也逐渐成为私屠滥宰主要发生地。通过农村乡镇合理规划建设小型生猪定点屠宰点，加强农村屠宰工的上岗管理、培训，实行持证上岗，合法屠宰，加强生猪屠宰点检疫检验人员的岗位培训，做到持证上岗，有效检疫检验，加强猪肉食品安全思想认识，多方合力监管等一系列加强农村散户生猪屠宰管理合理建议的实施，切实维护农民舌尖上的安全。

关键词： 生猪屠宰；安全

一　农村散户生猪养殖、屠宰管理的现状分析

生猪养殖在农村有着悠久的历史和传统，是农村的一项传统副业。农户通过充分利用菜叶、谷糠、麦麸等耕种农业的副产物、家庭的剩饭残羹及搭建简易的猪圈进行圈养，饲料成本低、资金、设施、技术等投入少，并能充分利用农村闲散劳动力。一方面农村耕种业为养猪提供了"绝对饲料"，另一方面养猪为耕种业提供了有机肥料，在农业的可持续发展方面起到了重要的作用。这种"小而全"、自给自足或半自给自足的养殖模式，曾一度成为农民增收致富的重要途径之一，也为丰富农民群众的"菜篮子"工程做出卓越的贡献。

1997年12月，为了加强生猪屠宰管理，保证生猪产品质量安全，保障人民身体健康，国务院颁布了《生猪屠宰管理条例》，条例中明确规定："国家实行生猪定点屠宰、集中检疫制度。未经定点，任何单位和个人不得从事生猪屠宰活动。"然而在当今农村，生猪散养作为农民的一个副业，由于受生猪定点屠宰区域设置不平衡的制约，部分偏远乡镇成为私屠滥宰主要发生地。

当前农村生猪散养户普遍文化程度较低，重饲养轻管理、重治疗轻防疫的现象普遍，存在生猪饲养场所消毒不规范、随意乱用疫苗、未按合理程序免疫、滥用保健与治

一　卫生健康篇

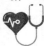

疗药物等现象。更有甚者为达到防病的目的，随意添加药物或滥用药物，极易使动物产生耐药性。

过去由于农村居民的经济生活条件并不富裕，生猪屠宰后散养户自己舍不得吃，周围邻居、亲朋好友的需求和购买力相当有限，所以自销和推销并不好。除了春节年宰，其他生猪都是送到乡镇的食品站进行屠宰，检疫专职人员进行检验检疫，并且在猪的酮体盖检验合格章(滚花)，通过肉贩子在当地农贸市场进行销售。近年来，乡镇食品站已经关闭，往日的屠宰点大部分已经不存在。农村生猪散养户不可能花费过多精力、经费去外乡镇或者其他较远屠宰点进行屠宰。食品安全关系到百姓身体健康和生命安全，据了解，生猪本身可以携带300多种病菌，其中我国已证实的人畜共患病达到了30多种。而猪肉作为百姓日常生活的主要副食品，其质量安全更是不容忽视。私宰肉在屠宰和销售环节逃避了政府部门的监管，造成了大量无证、无照经营户的存在，游离于政府各种监管制度之外，易造成人畜共患的疫病和中毒事故，对广大群众的身体健康会造成重大危害。不但对政府推行食品放心工程造成不良的影响，还会造成国家税费的流失。

现在，农村居民经济条件得到极大改善，人口和财富的增长刺激了对猪肉的需求，加上散养生猪的肉质和口感较好的原因，农村居民对散养生猪的需求在不断增加，生猪也不再愁销路。农民散养户往往选择在节假日、生猪生病时(经兽医多次治疗疗效不明显或者是治疗经费与产出不成正比)、夏季高温前(生猪容易发病季节)、农历腊月、家中办宴席时，请来农村小刀手在家进行屠宰，不经检验检疫，然后向周围邻居、亲朋好友等进行销售。农村散养户对生猪免疫检验的意识不强，对食品安全意识认识不够，受经济利益驱使等原因，主观认为只要猪肉吃不死人、有人购买就行。农村散养户的生猪肉质、口感虽然很好，但是，我们不能只片面注重舌尖上的美味，更要注重舌尖上的安全，毕竟农村居民的食品安全不容小觑。因此，这种自屠自用及对外销售猪肉有通过流通环节传播疫病的客观隐患，导致动物防疫监督工作在农村生猪散养户自宰自食方面出现空白，不利于农村生猪养殖业健康发展和农民身体健康。

二 根据客观现状提出具体合理建议

1. 各个乡镇应该合理规划建设小型生猪定点屠宰点

实施农村生猪定点屠宰符合畜产品安全监管与流通的现实要求，也是保证广大农村居民吃上放心肉而采取的一项重要举措。全面推进农村生猪定点屠宰工作，合理增加农村小型屠宰点，既增加财政收入，又能提高肉品检疫质量安全水平，还能满足方便群众、灵活服务的普遍要求。同时有利于减少环境污染，促进城乡统筹发展，加强行业管理,促进肉品市场秩序,有效遏制私屠滥宰现象,维护社会和谐稳定。

屠宰场点建设资金由县、镇两级财政共同承担,屠宰点产权归所在镇人民政府所有。严格实施定点屠宰统一收费,做到标准统一,不擅自上调或降低,防止不规范、乱收费行为发生,维护正常的定点屠宰秩序,有序推进生猪定点屠宰各项工作。

根据农村地区的实际情况,制定小型生猪屠宰点的必备条件,其中包括固定的屠宰场所(待宰间、屠宰间、无害化处理间)、依法取得食品从业人员健康证明的屠宰技术人员(屠宰加工员、台账管理员)、经考核合格的检疫检验人员、必要的病害猪及产品无害化处理设施及依法取得动物防疫条件合格证。做到生猪屠宰有宰必检,未经检验不盖章、不出场、不销售。只有做到所有生猪定点屠宰,才能确保生猪屠宰检疫检验,确保肉品质量安全[1]。

2. 加强农村屠宰工的上岗管理、培训,实行持证上岗,合法屠宰

生猪屠宰是个高难度技术活,生猪散养户一般不会自己在家屠宰,正常请来农村屠宰工,也叫屠夫、小刀手。这些屠宰工一般同时扮演生猪屠宰和猪肉销售的双重身份。因此通过加强对农村屠宰工的有效管理,对农村生猪散养户私自屠宰可以起到事半功倍的作用。切实加强农村屠宰工的思想教育、法制意识以及生猪屠宰条例的学习,实行屠宰上岗培训、进行生猪屠宰登记制度。严格农村屠宰工屠宰资格的审核、审批程序。由当地乡镇畜牧兽医站审查、乡镇政府审批、工商部门办理农村生猪屠宰上岗证。取得合法上岗证后方可从事农村生猪定点屠宰活动。同时明确规定对未经审核批准私宰乱屠,不在屠宰点定点屠宰,不凭动物检疫合格证明屠宰生猪的人员,取消其屠宰生猪上岗证,并且公安部门依法依照非法使用管制刀具的条款进行严肃处理[2]。

3. 加强生猪屠宰点检疫检验人员的岗位培训,做到持证上岗,有效检疫检验

加强生猪肉品市场准入制度和监管的力度,严格实施生猪屠宰同步检疫,屠宰点配备检疫检验的肉检员,必须经过兽医肉检专业知识和工作实践的培训,取得国家承认的合格的资格证书才能持证上岗。肉检员要按照《生猪屠宰管理条例》和有关实施细则规定的屠宰卫生检验规程,对屠宰的所有肉品认真负责检疫检验,做出鉴定,当班肉检员要对所屠宰的肉品负全责[3]。

凡是屠宰点屠宰的生猪无论是自家食用还是对外(周围邻居、亲朋好友,肉贩子等)销售的生猪肉品,都必须经过检疫检验,并且在生猪胴体上加盖检疫检验合格章。同时,建立和强化台账制度,对生猪来源、屠宰检疫、销售去向、无害化处理环节建立详细的台账记录,做到一旦发现问题能及时、准确地追根溯源。

定期对肉检员开展理论、检疫检验操作技能的技术培训,切实提高检疫检验人员的技术水平,确保猪肉质量安全[4]。对在工作中能主动消除疫情或肉品质量事故隐患

一 卫生健康篇

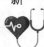

的,应予以表扬和奖励,对违反检疫规章制度的予以批评警告、停岗培训,甚至撤销检疫员资格的处分。同时不断改善检疫人员的工作条件,配备必要的检疫检验设施,提供快速、先进的检疫手段,确保检疫检验工作快速有效的发展[5-6]。

4. 加强猪肉食品安全思想认识,多方合力监管

充分利用广播电视媒体、宣传车、人员培训等一系列手段,深入各乡镇农村广泛宣传,印发有关农村自宰自用生猪定点屠宰、检疫检验宣传资料,积极宣传《动物防疫法》《生猪屠宰条例》及其他相关法律法规[7]。在农村主要干道旁张贴生猪定点屠宰、猪肉检疫检验的宣传标语。加强农村居民对生猪食品安全的认识和重视程度,杜绝购买无检疫检验合格章的猪肉。坚持严格执行及时查处、及时曝光,力争达到查处一个、教育一片、震慑一批的效果。明确生猪定点屠宰、检疫监管部门职责分工,畜牧兽医部门牵头负责生猪检疫监管工作,要切实加强检疫检验人员的思想道德教育、执法知识学习和业务操作技能培养。工商管理部门负责猪肉的流通环节监管、查处。食品和药品监督部门负责餐饮业、食堂等消费环节的猪肉来源追溯监管工作。商务部门负责生猪定点屠宰的监管、协调工作。通过分工配合、优化监管链条,整合监管力量、堵住监管漏洞[8]。

参 考 文 献

[1] 黄岳新. 关于农村地区小型生猪屠宰点管理制度的建议[J]. 肉类工业,2012,372(4):2-3.

[2] 王文庶. 农村年宰自食生猪屠宰检疫工作改进建议[J]. 中国畜牧业,2012(6):72-73.

[3] 陈国新. 浅谈农村生猪定点屠宰的规范管理[J]. 南方论刊,2001(10):41.

[4] 蒋国芬. 舟山市基层生猪屠宰检疫存在的问题及对策[J]. 浙江畜牧兽医,2009(4):33-34.

[5] 杨乃森,马应战,高占成. 农村生猪屠宰场检疫应注意的几个问题[J]. 畜牧兽医杂志,2005,24(4):46.

[6] 伏伟. 对农民自宰自用生猪检疫的探讨及建议[J]. 中国动物检疫,2001,18(10):22.

[7] 刘学. 关于生猪定点屠宰的思考[J]. 农村经济,2001(3):30.

[8] 卢玉宇,蔡友国. 农村生猪屠宰管理工作存在问题及对策研究[J]. 畜牧兽医科技信息,2012(4):34.

（载于《扬州市政协论坛 2018 年度论文选编》,2018 年 12 月）

乡镇卫生院体制改革的实践与启示

摘要：乡镇卫生院是三级医疗卫生服务网络的枢纽，是辖区内基本医疗卫生服务的主要提供者。通过对江苏省扬州市邗江区黄珏卫生院体制改革前情况、体制改革的过程、体制后的变化、体制改革的设想和思考等进行详细阐述。
关键词：乡镇卫生院；体制改革

乡镇卫生院是三级医疗卫生服务网络的枢纽，是辖区内基本医疗卫生服务的主要提供者。黄珏卫生院地处邗江区方巷镇黄珏社区，医院占地面积 4 635 m²，建筑面积 4 330 m²，其中医疗用面积 2 721 m²，院内设有 9 个临床科室，有病床 32 张，共有医职工 57 人，退休返聘 8 人，其中医技人员 48 人，行政、其他人员 9 人，医技人员中，具有副高级职称者 7 人，中级职称者 15 人，初级职称者 25 人。1999 年，邗江区在我市率先对所有乡镇卫生院进行改制改革，将属性全民集体单位改为民办非企业股份制医院，现将改制、改革前后的情况作简单的汇报。

一　体制改革前情况

1999 年医院在体制改革前，医院人员老年化问题突出，医技人员学历及职称普遍较低，具备大专及以上学历的共有 2 人，具有初级职称 16 人，中级职称 3 人。医院硬件设施配套不齐，环境脏乱差现象较为明显。医院总体运营状况差，医院 1999 年全年总收入仅 323 万元，总固定资产仅 300 多万元，年门诊 3 万人次，业务辐射范围仅局限于周边乡镇，职工收入普遍偏低，激励性奖金分配政策不健全，骨干医务人员工作的积极性不高。无论是医疗设备还是诊疗服务能力，已经不能满足农村居民日益增长医疗服务需求。

二　体制改革的过程

1999 年 11 月 3 日，我院由国有医院改制改革为民办非企业股份制医院，改制改革后，我院从多方面入手对医院内部管理进行大刀阔斧的改革。以加强人才队伍建设为抓手，激活用人机制，主动与人才市场联系，先后引进吸收医学院校大中专毕业生或成熟型人才共 13 人。大力支持和鼓励医护人员参加继续教育和学历提升、学术研究、晋

一
卫
生
健
康
篇

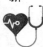

升晋级考核等。提高医疗服务水平,加强医务人员技术业务知识培训,坚持"三基"理论考核。通过积极牵线搭桥,促成医疗骨干与苏北医院、市第一人民医院等上级医院形成拜师关系,保持与上级医院的外科、骨科、妇产科、眼科的协作,依靠苏北医院医疗联合体作用,不定期聘请有关专家来院坐诊、会诊和指导工作。改善医疗服务设施,先后投入 300 多万元,拆除危旧房屋,改建了输液室和医技、后期服务用房等,新建了 500 多平方米的医院绿化休闲区,对病房设施进行了升级改造,门诊各科室安装了空调设备,先后添置了电子胃镜等一批先进的医疗设备。以创建"平安卫生院"和"群众满意卫生院"以及一级综合医院活动为契机,进一步完善了医院二级质量管理网络,建立健全了各项管理制度和岗位职责,不断强化医疗质量管理,狠抓处方、病历书写质量。强化职工的劳动纪律管理,充分调动职工的工作积极性。以满足患者的需求和提升满意度为宗旨,以人性化服务为核心,不断更新服务理念,努力打造群众放心满意的医院品牌。完善关心职工举措,提高职工福利水平和物质生活质量,提升职工爱岗敬业热情。

三　体制后的变化

通过改制、改革,我院基本医疗卫生服务能力逐年增加,2011 年,医院门诊诊疗人次达 8 万多人次,住院人次 736 人次,实现业务收入 1045.37 万元。设有内科、儿科、外科、皮肤科、中医科、妇产科、眼科、耳鼻咽喉科、口腔科、肛肠科、中医外科、检验科、心超室、放射科、胃镜室等临床科室,30 张床位。共有医职工 57 人,具备中级职称 15 人,初级职称 25 人。主要医疗设备有:电子胃镜、全自动生化仪、全血细胞自动分析仪、心电图机、1 000 mA DR X 光机、腹腔镜、万能手术床等。改制、改革以来,全院医务人员在国家省市级以上刊物上发表论文 40 余篇,医务人员"三基"考核参与率 100%,医护人员"三基"知识水平明显提高。"三合理"各项措施得到认真落实,努力做到因病施治,合理检查、合理治疗、合理用药,切实增强了医务人员"质量第一、服务第一"的意识。着力推进医院由被动服务向主动服务转变,由满意服务向感动服务提升,打造人性化、细节化服务,以争创示范单位、服务能手、服务品牌为抓手,以提高医疗卫生服务群众的能力和水平为目标,完善和深化关心职工举措,让职工真正分享医疗改革成果,提高为患者服务的积极性。通过开展"职工住院慰问""生日慰问"活动,为全体医职工和退休老职工进行免费健康体检和肿瘤筛查等,关心职工生活,丰富职工精神文化生活。通过加强对新农合工作的管理,实行了国家基本药物制度,按规定配备使用基本药物,并实行零差率销售。做到医院按规定采购,医生按要求开药,患者按需要使用,减轻了患者负担。为做好三级网络最底层的工作,制订了村医培训计划,每月对村医进行业务培训一次,并进行专题培训。

四 体制改革的设想和思考

　　虽然改革以来我院取得了显著成果,但是在工作中仍然还有一些问题和不足,如人才队伍的培养、医疗技术水平和医疗质量有待提高,院内各项考核管理制度需进一步完善,"以病人为中心"的服务理念需进一步加强,医德医风建设需强化,卫生院的公益性仍需突出,基本公共卫生工作质量有待于提高,中医药建设和管理需加强。因为职能定位不清,公益性质不明确,各级政府部门对民营非企业的医院投入不足、自身发展能力不强、队伍素质能力偏低,以及医院在人才储备、骨干培育、医疗设备添置等医院的发展缺乏长远规划。下一步,我们将进一步落实科学发展观,强化内涵建设,健全长效机制,以新思路、新举措、新风貌,面对新机遇,迎接新挑战,再创新辉煌,切实为群众提供质优、价廉、便捷的医疗卫生服务。

全面建设农村区域医疗中心
强基层促分级提升服务能力

摘要： 当前,农村基层医疗卫生机构的综合服务能力已经不能满足人民群众日益增长的医疗需求,农村基层医疗卫生机构的急剧萎缩,而三级医院的极度膨胀现象更加严重。分级诊疗制度作为重要的基本医疗卫生制度之一,只有通过"强基层"的手段,才能真正实现"基层首诊、双向转诊、急慢分治、上下联动"分流大医院的人流量。通过建设联合门诊、名医工作室、联合病房等开展多种方式紧密型合作,实现了从"松散型"向"专科共建型""紧密型"的转变;通过与第三方检验机构开展合作,可以使农村区域医疗卫生中心与二、三级医院之间在真正意义上做到检验报告一单通,有效地降低基层医院的综合分析成本,提高基层医院的诊断能力;通过成立集团管理委员会、开展在职继续教育、全面推广"互联网＋治疗常见病、多发病中药方剂数据库"工程,组建中医专科医联体全面提升中医药服务能力;通过以特色科室建设为切入点和突破口,形成优势和特色,与周边基层医院和二、三级医院错位竞争、互补发展;通过加快全民健康信息网络基础建设,充分利用区域卫生信息平台和互联网信息服务资源,借助"互联网＋医疗"实现医联体建设提档升级;通过把人才培养作为一个关系到农村区域医疗卫生中心发展的全局性和战略性问题来抓,着力提高农村区域医疗卫生中心人员的整体素质;通过财政、医保、物价、卫生等部门多方合力提供优质的配套政策支持及时解决农村区域医疗卫生的诸多困难和问题。通过创新为契机,优化城乡卫生资源,实施乡村卫生健康事业振兴战略,努力实现城乡卫生健康事业高质量融合发展,共同繁荣,不断满足农村居民日益增长的医疗需求,努力提升健康幸福指数。扬州市率先转变基层医疗卫生机构发展思路,构建现代基层医疗卫生服务体系,深化医疗卫生体制改革的创新举措,构建分级诊疗制度的基础支撑,在全市覆盖6个县(市、区)建设18家农村区域性医疗卫生中心,以点带面促进基层医疗卫生服务能力的提升,打造健康中国的扬州样本,成为全国基层医改典型案例。

关键词： 农村区域医疗卫生中心;强基层;提升服务能力

一　前言

当前,农村基层医疗卫生机构的综合服务能力已经不能满足人民群众日益增长的医疗需求,医疗资源总量不足已是不争的事实,农村基层医疗卫生机构的急剧萎缩,而三级医院的数量与规模仍然在继续扩张,且规模达到了全球罕见的程度,患者宁可选择遥遥无期的排号和数倍的医疗费用,向医疗资源更加密集和高端的方向集中,国内7%的三级医院占据了全国45%的诊疗人次与38.9%的入院人次,最终造成三级医院的床位使用率超过100%,农村基层医疗卫生机构门可罗雀。

分级诊疗是优化诊疗就医秩序、推进医疗卫生服务供给侧结构性改革的重要举措,直接关系到新医改的成败。2014年6月,国家计委要求禁止公立医院举债新建医院或购买大型医用设备、严格控制县级医院盲目扩张规模。2015年9月,国务院提出建立"基层首诊、双向转诊、急慢分治、上下联动"的模式,率先在所有公立医院改革试点城市和综合医改试点省份开展分级诊疗试点。2016年4月统计数据显示,医院医疗达到2.7亿人次,继续提高6.3%,而农村基层医疗卫生机构诊疗人次则持续降低,在住院人数中,到基层医疗卫生机构的住院人数仅占总数的19.3%。同年8月,全国卫生与健康大会将分级诊疗制度作为重要的基本医疗卫生制度之一,只有通过"强基层"的手段,才能真正实现"基层首诊、双向转诊、急慢分治、上下联动"分流大医院的人流量。

扬州市推进医疗卫生体制改革,着力解决医疗服务能力不平衡、不充分的结构性矛盾,满足人民群众不断增长的健康需求,贯彻以人民为中心的发展思想,切实解决农村群众"看病难、看病贵"问题的重大举措,建设现代医疗卫生服务体系,为推进分级诊疗发挥重要作用,打造健康中国扬州样本的标志性工程。2017年12月,政府史无前例地投入11.33亿元,全市18家农村区域性医疗卫生中心全部按照二级医院标准建设并全面投用,每家中心设置病床100~150张,平均建筑面积约14 000 m²,辐射2~3个乡镇,服务10万至20万人口,让全市300多万农民共享"健康红利"[1]。

二 "松散型"到"紧密型"医联体合作

三甲医院每年深入农村基层卫生院举办若干次各种形式的义诊只能给部分患者提供诊疗帮助,短期内拉升基层卫生院的人气,然而却无法从根本上提升农村基层卫生院的医疗服务水平,更无法解决其人才不足、资金短缺等众多难题。通过充分发挥公立医院的辐射带动作用,以其为龙头纵向整合资源并组建区域性医联体,建立以技术、人才、管理为纽带的对口帮扶、精准帮扶和分工协作机制,实现"人员下沉、管理下沉、服务下沉"显得尤为重要[2]。

紧密型医联体的内涵实质就是更加可持续,让医联体推进分级诊疗的形式,让双方都有更高的积极性,也就是利益相关、发展相关。目前,苏北人民医院、扬州大学附属医院已在全市18个农村区域性医疗卫生中心打造眼科、耳鼻咽喉科、儿科等联合病房16个,仅汤汪区域性医卫中心与医联体龙头苏北人民医院建立的紧密型骨科联合病区,至今已下转骨科患者200余人。3家农村区域性医疗卫生中心通过管理权和所有权的两权分离的全面托管的紧密型医联体3.0模式正在重点推进,最终实现利益共

一 卫生健康篇

享,调动专家科室到医联体工作的主动性、积极性。计划到 2020 年,苏北人民医院、扬州大学附属医院与 18 家农村区域性医疗卫生中心将全部建立联合病房、联合科室或实行全面托管,实现紧密型联合,畅通双向转诊的通道。

通过建设联合门诊、名医工作室、联合病房等开展多种方式紧密型合作,实现了从"松散型"向"专科共建型""紧密型"的转变,帮助进行门诊、查房、手术等日常医疗服务,开展疑难病会诊,推广新技术新项目,以其作为学术传承平台、特色服务平台、人才培养平台、学术交流平台,提升农村区域医疗卫生中心科学化、规范化、精细化管理和服务水平,进一步发挥医联体牵头单位的管理优势和品牌效应,推进科室对科室的精准帮扶指导。推动医联体利益关联更加紧密,帮扶更加务实持久。扬州市新建 18 家农村区域性医疗卫生中心于 2017 年年底全面投入使用,并全部纳入以苏北人民医院、扬州大学附属医院这两家全市最大三甲综合医院为龙头的医联体,每年派出不少于 200 名医疗、护理、康复专家,实施精准帮扶,制定"一院一策"精准帮扶方案,引导"服务、人员、资金、管理"等重心下沉,实施临床重点学科、专科培育计划,不断拓展医疗业务范围,提高急危重症的诊断和抢救能力。把农村区域性医疗卫生中心打造成区域内的医疗中心、急救中心、产儿科中心、中医诊疗中心和儿童保健中心[3]。

三　借助第三方检验机构满足检验检测需求

当前,临床医学检验诊断技术进入高速发展,二级及以上医院、第三方临床检验机构拥有检验设备的自动化程度越来越高,检测设备的数量也越来越多,所开展的检测项目越来越广。然而随着农民群众对基本医疗服务需求的日益增加,农村区域医疗卫生中心的检验业务量也随之骤增,但是新建投入使用的农村区域医疗卫生中心客观存在着检测设备简单、检测项目缺乏、服务能力明显不足,使得农村居民的基本医疗需求受到明显限制,不同程度制约了农村区域医疗卫生中心的长效、健康发展[4]。

农村区域医疗卫生中心可以通过增加检验检测项目,使农村区域医疗卫生中心整体的临床诊疗水平随之显著提升,诊疗质量和服务水平也能够逐渐满足农村居民日益增长的医疗需求。许多新增的检验检测项目的工作交予第三方检验专业机构操作,农村区域医疗卫生中心不需要耗巨资购买高昂的检测设备,这在客观上节约了资金,既可减少设备的投入,也大大节约了人力成本,可以完全合理避免检验科重复、低水平建设,显著节省医疗卫生资源。

农村区域医疗卫生中心只需要按标本采集规范要求负责检验取样,由第三方医学检验机构统一进行业务管理、样本收集、样本检验和最后出具检验报告结果并通过信息化网络系统传送回相应农村区域医疗卫生中心,可直接打印报告单[5]。

目前我国已经有超过 110 家医学检验外包机构,前四位排名分别为金域检验、迪安诊断、杭州艾迪康和高新达安。第三方医学检验机构拥有完善的检验项目、专业的检测技术,几乎满足绝大部分农村区域医疗卫生中心的检测需求。目前国内顶级的三级甲等医院能提供的检验服务仅有 1000 项,但像金域检验等这样的医学检验外包机构能提供的检验项目有 1300 项,提供的诊断服务覆盖全国 6000 多家医院。为切实解决农村日益增长的医疗需求和薄弱的服务能力之间的矛盾,农村区域医疗卫生中心通过与迪安、艾迪康、金域等医学检验所第三方检验机构开展合作,可以弥补检验人员、设备、技术等资源的短缺,使得检验准确率更高,提升了农民群众对医院的信赖度,大幅提升农村区域医疗卫生中心的服务能力。可以使农村区域医疗卫生中心与二、三级医院之间在真正意义上做到检验报告一单通,检验结果全市、全省互认,可有效地降低基层医院的综合分析成本,提高基层医院的诊断能力,花费一级医院的收费标准获得三级医院的检测水准,有效缓解患者看病难、看病贵的问题,对现有医疗机构资源不足是一个很好的补充方式[6]。

扬州市邗江区黄珏卫生院自 2015 年起先后与扬州市医学检验中心、南京金域医学检验所开展合作,外送检验检测项目达 40 多项,包括了三级医院常用的检测项目,资源整合为方巷区域医疗卫生中心前后累计 6 000 多人次的农村居民提供优质价廉的检验检测服务,极大地方便了患者,扩大了农村区域医疗中心在农民群众心目中的社会影响力,也同步增加了可观的经济效益。

四　精准扶持提升中医药优质服务能力

中医中药是我国人民几千年来防病治病的法宝,以简、便、验、无毒副作用著称于世,中医药的根在农村,中医药的服务越来越受到广大群众的欢迎和认可。但目前中医药也面临着扶持力度不够、服务领域缩小和优势特色淡化等困难和问题。

建议由县级中医院牵头组建成立集团管理委员会,各农村区域医疗卫生中心中医科人员行政隶属、人事关系不变,集团内所有执业医师在各单位都有处方权、检查开单权,集团内各单位的自制特色制剂的经验方、协定处方相互借鉴,集团内互派人员学习、进修及工作,以整体提高集团人员的医疗技术管理水平。通过对在职中医药人员 5 年一次的全科(中医)岗位培训,在增加农村区域医疗卫生中心中医药人员的前提下,开展在职继续教育,提高人员素质,提高他们的中医药服务能力。坚决执行城市医院医生晋升职称前到基层医疗机构服务一年和城乡对口支援制度,把新的理论、技术、诊疗方案通过言传身教,提升农村区域医疗卫生中心的中医药服务水平[7]。

中药方剂是中医临床治疗的主要工具之一,是中医的特色和优势所在。其中,辩证用方水平直接关系到中医诊治疾病的能力和疗效。通过全面推广"互联网＋治疗常见病、多发病中药方剂数据库"工程,对促进中医诊疗标准化和提高基层中医药服务能力有重要促进作用。中药方剂数据库的建成可以切实提升农村区域医疗卫生中心中医药服务能力,可以帮助农村区域医疗卫生中心运用大量的中医药技术方法和成功案例来治疗农村常见病、多发病。

国家中医药管理局委托中华中医药学会及省级中医药学会组织建立中医药综合服务人才库,各地级市卫生主管部门根据各农村区域医疗卫生中心原有地方疾病谱的不同,系统性将基层常见病、多发病中医专项技术,尤其在中医脾胃、中医皮肤、中医妇科、中医儿科四个领域多项中医专项技术,与农村区域医疗卫生中心"精准"对接。对接过程中,农村区域医疗卫生中心可出场地、出资金(县乡共筹)、出后续培养人员供专家进行帮扶。中医药综合服务人才库根据基层需要,遴选相关中医药专家、设备等,对其中医药综合服务区在一个时间段内进行专人指导和培育,以加快农村区域医疗卫生中心中医药特色科室建设,为城乡人民群众提供更加优质的中医药服务。

2016年,扬州市中医专科医联体由扬州市中医院牵头。2017年,15家农村区域医疗卫生中心加盟为成员单位。2018年,扬州市中医院在所有成员单位挂牌设立名老中医工作室,实现对农村区域医疗卫生中心中医药建设的精准联合和帮扶。

五 以特色科室建设为抓手以点带面全面推进

农村区域医疗卫生中心的基础设施虽然有了明显改变,然而现在却处于尴尬局面,由于各个农村区域医疗卫生中心没有形成各自的特色,导致每家农村区域医疗卫生中心的诊疗项目千篇一律,没有优势,没有特色,病情稍稍复杂一点或者有些常见专科疾病到农村区域医疗卫生中心却解决不了问题。

特色科室的建设工作不能局限在原有的医疗卫生机构的专科符合特色科室建设基本要求后才去培育,而是县级卫生主管部门主动考虑基层医院的情况及时规划,逐步培育和扶持一批极富特色的小专科,使其逐渐成为特色科室,从而带动提升农村区域医疗卫生中心的整体服务水平,这样既能吸引群众就近就医,促进分级诊疗体系建设,又能增强医务人员执业信心,调动骨干人员积极性,激发农村区域医疗卫生中心的综合运行活力和吸引力[8]。

农村区域医疗卫生中心在做好公共卫生服务和常见病多发病诊治工作的前提下,在区域内通过对原有专科特色、地方疾病谱等进行分析调研,因地制宜、合理规划加强如中医妇科、中医外科、中医肛肠科、小针刀等特色专科(专病)建设,特别是在力所能及范围内,以特色科室建设为切入点和突破口,形成优势和特色,与周边基层医院和二、三级医院错位竞争、互补发展。

江苏近年来推进基层卫生综合改革,提升基层医疗卫生机构服务能力,进一步夯实基层首诊、分级诊疗工作基础,提升群众对基层医疗卫生机构的认可度与利用率。以特色科室建设为抓手,规范和引导基层医疗卫生机构提升医疗服务能力,在综合考虑基层医疗卫生机构历史上形成的专科特色、当地群众就医需求的情况下,鼓励有条件的基层医疗卫生机构在达到基本标准的基础上,进一步加强特色科室建设。目前,江苏已有 320 家基层医疗卫生机构纳入特色科室建设范围,形成了一批如中医、骨科、手外科、疼痛科等特色科室。

扬州市近年来按照新时期卫生与健康方针"以基层为重点"的要求,深化基层医疗卫生体制改革,进一步提升基层医疗卫生服务能力,充分发挥医联体对基层医疗卫生机构特色科室的精准帮扶作用,加强基层医疗卫生机构特色科室建设,探索创新形成可复制、可推广的基层卫生发展经验,组织开展了基层特色科室市级孵化中心建设工作,对基层医疗卫生机构开展"一院一策"的帮扶,精准对接基层需求,各单位、各科室可以在医联体内部先行先试,选择基础条件好、积极性高的农村区域医疗卫生中心作为孵化点,以点带面,逐步推进,规范有序开展孵化工作,明确帮扶目标,合理制定帮扶计划,从人才队伍建设、适宜技术推广、质量监督管理等多方面,帮助农村区域医疗卫生中心打造一批本土化、有影响力的特色科室,更好地服务群众,提升群众对基层医疗卫生机构的认可度和依从度,增加获得感。扬州市遴选确认苏北人民医院心血管内科等 10 个科室为 2018 年市级孵化中心重点建设单位,截至 2018 年年底,扬州市已创成15 个省级基层医疗卫生机构特色科室[9]。

六　加强卫生信息化建设引领农村卫生健康事业高质量发展

十三五期间是深化医药卫生体制改革、建设服务型政府、促进实现医药卫生事业健康发展的重要手段和技术支撑,是信息化引领全面创新、助力健康中国建设的重要战略机遇期。卫生信息化建设要以"面向公众、面向医疗机构、面向卫生管理"为原则,采取"因地制宜、结合实际、分步实施"的工作思路着力抓好管理机制、数据库及应用系统、传输网络和应用管理队伍等四大建设。

通过加快全民健康信息网络基础建设,综合利用电子政务网、互联网和现有全民健康信息网络,构建横向到边、纵向到底,安全、稳定、高效的全民健康信息网络,实现市、县、乡、村全民健康信息专网全覆盖。打通农村区域医疗卫生中心区域信息平台与二、三级公立医院信息平台之间的壁垒,各级卫生主管部门以居民健康档案为核心,以"健康一卡通"为载体,实现就医保健、区域同城诊疗检查互通互用、同城远程会诊服务等,逐步实现区域内农村区域医疗卫生中心与二、三级公立医院之间医疗卫生信息资源共享、多方业务协作的目的[10]。

通过以服务居民健康需求和提升政府管理效能为牵引,进一步健全完善全员人口信息数据库、居民电子健康档案数据库、电子病历数据库和基础资源数据库,支撑公共卫生、医疗服务、医疗保障、药品管理、综合管理等业务应用。卫生信息化人才是区域卫生信息化可持续发展的关键,各级应该加快卫生信息化人才培养,完善卫生信息化人才的引进、培养、使用和激励机制[11]。

通过充分利用区域卫生信息平台和互联网信息服务资源,通过"+互联网"和"互

一　卫生健康篇

联网＋"推进区域卫生中心信息化建设,推进远程诊断医疗系统建设,探索制定"互联网＋远程诊疗"服务收费政策,促进农村区域医疗中心与各大医院之间预约诊疗、双向转诊、远程会诊、远程心电、远程影像,重点推进"基层检查、上级诊断",让数据多跑路,让患者少跑腿,推动优质医疗资源下沉,推动分级诊疗落地落实,提供健康教育、疾病预防、诊断、治疗、康复等一体化连续医疗服务,让患者在家门口农村区域医疗卫生中心就能享受到三级医院的专家诊疗服务,让群众"看病不难"。

通过借助远程医疗系统,进一步完善门诊和住院电子病历为核心的信息系统建设,充分利用大数据信息技术为医疗质量控制、规范诊疗行为、评估合理用药、优化服务流程、调配医疗资源等提供数据支持。畅通双向转诊和上下协作关系,充分利用互联网资源切实做好家庭医生签约工作,加强线上考核评价,促进家庭医生服务。充分利用互联网平台资源,加强与患者及其家属的及时有效沟通,提升签约服务质量和效率。

通过"互联网＋医疗",实现医联体建设提档升级,促进医疗资源共建共享的有效途径,引领医疗卫生高质量发展的强劲动力。转变以经济利益为纽带,推动患者向龙头三甲医院集聚的"紧密型"联合体发展。从全面托管或建设联合病房、联合科室,点对点的结对帮扶,专家下基层坐诊及现场指导,向不同医联体之间单点对多点的互联互通,线上线下互动,实体与网上并存转变。

扬州市将智慧扬州信息化工程列入市政府"云上扬州"建设的重点工程,优化医疗卫生服务、推进分级诊疗的重要支撑,将现有的信息技术通过第三方平台完成一键采集医院医疗数据,实现信息链数据采集与共享的简单化、全面化,并实时存取。全面推动 18 家农村区域医疗卫生中心各项管理服务"＋互联网",到 2020 年能普遍提供分时段预约诊疗、智能导医分诊、候诊提醒、检验检查结果查询、诊间结算、移动支付等线上服务。以扬州大学附属医院为龙头的医联体成员之间通过该技术的应用与推广,实现了医联体成员之间的所有医疗数据的互联互通,并广泛应用于医院 MDT 会诊、学科医联体建设、移动查房、医疗帮扶、远程会诊等操作。

邗江区方巷区域医疗卫生中心与医联体龙头单位苏北人民医院自从 2017 年 10 月开展紧密型合作以来,通过远程会诊,苏北人民医院影像科具备副主任医师资质以上专家已为区域医疗中心 5700 人次患者发具 CT 检查报告,同时开具 CT 检查单的医生通过海纳医信医疗影像管理系统及时查看检查结果。2018 年 7 月,该中心实现了微信、支付宝、银联二维码支付就诊,大大提高收费效率,让患者享受便捷、高效、优质的贴心服务。近期,扬州市还出台了《双向转诊信息化技术方案(征求意见稿)》,通过互联网实现农村区域医疗卫生中心与医联体龙头三甲医院门诊挂号、门诊检查、住院转诊及检验检查结果、诊疗过程、健康档案的互联互通。

七　医疗人才是留住患者在基层首诊的关键

新一轮医改要"强基层、保基本、建机制",要想达到这个目的,就需要让基层医疗卫生机构能够留得住高质量、高水平的医疗人才,这也是分级诊疗夯实基底的最基本、最重要的要求。近年来,各家农村区域医疗卫生中心硬件投入建设非常好,但是农民群众是否愿意在基层首诊,这主要取决于农村区域医疗卫生中心的服务能力,而能力的体现靠"人才",这是留住患者在基层首诊的关键。"缺人才、引才难、留才难"等问题,已经成为制约广大农村区域医疗卫生中心发展、壮大的"瓶颈"。我们应从农村区域医疗卫生中心的实际出发,把人才培养作为一个关系到农村区域医疗卫生中心发展的全局性和战略性问题来抓,着力提高农村区域医疗卫生中心人员的整体素质,加快学科带头人的培养和专科建设,综合服务能力不断增强,经济效益稳步上升[12]。

在人才队伍建设方面,为了给基层留下一支撤不走的人才队伍。2016 年,江苏精准"滴灌"扶持基层骨干,通过遴选优秀基层医疗卫生骨干人才,突出"按绩取酬",实行"协议工资制",为建立符合基层医疗卫生机构行业特点的薪酬制度起到带头、推进的作用,达到"一流人才一流报酬"的目标,打开了基层人才实现自我价值的大门。让基层优秀医疗人才能够"安下心、静下心、扎下根、沉下去"在基层工作,服务更多的农村患者。

扬州市抓住江苏扩大农村订单定向医学生免费培养规模,调整本科和专科培养比例,试点全科医生弹性培养等政策机遇,进一步加快实施"双千人"定向培养计划,通过继续开展卫技人员"务实进修"活动,加强对在岗人员的适宜技术、适宜技能和基本公共卫生服务知识培训,实施以全科医生为主的基层骨干遴选计划,建设基层卫生骨干队伍。建立住院医师规范化培训制度,实施卫生人才"强基工程",吸引人才留在基层,吸引群众在基层看病。推进医师多点执业,鼓励县级医院医师优先到农村区域医疗卫生中心多点执业。扬州市通过在基层实施倾斜化的招聘政策,降低农村区域医疗卫生中心医疗人才招聘门槛,允许农村区域医疗卫生中心直接考察聘用高层次和全科等急需紧缺专业技术人才,提升基层人才招聘竞争力,吸引卫生人才服务基层。对研究生参加县及县以下医疗卫生机构招录的,可直接考核录用;对本科生参加县以下基层医疗卫生机构招录的,可按照 1:1 招录比例开考;高邮等部分县(市、区)对基层单位临床、影像、麻醉等紧缺专业新招录的大专生、本科生分别一次性补助 6 万元、12 万元。18 个农村区域医疗卫生中心启动建设 3 年以来,新招录人员 340 名,累计定向培养大专本科层次 274 人次,遴选出省、市级骨干医生 120 名。

扬州市还通过探索县、乡、村医疗卫生人员编制共享机制,实行"县管乡用、乡管村用",农村区域医疗卫生中心内部的人事管理权、业务经营权、收入分配权下放给农村区域医疗卫生中心自主管理。县(市、区)范围内优先调配一般乡镇卫生院的空余编制

一　卫生健康篇

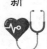

给农村区域医疗卫生中心使用,乡镇卫生院订单定向培养的医学人才优先供农村区域医疗卫生中心使用。同时,贯彻落实总书记"两个允许"的重要指示精神,建立符合基层医务人员特点的绩效薪酬激励制度,调增基层医疗机构绩效工资总量,推动建立长效留人机制。

八 多方合力提供优质的配套政策支持

财政部门要强化政府办医的责任,研究制定农村区域医疗卫生中心的扶持政策,在经费方面给予持续支持,在保证前期基本建设补助的基础上,对照二级医院建设的标准和要求,加大对农村区域医疗卫生中心人员经费、设备配备、特色科室建设、运营初期补助等方面的财政投入,加强对服务效果考核评价奖惩引导,为农村区域医疗卫生中心发展和能力提升创造更有利的条件。

医保部门在医保资金结算及报销政策方面要按照分级诊疗制度建设要求向农村区域医疗卫生中心倾斜,将农村区域医疗卫生中心纳入首诊基层定点医疗卫生机构和一、二类门诊特殊病种就医服务机构范围,报销的比例和起付线享受首诊基层定点医疗机构政策,差别化设置不同等级医疗机构政策范围内住院费用医保基金报销比例,其中个人缴费高档标准参保人员,在首诊农村区域医疗卫生中心为90%。通过调整完善基本药物配备使用政策,将农村区域医疗卫生中心全部按照二级综合医院药品目录标准配备使用药品,实现农村区域医疗卫生中心与医联体龙头医院的用药衔接,确保药品供应保障并纳入医保报销范围。根据农村区域医疗卫生中的发展实际,提高医保总额控制额度,动态调整幅度要与医疗卫生服务收入增长相一致,统筹考虑新技术和新项目的开展。通过调整医保报销比例的杠杆作用,降低二、三级医院一级手术的医保报销比例,让一级手术合理回归原本属于的一级医院,减轻二、三级医院的"负担"[13]。

物价部门尽快完善服务收费政策,坚持"让人民群众花一级医院的钱享受二级医院服务的水平"的原则,农村区域医疗卫生中心一般医疗服务收费按乡镇卫生院的标准执行,成本较高且达到二级医院服务标准的项目经批准可按照二级医院收费标准核定收费。通过提高二、三级医院三、四级手术的服务价格,加大政府对二、三级医院的财政补助,大幅提高临床一线优秀医务人员的薪酬水平。同时建立符合农村区域医疗卫生中心服务水平的价格动态调整机制,合理体现农村区域医疗卫生中心医务人员服务价值。

各级卫生主管部门尽快制定政策对二级医院严格控制一级和部分二级手术的比例,对三级医院严格控制一、二级手术的比例,把这个控制比例的要求纳入院长考核和二、三级医院等级考核和复审的硬性要求。农村区域医疗卫生中心使用的药品主要为国家基本药物(520种)和省增补的基本药物(219种),共计739种。江苏省原规定各基层医疗卫生机构可以增加使用不超过基本药物总数 10％的药品。近期国家也公布了最新一批基本药物目录,共计 685 种。卫生主管部门尽快做好新老基药政策衔接,保障农村区域医疗卫生中心用药,医保部门通过政策尽快做好医保目录和基层用药之间的衔接,保障参保人员享受报销。

通过异地新建或者原址扩建成为农村区域医疗卫生中心,从方便群众到农村区域医疗卫生中心看病就医的实际情况出发,各级相关部门要发挥各自的职能优势,及时解决农村区域医疗卫生中心在社会宣传、治安管理、公交线路、供水供电供气、移动网络、商业配套服务等方面的困难和问题。要做好以下几方面的工作:① 优化公交线路、增开班次、就近设置公交站台;② 改善农村区域医疗卫生中心周边生态环境,将其水、电、气等管路设施优先纳入县镇区域规划并组织抓好建设;③ 加强周边治安管理,维护正常的医疗秩序,及时有效妥善处置医疗纠纷;④ 整合救助政策资源,将农村区域医疗卫生中心优先纳入民政部门特困救助、交通事故定点救治、军民共建融合单位的范围内。通过积极配合,切实加强对农村区域医疗卫生中心发展工作的统筹协调和指导,共同支持区域中心健康发展。

九　结语

我国是一个拥有近 14 亿人口的大国,农村人口占 56％。当前,基层医疗卫生机构的综合服务能力还存在诸多薄弱环节,已经成为制约基层医院进一步发展和提升服务能力的"瓶颈",农村医疗卫生服务水平与能力与农民不断增长的健康需求矛盾日益突出。农村区域性医疗卫生中心除承担一般乡镇卫生院的服务职能外,在医疗工作中与县级医院形成资源互补,承担着农村常见病、多发病的门急诊、住院服务和康复治疗服务,明确诊治方案,减轻县级及以上医院的诊疗压力,使群众在家门口就能享受二级医院的医疗服务水平,发挥资源的最大效益。

扬州市转变基层医疗卫生机构发展思路,构建现代基层医疗卫生服务体系,深化医疗卫生体制改革的创新举措,构建分级诊疗制度的基础支撑。在现有农村三级卫生网的基础上,打破地域限制,根据未来人口和城镇化发展布局,在全市覆盖 6 个县(市、区)建设 18 家农村区域性医疗卫生中心,以点带面促进基层医疗卫生服务能力的提升。在设备配备方面,按照"填平补齐"原则,进行设备包括 X 光机、彩超等 17 种设备。在医联体对口帮扶方面,将 18 家区域医疗卫生中心全部纳入以苏北人民医院、扬州大学附属医院为龙头的医联体,实施精准帮扶。在激励机制方面,市财政给派驻成员单位每名专家每年 10 万元补助,安排 1 000 万元支持建设医联体分级诊疗信息平台,农村区域医疗卫生中心还会给专家一定的出诊费用。

据统计,自 2017 年年底扬州市 18 家农村区域性医疗卫生中心全面建成投用以来,累计创成全国优质服务示范社区卫生服务中心 1 家,国家群众满意的乡镇卫生院 11

家,省示范乡镇卫生院(社区卫生服务中心)16个,省级特色科室7个,市级特色科室18个,设立各类名医工作室86个。2018年1月至5月,18家农村区域性医疗卫生中心业务总收入达到1.91亿元,住院人数和手术量分别比2015年同期上升了59.08%和21.04%。2018年11月,全市新增6家、累计8家农村区域医疗中心创成了二级医院,到2020年全面创成或达到二级医院标准,打造健康中国的扬州样本。扬州市建设农村区域性医疗卫生中心的成功做法获省委、省政府充分肯定,还被省卫计委推荐成为全国基层医改典型案例。

参 考 文 献

[1] 余珽. 紧密型医联体:"互联网+医疗"[J]. 唯实,2018(7):68-70.

[2] 王静成. 建设区域性医疗中心,破解农民看病难[J]. 群众(思想理论版),2018(9):65.

[3] 蒋荣华,缪彦,郑轶群. 突出农村区域医疗卫生中心,构建现代基层医疗卫生服务体系[J]. 中国乡村医药,2017,24(19):81-82.

[4] 刘刚,徐秋培,夏少岭,等. 乡镇卫生院检验科的问题和第三方检验机构合作的建议[J]. 江苏卫生事业管理,2014,25(2):16.

[5] 张雯,王洪巨,邵建祥. 健康中国战略视域下构建区域医疗卫生中心的路径研究[J]. 江苏卫生事业管理,2018,29(10):1095-1097.

[6] 徐秋培,刘刚. 加强基层医疗机构检验科建设,提升检验服务能力[J]. 中国初级卫生保健,2015,29(5):13-15.

[7] 刘刚,徐秋培,夏少岭,等. 乡镇卫生院中医药质量管理现状分析思考[J]. 江苏卫生事业管理,2014,25(6):53.

[8] 刘刚,徐秋培,夏少岭. 基层医疗卫生机构提升服务能力的探讨[J]. 中国乡村医药,2016,23(21):63-64.

[9] 陈扬. 扬州经济社会发展报告(2018)[M]. 北京:社会科学文献出版社,2018:219-221.

[10] 刘刚,徐秋培,夏少岭. 乡镇卫生院区域卫生信息平台建设的现状分析与建议[J]. 中国初级卫生保健,2017,31(9):20-21.

[11] 李士雪,靳清汉,岳建民,等. 农村区域医疗中心建设的探讨[J]. 中华医院管理杂志,2003,19(6):321-323.

[12] 张恩富,林守渊. 构建农村新型区域卫生服务体系[J]. 卫生经济研究,2003(1):28.

[13] 施泰来,于德华. 分级诊疗背景下对区域医疗中心医疗技术服务能力的思考[J]. 卫生软科学,2018,32(9):6-8.

(注:扬州市2019年度市级社科重点课题立项项目;获中国农村卫生协会第二十五届学术年会优秀奖)

二 议政建言篇

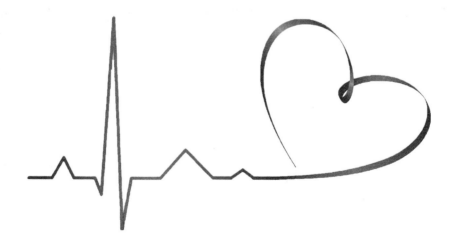

不要无限"拔高"医疗行业职业操守

当前,我国各级卫生行政部门及部分媒体乐于把医疗行业职业操守的道德层面无限"拔高",要求医务人员对待患者要像对待父母、子女一样,无私奉献,不计报酬。然而在现实生活中,医务人员由于种种原因,很难长久把患者当作亲人一样对待。各方面的宣传报道却把医疗行业原本单纯的职业操守无限"拔高",误导患者就医时要求医务人员把自己当作亲人对待,一旦达不到患者要求,医患矛盾立刻凸显,伤医、杀医事件不断飙升,这既不利于医疗行业队伍的稳定发展,更加剧了医患不和谐和社会不安定因素。

事实上,西方社会并没有把医疗行业职业操守上升到道德层面,这些国家罕见伤医事件。而我国伤医、杀医事件不断发生,这显然不是一味单方面通过"拔高"医疗行业的职业操守道德水准就能解决。笔者认为,除了提高公民的自身素质、降低医疗服务价格、促进分级诊疗等因素以外,把医疗行业原本单纯的职业操守宣传还原到本来面目,将是我们各级卫生部门和各类新闻媒体当务之急所做的事情,从而让社会大众客观公正、正确对待医疗行业医务人员的职业操守。

笔者建议:卫生行政部门切勿把医疗行业职业操守的道德水准要求无限"拔高",各类新闻媒体也不要刻意、过度误导社会公众对医务人员的诊疗要求,而应实实在在做好医疗卫生行业职业操守的宣传工作。

(注:2016 年度社情民意)

建议改革考核激励机制以提高家庭医生团队中全科医生的积极性和创新活力

全科医学是专业性强、风险程度高的行业,而全科医生是经验积累和知识创新相结合、需要终身学习的特殊职业。家庭医生团队与公立医院医务人员不同,不能完全用公立医院的考核机制来考核家庭医生团队。如果缺乏较完善的激励机制,特别是工作量和工资总额不相匹配时必然导致创新动力缺乏,全科医生的积极性难以持续发展。

只有在医生和农村居民之间建立相对稳定的长期合作关系,家庭医生服务团队的绩效考核才会得到高评分,特别是作为团队主力军的全科医生才能获得合理的、相匹配的经济回报,促进他们有更高的积极性,不断努力提高服务质量。美国、英国的全科医生合法收入分别是社会平均收入的 3.5 倍、3.6 倍,显著高于社会平均收入水平。建立完善全科医生绩效考核、补偿制度和激励机制,调动家庭医生团队签约服务的积极性显得尤为重要。建立科学、客观、合理的绩效考核指标体系评价家庭医生服务签约后的服务质量,不能只注重签约人数、签约率,还应注重家庭医生服务团队的业绩、诊疗能力、解决常见慢性病能力、公共卫生服务的服务能力。

建议:

1. 全面恢复乡镇卫生院公益事业性质为全额拨款,经济刺激是建设家庭医生团队的最好手段,落实政策是重要保障。

2. 家庭医生服务团队开展家庭医生式服务的绩效考核不能以个人为考核单位,而应以家庭医生服务团队为单位进行考核,要建立以服务数量、质量、居民满意度及医药费用控制为主要指标的考核体系,考核结果与收入挂钩。在经费保障、职称晋升、教育培训、岗位设置等方面向全科医生团队倾斜,适当拉开收入差距,调动积极性。奖励性绩效不应该封顶,总额之外的收入应该从人均公共卫生经费中支取,充分体现多劳多得、优绩优酬,不能挫伤家庭医生团队医务人员的积极性,团队长负责对各队员进行考核和二次分配。

二 议政建言篇

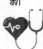

3. 农村社区卫生服务站、村卫生室考核应该弱化输液等诊疗考核比例,加大家庭医生签约服务及中医药适宜技术服务的考核比例。现招聘的村医乡管村用,工资及绩效由卫生院进行考核,提高原有村医的待遇并建立考核制度。全面开展对村医的考核工作,政府给予政策倾斜和扶持,优先考虑解决从事家庭医生服务的优秀村医的编制问题,将优秀的村医优先吸纳到正式在编队伍中,以留住人才,确保家庭医生队伍建设的稳定性。使村医获得合理的收入,调动其积极性,从而提高农村全科医生的岗位吸引力,吸引更多的医务人员到农村工作。坚持精神奖励与物质奖励相结合,增强扎根基层并做出突出贡献的全科医生职业荣誉感。通过培育家庭医生"专家",打造"品牌"效应。以竞聘上岗形式全方位选择优秀人才,起到以点带面作用。充分发挥"守门人"作用,提升家庭医生的知名度、可信度。

(注:2017 年度社情民意)

建议加大对"孤儿病"综合精准扶贫帮扶工作

所谓罕见病指的是发病低、少见的疾病,这些病就像"孤儿"一样没有人关心,所以又称"孤儿病",因此治疗罕见病的药物也被称为"孤儿药"。世界卫生组织(WHO)将其定义为患病人数占总人口数 $0.65\%\sim1\%$ 的疾病或病变,国际上对于罕见病无统一的定义,世界各国通过立法或者相关政策对罕见病进行了界定。例如:在美国,罹病人数<20 万的疾病认定为罕见病;在日本,患病人数<5 万或者发病率<0.04% 的疾病认定为罕见病;而在我国,患病率<0.01% 的疾病认定为罕见病。罕见病患者少,但种类并不少,全世界已经发现的罕见病约 7 000 种。

"孤儿病"患病人数少,没有足够的病例数据进行研究,药品开发也无从下手;另一方面,"孤儿药"市场狭窄、成本高,制药企业出于利益考虑,无人问津也没有兴趣研制开发。国内较为熟知的"孤儿病"包括:苯丙酮尿症、地中海贫血、成骨不全症(俗称"玻璃娃娃")、高血氨症、白化病、血友病等。

"孤儿病"被忽视的原因是多方面的,但对于患有这些"孤儿病"的人和家庭来说,这些病对于他们来说就不再罕见,应该需要被关注。同时,"罕见"两个字所带来的除了寻求治疗上的失落外,还有社会的忽略和大众异样的眼光。媒体曾报道了一位患有"鱼鳞癣"的小男孩十分希望能和其他小朋友一样去上学,但却是连吃闭门羹的新闻。其实,这些罕见病并不具传染力,大家不应当敬而远之。总之,所有这一切使得"孤儿病"患者在找寻健康和正常生活的道路上困难重重,俨然成为社会医疗下的"孤儿"。为此,建议多个有关部门联合高度重视"孤儿病"的诊治和患者及家庭的精准扶贫等帮扶工作,将上述疾病纳入慢性病门诊报销序列。

(1)国家层面应该对罕见病"孤儿药"药品立法,通过经费补助、药品申请协议书帮助、税额减免等加大罕见病、"孤儿药"科研创新扶持力度,促进"孤儿药"的研发得到长足发展,减少此类药品对于进口的依赖,减少患者的经济负担。

(2)成立"孤儿病"研究中心,各地卫生行政部门及各级政府联合当地医院、社区、街道、村,梳理现有区域内"孤儿病"的发病情况,了解患者的家庭状况及治疗情况,并做好病例档案注册登记的管理,同时各级政府及民政部门对部分因病致贫患者家庭进行精准扶贫。

(3)将部分"孤儿病"纳入慢性病门诊报销或者大病统筹范畴,切实减轻病患家庭经济负担,实现社会和谐。

(4)通过媒体部门宣传及科普"孤儿病"知识,促进全社会对病患的关心、爱护,确保患者得到治疗救助和正常生活工作。

(注:2017 年度社情民意)

二 议政建言篇

中央政府应高度重视并提升推广
"江苏精准'滴灌'扶持基层骨干"的做法

新一轮医改要"强基层、保基本、建机制",要想达到这个目的,就需要让基层医疗卫生机构能够留得住高质量、高水平的医疗人才,这也是分级诊疗夯实基底的最基本、最重要的要求。2016 年,江苏省卫生和计划生育委员会、江苏财政厅、江苏省人力资源和社会保障厅联合出台了"关于开展基层卫生骨干人才遴选工作的通知"。

江苏精准"滴灌"扶持基层骨干的文件出台后,引起我国众多媒体的关注,特别是对基层医务人员影响反应强烈。江苏通过遴选优秀基层医疗卫生骨干人才,突出"按绩取酬",实行"协议工资制",为建立符合基层医疗卫生机构行业特点的薪酬制度起到带头、推进的作用,达到"一流人才一流报酬"的目标,打开了基层人才实现自我价值的大门。

根据 2015 年我国卫生和计划生育事业发展统计公报,全国在基层医疗卫生机构工作的人员超过 350 万名,要让其中的优秀医疗人才能够"安下心、静下心、扎下根、沉下去"在基层工作,服务更多的农村患者,江苏的做法显然给我国基层医疗卫生行业带来一个良好的启示,我国中央政府应该高度重视,将江苏的做法提升并向全国推广,同时在工作开展、待遇等方面予以细化和量化。

1. 江苏模式、提升复制

中央政府应该在江苏省精准"滴灌"扶持基层卫生骨干文件出台的基础之上提升推广,并且尽快出台相关文件,开展全国优秀基层卫生骨干人才的遴选工作。

2. 满足条件、创新培育

对于遴选确定的全国、省优秀基层卫生骨干人才,国家及省卫计委应该统一发放证书、成立并授牌命名"优秀基层卫生骨干人才工作室",工作室实行年度考核和全面考核,考核重点主要在学术建设、业务开展和技术创新等方面,各级卫计委应该为工作室的开展创造有利条件,满足人才梯队配备、设备添置、小专科药物增补等方面的需求,实行动态考核,优胜劣汰。

3. 优绩优酬、具体量化

对于物质待遇方面应该有个统一量化的标准,要通过经济杠杆合理拉开普通与优秀人才的区别,打破基层现有"多做不如少做、做多做少一个样"的大锅饭格局。

4. 周期评选、优中选优

防止"优秀基层卫生骨干人才"在名额分配方面出现"论资排辈、平均分配、大家轮流"的诟病。

(注:2016年度社情民意;江苏省委统战部2016年度采用)

二 议政建言篇

尽快解决安全、便捷注射破伤风的一揽子计划

众所周知,当人体发生开放性创伤时必须在 24 小时内常规注射破伤风。用于注射的破伤风针剂分为"马破"(马破伤风免疫球蛋白)和"人破"(人破伤风免疫球蛋白)。"马破"是从马的血液中提取,即破伤风抗毒素,注射前要做皮试;"人破"则直接从人体血浆中提取,不需皮试,可直接注射。

目前,"马破"在各家医院大量供应,但是有 50% 的患者在做皮试时会出现阳性反应,因此"人破"的用量明显增大。然而,由于血源不足、储存要求高、保质期短以及国家对价格有限制等原因,导致医院不愿储备,"人破"的生产量显著不足,在全国绝大部分医院处于常年紧缺状态。

笔者作为基层医务人员,经常遇到患者由于"马破"皮试阳性反应,无奈赶到地级市乃至省会城市求治,甚至自己到处自行购买"人破"的情况。多年来,如此让人揪心的"人破"频频断货、缺货问题从没得到有效解决。因此,有关部门应高度重视并尽快解决患者安全、便捷注射破伤风的民生问题。

(1)"马破"虽然有 50% 的阳性反应,但是在阳性反应的病人中还有 50% 可以进行分次脱敏注射。这种脱敏注射有一定的风险,因此院方自我保护的意愿尤为突出明显。首先要加强医疗卫生机构对"马破"皮试阳性反应病人有选择性尽量采取脱敏注射的责任义务。

(2)加强对患者的宣传,让患者了解"马破"皮试阳性反应者有相当一部分可通过采取脱敏分次注射的方法来达到治疗效果。卫计委可印制破伤风抗毒素皮试阳性反应患者脱敏注射的风险协议书,详细告知注射和不注射破伤风抗毒素的利弊风险,并要求患者本人及其家属签字。

(3)卫计委等部门可与保险公司合作,开展"马破"严重过敏反应的强制保险业务。一旦发生严重后果,可通过保险公司与患方进行有效沟通和赔付处理。

(4)应重新制定并明显提高"人破"的定价,让生产厂家燃起生产"人破"的积极性。同时通过价格杠杆提高注射"人破"患者的门槛,分流一部分患者作脱敏注射治疗。有关部门应对全国具备生产"人破"资格的企业进行一次全面梳理、普查,重新制定生产工艺新标准,淘汰一些中小规模的生产厂家,并通过提高标准,显著提升"人破"的药品

质量,从而降低血液制品的风险性。

(5)将"人破"正式纳入国家基本药物目录,要求每个乡镇卫生院和二、三级公立医院必须强制储备"人破",其中乡镇卫生院的药房必须保证每个月有一支"人破"可以对外销售,如果一旦缺货可以建议患者去周边卫生院注射。二、三级公立医院根据自己医院的具体情况储备一定数量的"人破",而且出现缺货情况可以建议患者去有储备该药的医院注射。

(6)每个地级市的区域卫生信息平台开辟"人破"的实时储备信息功能,一旦一家医院缺货,医务人员可以通过区域卫生信息查询到周边医院"人破"的储备情况,从而有针对性建议患者去有储备"人破"的医院进行注射,从而避免患者跑错路。

(注:2016 年度社情民意;江苏省委统战部 2016 年度采用)

二 议政建言篇

尽快解决基层医疗卫生机构基本药物缺乏的问题

目前,乡镇卫生院等基层卫生机构由于基本药物目录中常见病药物的缺失,或进入目录内的基本药物缺少进货渠道等原因,直接导致乡镇卫生院服务能力的明显不足,给农村患者就医带来了困难。比如,支气管炎、哮喘是儿童常见病、多发病,药物压缩雾化治疗是行之有效的常规治疗方法,许多农村医院虽然配备了压缩雾化机,但是雾化必备的药物(布地奈德、可必特等)却不在基药目录。再比如,面部皮炎、湿疹也是常见病、多发病,治疗这些疾病的外用药物有严格的限制,氢化可的松乳膏是治疗该病安全、有效的药物,虽在基本药物目录内,但是常常进不到货,给患者治疗带来了很大的麻烦。

笔者建议,国家基本药物目录和省级增补目录在制定时,应该组建并征求全国基层卫生特约信息员、农村卫生政策制定委员会的意见,形成目录后每年应根据农村卫生中实际存在的问题进行及时修订,以满足基层卫生机构临床一线的需求。对于在基本药物目录内,基层卫生机构进不到药品的问题、国家卫计委应立即组织进行问题排查,拿出解决问题,提供药物供给的计划方案。

(注:2016 年度社情民意)

警惕村医定向委培人数奇缺
严重影响健康中国战略实施

党的十九大报告明确指出"实施健康中国战略",习总书记也特别提出"没有全民健康,就没有全民小康"。这对于家庭医生签约、健康档案建档管理、慢性病随访等村医信息化工作提出了更高要求。然而,目前村医严重老年化并且信息化盲,这已经阻碍健康中国战略的实施,继而也不能满足广大农村群众日益增长的健康需求。

笔者调研东部沿海某县级市发现:该县户籍人口55万,辖区17家乡镇卫生院、社区卫生服务中心,100家社区卫生服务站,村医平均年龄在60岁以上。假设该县每个社区卫生服务站运行至少需要4名村医(诊疗1名、收费1名、治疗1名、发药1名),而且还需要进行家庭医生签约、健康档案建立、慢性病定期随访等工作,那么这个县社区卫生服务站人员缺口近400人。而该县每年争取到省卫计系统16名中专层次(已经与社区卫生服务站签订协议)的农村医学定向代培生计划,每个中专层次村医培育周期需4年,再加上住院医师规范化培训2年,6年后才有新人在卫生服务站上岗,而这也不过90人,与400人的缺口相比尚有较大差距,且还需考虑到平均花甲之年的村医在持续减员。

因此建议:卫计委及相关部门根据各地实际村医缺口情况制定并增加村医培育人数,在3~5年内尽快把人员配齐,同时根据每年实际培育到岗情况(部分委培生存在违约情况),动态控制定向培养人数。目前,本科层次、大专层次省级乡镇卫生院、社区卫生服务中心定向培养参报人数在逐年上升,而通过高考填报定向培养的医学生培育后的学习质量和能力明显高于初中起点中专层次的村医定向培养生。因此,中专层次村医定向培养计划应该是一个短期行为。中专层次村医定向培养应该和乡镇卫生院、社区卫生服务中心医学生定向培养计划相互沟通和整合,以逐渐减少初中起点的定向培养,逐步过渡到高中起点的定向培养,以此提升村医的整体培育质量和整体素质,从而更好地服务于广大农民,实现健康中国战略。

(注:2017年度社情民意)

二 议政建言篇

基层医疗服务价格岂能"十年不变"

医疗收费是当前社会群众关心的热点问题,也是深化卫生改革的焦点问题。通过对东部某沿海城市区域内 15 家基层医疗机构开展全成本核算的调研发现,这 15 家基层医疗机构共开展标准医疗服务项目 2 192 项。其中,亏损项目 1 552 项,占标准医疗服务项目总数的 70.83%,合计亏损达 33.9 亿元。究其原因,各基层医疗卫生机构所执行的是各省、直辖市物价管理部门 2005 年制定的医疗收费项目和标准,已经有十多年没有进行过调整。与医疗新技术的日新月异以及原材料成本的大幅上涨相比,现有医疗服务总体定价严重偏低,这导致了基层医疗卫生机构补偿不合理、医务人员的积极性显著下降,极其不利于"分级诊疗、基层首诊"的医药卫生体制改革的整体推进。

建议:

(1)各省市物价局应该主动牵头通过深入调研和实地考察,综合考虑各种诊疗操作的技术难度、风险因素、所需时间、人力成本和实际消耗,尽快调整基层医疗服务价格,制定新增医疗服务项目价格。在测算过程中,卫计委应该适时提供人力、物力资源协助物价局深入调查,并可通过聘用第三方评估机构测算相关数据,以减轻物价局相关部门的工作压力,尽快完成相关具体测算。

(2)建立定期价格调整机制与监督机制,根据经济发展水平、物价变化及医保承受能力,以 1～3 年为时间段定期小幅度调整价格,减少相应的社会风险。

(3)各省市人社局、城镇居民医疗保险及新农合医疗保险部门应该将调整后医疗服务价格及制定新增医疗服务项目价格,及时纳入城镇职工医疗保险、城镇居民医疗保险和新农合医疗保险报销范围。

(注:2016 年度社情民意;2017 年度扬州市政协提案)

为重点人群免费接种流感疫苗

  流行性感冒(以下简称"流感")是由流感病毒引起的呼吸道传染性疾病,每年在我国不少城市有不同程度的暴发流行,导致医院儿科人满为患。同时,流感爆发不仅损害群众的身体健康,同时还带来严重的经济负担和社会危害。

  接种流感疫苗是预防和控制流感最直接、最有效的方法。研究表明,1～15岁儿童接种流感疫苗的保护效力为77%～91%;60岁以上老人接种流感疫苗后,对流感相关疾病如慢性支气管炎、哮喘、肺心病等保护率为45.62%,保护流感相关呼吸道疾病的效力为58%。因此,接种流感疫苗可以在人群中建立一定的免疫屏障,将暴发疫情风险降至最低,减少重症死亡病例的发生,取得良好的社会效益。

  在我国已经有多个城市对重点人群实施免费接种流感疫苗或报销部分费用。建议为幼儿园、中小学在校学生、65岁以上老年人免费接种流感疫苗,将其列为政府为群众办实事、好事之一,纳入政府预算或医保报销范畴。

(注:2018年4月17日,第29期扬州市政协社情民意)

二　议政建言篇

关于加快建设"互联网＋农村卫生"
信息平台的意见建议

　　农村医疗机构信息化建设,对于构建卫生信息健康大数据尤为重要。各级政府和有关部门应主动顺应信息技术发展的新形势,持续优化基层卫生信息化发展环境,创造性地做好基层卫生信息化工作,助推建立优质高效的基层医疗卫生服务新体系。为此,建议加快"互联网＋农村卫生"信息平台建设。

　　1. 有关部门应定期对区域内农村卫生信息平台的使用展开专门调研,将基层反应的问题,特别是涉及家庭医生服务的问题进行汇总,并选派技术人员进行指导,为其定制各类"互联网＋农村卫生"信息服务。

　　2. 政府应高度重视"互联网＋农村卫生"信息平台建设,对农村医疗机构的宽带网络建设和信息平台开发给予技术指导;各地级市一、二、三级医院之间,医联体中基层医院和龙头医院之间实现信息互联互通和优质医疗资源共享。

　　3. 将区域医疗信息数据平台、居民健康档案信息平台、家庭医生签约服务平台整合为"区域卫生信息全平台",将新农合、城镇居民医保、城镇职工医保"三合一"整合为"社会保障卡",实现真正意义上信息共享的"一卡通"。

　　4. 尝试开展网络在线或短信平台家庭医生式服务,如为空巢、行动不便的老年人开展远程医疗咨询,为慢性病患者提供远程健康管理等。采用微信、APP等互联网线上签约、服务的方式,实现家庭医生"诊前咨询＋诊中治疗＋诊后健康管理"一站式移动医疗服务,并实现各种随访数据及时上传至医疗平台,避免重复录入,提升工作效率。

　　（注:2016年度社情民意;江苏省委统战部2016年度采用）

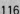

提高基层医院高级职称聘用比例提升优质服务能力

    2015年11月,国家卫计委在基层医疗卫生机构职称评定方面给予了优惠政策,逐步建立完善基层卫生人才队伍建设,制定了《关于进一步改革完善基层卫生专业技术人员职称评审工作的指导意见》,为基层卫生职称评审工作明确了方向,为深化卫生专业技术人员职称制度改革探索的路子。卫生专业技术人员高级职称的取得不同于其他领域,需要先后通过全国统考、省高评委评审,最后乡镇卫生院根据人社部门定编定岗的规定进行聘用。目前教育系统初中部高级职称的聘用比例为20%,高中部高级职称的聘用比例为40%,然而乡镇卫生院高级职称的聘用比例仅为10%。当前,乡镇卫生院医务人员的学历上去了,职称上去了,医疗服务能力上去了,但是现有的高级职称的岗位聘用成为瓶颈,取得高级职称资格的医务人员由于人社部门制定的名额问题,无法聘用。国家卫计委虽然制定了《关于进一步改革完善基层卫生专业技术人员职称评审工作的指导意见》,但是没有与相应部委共同制定出台相配套的高级职称岗位聘用政策,因此,高级职称专业技术岗位的聘用问题明显突出,由于名额数量限制的原因做不到"即评即聘",只能"高职低聘",严重挫伤了这部分人的工作积极性和服务能力,成为这部分高级职称专业技术人员的流失的主要原因。高级职称聘用问题不解决,国家鼓励优秀医疗技术人才扎根基层、服务基层,让优质医疗资源下沉的战略就无法实现,乡镇卫生院缺乏优秀技术人才的现状也无法改变。

    2015年,江苏被列入国家综合医改试点省份,深化医改迈出了关键步伐。2015年全国公立医院改革,江苏率先在全国啃了硬骨头。江苏在"构建分级诊疗""完善基层医疗卫生机构运行新机制"等一系列医改方面,在全国走在前列。为促进《关于进一步改革完善基层卫生专业技术人员职称评审工作的指导意见》这项改革软落地,建议国家卫计委让江苏省率先在乡镇卫生院高级职称岗位聘用名额问题上先行改革,由省级人社部门、卫计委等相关部门对乡镇卫生院高级职称岗位聘用名额做出相应调整,适当提高乡镇卫生院技术人员高级职称岗位聘用名额比例,特别对扎根基层、服务基层、任劳任怨数十年以上的优秀医务人员,在高级职称岗位聘用上要给予特殊优惠政策。要把更多的财力、物力投向基层,把更多的技术引向基层,快速提高基层服务能力,缓解基层卫生人才匮乏、引进难、用不好、留不住,以及医疗服务水平不高等突出问题,为更多基层群众提供更加方便、优质、价廉的医疗健康服务。

(注:2015年度社情民意)

二 议政建言篇

尽快制定"固定医用钢板的螺丝标准"方便群众就医

目前我国临床用于人体的钢板有国产的、有进口的,人体不同部位都有相应型号的钢板。由于厂家不一,可能出于专利、知识产权、垄断等因素,因此各个生产厂家的钢板的型号、配套固定钢板的螺丝型号也不一致,取出螺丝的配套器械更是繁多,让人眼花缭乱。如果取钢板时没有配套取螺丝的器械,一般是取不出螺丝拿不出钢板。为了解决这个问题,所以每个钢板都有一个条形码,便于患者日后再次取钢板时医疗机构可以根据条形码找到相配套取螺丝的器械。但是,有的钢板厂家的销售网络主要做南方,有的钢板厂家的销售网络主要做北方。有的钢板厂家的销售网铺的大,有的钢板厂家的销售网铺的小……如果在南方打工的患者带钢板条形码回到北方老家医院取钢板时,是很难找到相配套的取螺丝的器械;如果患者将条形码不慎丢失,则没有哪一家医院愿意接收治疗……这就给患者带来极大的不方便。

建议国家食品药品监督管理总局尽快对用于人体内固定钢板的螺丝型号制定统一标准,虽然我国用于临床的钢板被设计成各种形态不能统一型号,但是固定钢板的螺丝型号必须要统一,规定只要进入我国临床使用的无论国产还是进口的,必须执行我国制定的标准,否则无法销售。最终无论患者在我国的哪一家医院取钢板,都将不会因为螺丝型号不同而出现取不出钢板的问题。

(注:2015 年度社情民意)

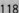

彻查"毒疫苗"事件 防止类似事件再发生

近期我国出现了轰动全国的"毒疫苗"事件,关乎着千家万户儿童的身心健康,这个事件的产生不是偶然,在这件事情的处置上,不能局限事情本身,要举一反三,防止类似事件再次发生,建议:

(1)不仅仅要彻查出事的12种"毒疫苗",还要紧急检查除12种以外的所有疫苗是否存在同样问题,包括一类和二类疫苗。

(2)对全国生产一类、二类疫苗的生产厂家进行严格质量检查和生产资质审核,其销售的每支疫苗的去向要在国家食品药品监督管理总局备案以便于溯源,对全国一类、二类疫苗的经销商资质需要进一步审核,要严格要求,优胜劣汰,生产厂家、经销商需要重新整顿、重新组合。

(3)要紧急检查疫苗以外的运输储存要求冷链的医用制品,包括白蛋白注射液、破伤风注射液等。

(4)对"毒疫苗"的生产商、经销商以及接种单位等各个环节的负责人进行审查,查出其中的返点、贿赂等腐败行为。

(5)对于重新优化组合的一类、二类疫苗的生产企业直接和每个省、自治区、直辖市的省级重新优化组合后的经销商进行点对点的经销模式,然后由省级经销商和每个县级疾控中心直供,减少中间环节,提高疫苗质量,减轻患者负担,各级食品药品监督管理局加大监督力度,随机抽查。

(6)一类、二类疫苗可以参照国家基本药物的销售流通模式,统一招标、配送,各级食品药品监督局加大监督力度,随机抽查。

(注:2016 年度社情民意)

二 议政建言篇

当前新型农村合作医疗基金
大量流失现象必须得到遏制

新型农村合作医疗(简称"新农合")制度自 2003 年开始试点至今,农民的参合率由当初的 40% 左右提高到了现在的近 100%,实现了新农合的全覆盖。随着国家财力上升和民生改革的深入落实,新农合的覆盖面正不断扩大,新农合的规模也正在不断扩大。新农合基金是新农合制度的前提条件和物质基础,更是农民的救命钱。新农合基金是否正常运转决定了新农合制度的存亡问题,关系着全国农民群众的切身利益、社会稳定及国家财政的巨大支出。当前,新农合基金正在大量流失的现象较为严重,主要表现在以下两个方面:

(1)基层医疗卫生机构转诊、转院率骤升:由于基本药物品种不全,绩效考核工资差距不大,医患关系不和谐、医疗纠纷发生后对医务人员的处罚,农民医疗需求不断增长,基层医院手术权限分级管理,基层医务人员"力求稳妥、尽量降低风险"的防御性医疗行为明显增多等多种原因,直接导致新农合参保农民转诊、转院的数量骤升。二、三级医院住院费用报销的比例虽比一级医院低,但是二、三级医院的住院收费标准显著高于一级医院,因此新农合报补的资金是显著增加的。

(2)基层医疗卫生机构住院率骤升:新农合门诊报销比例在 40%~45%,每年报销上限约 500 元,住院报销比例在 75%~80%,而且参保农民只需支付自付部分的费用。参保农民住院后虽然医院在基本药物不赚一分钱,但是可以从检查费、治疗费、诊疗费、护理费、床位费、县级新农合部门返还与住院相关的补贴费用等合理增加收入,缓解了医院因差额拨款资金缺口不足的压力。这些综合因素导致参合农民生了小病后想住院、强烈要求住院的意愿增强,医院顺应民意或者间接诱导患者原本可门诊治疗的患者大量转为住院治疗,即为升级住院。

以上诸多因素滋生了原本可在基层医院住院治疗的农民患者病情稍重一点被转诊、转院到二级医院治疗,病情轻的患者自我强烈要求或被诱导在基层医院住院,导致基层医院及二级医院的住院病房空前紧张,真正需要尤其是在基层医院住院治疗的农民患者却一床难求。对于那些病情稍重一点被转诊、转院到二级医院治疗的却无力承担二级医院住院治疗自付部分费用的,以及原本可以在基层医院治疗的农民患者处于家庭照顾极不方便、但还要去二级医院住院治疗的进退两难的尴尬局面。由于轻病升级住院继而出现小病大治,过度检查、过度医疗,卫生资源严重浪费。然而在当前却表现为"三方共赢一流失"的局面。患方因为升级住院治疗,自我支付的金额减少;院方收入合理增加,县级卫生行政部门差额拨款以外的资金缺口明显减少;县级卫生行政部门明显减少了对基层医院差额资金的下拨;新农合基金参保农民的救命钱却正在大量流失。因此,关于如何保障新农合基金安全,有效减少基金流失,有效保障机制长期有效运行,充分合理利用卫生资源等问题,变得日益重要且迫在眉睫。

(1)引导农民树立正确的道德观、医疗消费观,促进卫生服务消费行为合理化。新农合参保农民的自筹资金从2003年的每年20元上涨到2015年的每年100元,每年500元的门诊报销上限应该做相应合理调整。合理增加基层医院的手术分级权限,增加基本药物目录品种,设立第三方医疗纠纷调处机构,强制参加医疗纠纷保险,合理拉开基层奖励性绩效考核工资,让基层医生看得上病、用得上药、看得好病,能安心看病、专心看病,有看病的积极性。

(2)县级新农合主管部门加大对基层一、二级医院新农合参保农民住院材料的审核、监管,加大对轻病门诊转住院、分解住院、住院挂床、诱导住院等违规的处罚力度。加强一、二级医院领导岗位的管理责任人的职业道德和素质教育,强化医院内部管理。

(3)优化基层医务人员的执业环境,提高工作生活待遇和福利待遇。各级卫生行政部门、政府加强基层医务人员的荣誉体系建设,为基层卫生系统增设荣誉奖项,物质上给不了、给不足的,精神上多弥补、多给予,激发他们的责任感、荣誉感、职业使命感。让基层医务人员在基层安心,乐于为农民群众的健康无私奉献。

(4)由政府举办的基层医院应该由差额拨款调整为全额拨款,减轻基层医院的资金压力,让其全心全意把精力用在优化医疗服务,努力提升医疗服务质量上。

(5)县级卫生行政部门对每个基层医院诊疗特色及地方疾病谱加以分析研究,并充分调研论证,宏观调控规划安排每个基层医院特色小专科的立项、建设。各个基层医院在为农民提供完善、优化全科医疗基本服务的基础上,注重加强、提升专科特色的复合型人才的培养,强化小专科建设,合理有效增加医院的经济收入,与二级医院错位竞争、共同和谐发展,努力使农民患者小病不出镇,大病不出县。

我相信通过以上建议的采纳和实施,可有效减少新农合基金的大量流失,明显增加基金的积余用于大病统筹,还可防止参保农民"因病致贫,因病返贫"现象的发生。

(注:2015年度社情民意;江苏省委统战部2015年度采用)

二 议政建言篇

建议大力整治低价药品网上集中采购难问题

2010年，为进一步规范药品集中采购工作，原卫生部颁发了《医疗机构药品集中采购工作规范》，强调公立医疗机构药品统一集中网上采购必须坚持"质量优先，价格合理"的原则。通过这一原则，药品集中采购平均价格大幅下降，保障了药品可及性。

目前，常见病、多发病、慢性病的药品供应基本充足，然而对于基层医疗机构特色专科（如皮肤科、肛肠科、眼科等）低价药的供应却非常不尽如人意，部分地区甚至出现某些药企为了确保中标而用低于成本的价格投标，中标后无力生产或故意以各种理由不生产或减量生产。

与此同时，一些优秀药企由于产品质量好，生产成本、价格都相对较高，因而缺乏价格竞争力而无法实现中标。

另外，由于中标药企和配送企业生产、配送保障频繁违约问题的处罚无法实施到位等问题，直接导致了各地基层医疗机构在"全国公共资源交易平台（各省、直辖市交易中心）"网上进行集中采购时时常发生"有低价药品显示而无法实际采购到位使用"的现象，严重影响了基层医疗机构特色科室的建设与良性发展，加剧了广大人民群众看病难、看病贵的矛盾，因此建议：

1. 低价药品招标由各省单招改为全国统招

对于基层医疗机构特色专科低价药品招标谈判，应该由原先的各省、直辖市卫计委单独谈判，调整为国家卫计委统一集中招标谈判，并创建此类专科低价药品全国采购信息平台，从而有利于各省、直辖市专科低价药品信息交流，增加此类药品的透明度、标准化和供货厂家数量。

2. 加强招标低价药品质量监管

统一采购的低价药品要价廉物优，对于中标的低价药品，国家食品药品监督管理总局及省食品药品监督管理局应不定期飞行检查药品质量，以杜绝不良药企偷工减料现象发生。

3. 纪委监察部门介入监管增加中标药企和配送药企履约率

国家、省纪委监察部门、食品药品监督管理局应该对中标的专科低价药品的生产和配送进行监管,对于无法完成生产供应和不及时配送的药企、配送企业负责人进行约谈和处罚,并且纳入行业黑名单,必要时取消投中标资格和配送资质,该药企及旗下药企两年内不得继续参与其所有药品的招投标,该配送企业及其旗下连锁配送企业两年内不得继续参与配送资质的招投标。

4. 畅通中标特色专科低价药品的反馈渠道。

在"全国公共资源交易平台(各省、直辖市交易中心)"软件系统中增加医疗机构网上采购低价药品次数、数量的信息报警程序,遇到某一医疗机构对某一专科低价药品连续3个月无法采购到位给患者正常使用时,报警信息自动传输到国家、省纪委监察部门,由纪委监察部门督查问题根源。

(注:2018年度社情民意;2018年第三季度被九三学社中央采用;江苏省委统战部2018年度采用)

二 议政建言篇

九三学社中央应加大对农村卫生
"强基层"的帮扶力度

近年来,中央及各级政府在农村卫生领域"强基层"方面做了许多工作、花了很大力气,九三学社各级多年来也一直帮扶农村基层医疗卫生机构开展"社内送医、送药"的活动。随着农村新医改进入攻坚环节,而九三学社在医疗卫生领域拥有众多的高级专家,九三学社中央应该尽快充分整合资源,出重拳、出组合拳,在基层医疗卫生机构技术帮扶方面进一步加大投入,与中央及各级政府在"强基层"方面做一些互补。

1. 积极建立"全国高级卫生专家人才库"

九三学社中央尽快对全国范围内具有高级职称的从事医疗卫生行业的社员进行摸底调研,成立"九三学社全国高级卫生专家人才库"并且向入选专家发放证书。各九三学社市委根据本市入选"九三学社全国高级卫生专家人才库"的人员情况与市政府签署帮扶协议,由"送医、送药下基层"改为"常送医疗卫生下基层",九三学社中央、省市委应该设置安排专项资金对送医疗卫生下基层的专家社员进行补助,同时每年对下基层的专家社员进行评比,集中表彰。

2. 推广成立"九三学社医疗专家基层工作站"

九三学社市委每年一度"国际科学与和平周"期间必须在医联体内的农村区域性医疗卫生中心成立一家"九三学社医疗专家基层工作站",组织相关专家在基层医院开展特色小专科的建设。

3. 开展"全国优秀基层卫生社员"的评选活动

九三学社中央尽快开展"全国优秀基层卫生工作先进社员""全国优秀基层卫生先进社员标兵"的评选活动,参评对象为在社区卫生服务中心、乡镇卫生院连续工作10年以上的医务人员,连续或间断累计3年以上对口支援(帮扶)社区卫生服务中心、乡镇卫生院的二、三级医院的医务人员。参评条件为在基层医疗卫生机构工作表现优秀、群众满意度高、同行认可度高。评选结束由社中央统一发放证书、奖牌及奖金。通过开展评选表彰,高度肯定和褒奖优秀基层卫生社员扎根基层、勇于奉献的精神,更加激发他们继续为基层卫生工作做贡献的热情,坚定他们继续扎根基层的信念。

(注:2016 年度社情民意)

开展村医劳务派遣 筑牢健康中国网底

　　随着社会经济的不断发展,以及医疗保障制度的不断完善,农村新农合参保人数已达总人口数的99%。公共卫生健康档案的建立,家庭医生的签约随访、产后访视,流动人口管理以及康复患者进社区、慢病患者管理等,均需要大量适应时代发展需要的新型乡村医生。然而当前,乡村医生人员偏少、知识结构层次偏低和年龄偏大等问题已经严重制约这一医疗事业改革进程。通过调研发现,江苏某县级市共有居民55万左右,卫生服务站98个,现有乡村医生282名,年龄最大的已经74岁,工龄最长的已经49年,其中达到或超过60岁的98人,50岁以下的只有130人,平均年龄56.6岁。其中,不少乡村医生知识结构层次偏低,相当一部分医生没有经过规范学习,医学知识也没有及时更新,电脑操作技术跟不上工作需求,各种上门服务如随访、健康档案建立跟不上当前信息化的节奏,对于诊疗操作等各类医疗活动显得力不从心,使很多本能在社区卫生服务站(村卫生室)解决的问题转移到了乡镇医院,增加了社区卫生服务站、乡镇医院医疗、卫生保健的负担,造成了整个医疗、卫生保健体系网在社区卫生服务站(村卫生室)的堵塞,更重要的是村医对于家庭医生签约服务等不能及时进行网络传输,不利于健康中国大数据的及时更新。

　　因此,建议尽快开展村医与第三方劳务派遣公司合作:区(县)级卫计委可与第三方人事公司签约,通过劳务派遣将具有电脑基础技能的年轻人到有需求的社区卫生服务站(村卫生室)进行钟点式服务,以协助村医进行一些文字工作以及材料录入,同时还可以对他们进行短期培训,指导他们进行生命体征测量、血糖监测,对慢性病如高血压、糖尿病患者的健康指导、随访等,从而将社区卫生服务站(村卫生室)的功能得以充足体现。这样既可以解决简单的医疗问题,又可以对慢性病进行真正管理,使家庭医生的工作做到实处,就连以后的康复进社区也能管理到位,使整个医疗卫生保健体系网畅通无阻。第三方劳务派遣人员的专项资金可由县级卫计委、所属乡镇财政、基层医疗机构公共基本卫生经费中支出。

（注:2016年度社情民意）

二 议政建言篇

当前农村卫生事业发展
"全科医学＋特色小专科建设"的模式必须得到重视

为深化医药卫生体制改革,建立健全基层医疗卫生服务体系,提升基层医疗卫生人员全科医疗服务能力和水平,逐步实现人人享有基本医疗卫生服务的目标。近年来,在国家及各级政府大力扶持下,通过对基层医疗卫生机构全科医生转岗培训,基层医院提供基本医疗服务的能力得到了显著提高。当前,基层医院作为农村三级医疗卫生服务网络的枢纽和骨干,在为农村居民提供基本医疗服务中起到积极的作用。在全科医生转岗培训前,基层医院是以专科发展为导向,强化专科建设,注重"重治轻防"。然而全科医生转岗培训后,专科医生经过转岗培训转变为全科医生,强化全科医疗,弱化了专科建设,注重"重防轻治"。虽然基层医院的基础设施有了明显改变,然而现在却处于尴尬局面,就目前国家对加强基层医院中医药建设而言,虽然统一装修风格、统一配备配全诊疗设备,但是忽视了对专科(专病)特色技能的规划和相关人才的培育。由于各个基层医院没有形成各自特色,导致每家基层医院的诊疗千篇一律,没有优势,没有特色,病情稍稍复杂一点或者有些常见专科疾病到基层医院却解决不了,不能满足农民患者日益增长的医疗需求。农民患者只好到上级医院治疗,交通不便、费用增加,还浪费时间。

建议基层医院在做好公共服务和常见多发病诊治工作的基础上,在农村小区域(周边几个乡镇)内通过对原有专科特色、地方疾病谱等进行分析调研,因地制宜、合理规划加强如中医肝病科、中医妇科、眼科、皮肤科、口腔科、中医外科、中医肛肠科、小针刀等特色小专科(专病)的建设,特别是在力所能及范围内以特色小专科建设为切入点和突破口,逐步培育和扶持一批极富特色的小专科,形成优势和特色,与周边基层医院和二、三级医院错位竞争、互补发展,以特色小专科(专病)带动提升基层医院的整体服务水平,有效增强基层医院综合实力和吸引力,进一步激发基层医院运行活力,呈现"院有重点、科有专长、人有专技"的可喜局面,农民患者在一定程度上可以不需要去路途遥远的二、三级医院治疗,而是选择在本乡镇或周边乡镇基层医院的特色小专科（专病）的诊疗而治愈或好转,既提供方便又显著减少经济开支,不但更好地服务百姓健康,满足不断增长的医疗需求,又为基层医院快速发展奠定基础。

当前,基层医院不仅需要符合农村基层全科医疗服务岗位需求的全科医生队伍,更加需要既懂全科医学又精通专科医学知识和技能的复合型优秀卫生技术人才。建议国家相关部委制定有关政策,让基层医院"全科医学＋特色小专科建设"的模式得到重视和有效推广,切实、有效缓解农村居民看病难、看病贵。

（注:2015 年度社情民意;江苏省委统战部 2015 年度采用）

二 议政建言篇

培育基层医学人才 有序推进分级诊疗

——江苏率先开展"全省各级基层名（中）医"的遴选工作

大医院门庭若市，基层医院门可罗雀，解决这个问题的治本之策就是合理配置医疗资源，使优质医疗资源下沉，建立分级诊疗体系。2015年，国务院办公厅印发了《关于推进分级诊疗制度建设的指导意见》。同年，江苏省深化医改暨省级综合医改试点工作领导小组印发了《关于推进分级诊疗制度建设的实施意见》，从顶层设计层面，在全省范围内推进分级诊疗制度建设。基层首诊则是分级诊疗制度的重要发展基础，然而目前基层医院医疗服务能力不足、人才严重缺乏，已经成为有序推行分级诊疗的绊脚石。只有强化基层医疗卫生服务能力，通过"全科医疗＋特色小专科"的模式建设，提升综合服务能力，鼓励其发挥常见病、多发病和急危重症诊疗服务功能，才能在真正意义上实现"小病在乡镇、大病不出县"，真正缓解当前农村"看病难、看病贵"的窘况。

目前，我省通过组建医联体、对口支援、多点执业等形式，提升县级医院和基层医院服务能力，其中能取得明显效果的当属医联体。即使医联体的牵头单位（三甲医院）为成员单位的基层医院派驻了专家进行"输血"，但是专家不可能长年驻扎，而且还要不断更换，因此我们应该尽快增强基层医院自身的"造血"功能，大力培养本土人才，提高农村患者对基层医院的信任度，自觉自愿到基层就诊。"强基层"措施在当前已经成为分级诊疗制度建设的重点内容，基层优秀人才的培育则是重中之重，启动全省各级（省、市、县）"基层名医、基层名中医"[下面简称"基层名（中）医"]的遴选工作显得尤为重要且刻不容缓。

通过启动全省各级"基层名（中）医"的遴选工作，进一步推动基层本土优秀医疗人才培养，加快我省基层医院医疗人才队伍建设，突出"基层名（中）医"特长，加快以"名医"带动"名科"、以"名科"促进"名院"的步伐。同时以此项活动为契机，激发全省基层医师的职业荣誉感、成就感，有利于当前医疗的重心真正的沉下基层去，有效缓解当前基层农村缺乏优秀人才、留不住人才的社会窘况，激励和引导广大基层医务工作者进一步努力提高业务水平和服务质量，全面实施基层中医药服务能力提升工程，最终实现"卫生强省、健康江苏"的目标。

（1）各级"基层名（中）医"的遴选应该具体细化区分为："×××基层名医（县级）""×××基层名医"（乡镇、社区）和"×××基层名中医（县级）""×××基层名中医（乡镇、社区）"。

（2）各级"基层名（中）医"遴选的对象应该是县级公立医院、乡镇卫生院、社区卫生服务中心在岗在职的执业医师，县级医师应该具备副主任医师资格，乡镇及社区医师应该具备主治医师资格。

（3）由省、市、县各级卫计委分别制定标准，逐层筛选，不确定名额，宁缺毋滥，给符合相应级别"名医"标准的医师发放相应入选证书。

（4）各级"基层名（中）医"遴选标准要与"医德标兵""最美医生"等的评选标准有所区别，在具备了良好医德医风的必备条件外，更要注重学术、临床专业技术服务技能和社会影响力。

（5）遴选工作要大力宣传和弘扬，要形成一定的社会影响力，对遴选出的各级"名医"要集中表彰宣传。

（6）遴选结束，要挂牌并设立"名医工作室"，为"名医"运行创造良好的工作环境和学术氛围，总结临床诊疗经验，培养后备人才。

（7）对评选出的各级"基层名（中）医"，设定管理周期，实行动态管理和考核，根据不同级别每年给予一定专项津贴支持。

希望此项建议能引起省委和省卫计委领导的高度重视，省卫计委医政医管处、基层卫生处、中医医政处联合主办，省基层卫生协会承办，尽快开展此项遴选工作。通过遴选肯定会激发基层医师"比学赶超，争做名医"的学习热潮，对"加快培养基层医学人才，有序推进分级诊疗"起到事半功倍的效果。

（注：2015 年度社情民意）

二 议政建言篇

提高医联体对口支援效率的建议

近年来,大型公立医院与社区卫生服务机构医疗服务深化协作的"医联体"模式一定程度上实现了优质医疗资源的合理流动,破解了"看病难"的问题。但是,经笔者了解,一些地区医联体对口支援医院向社区卫生服务机构派驻的人员(特别是临床医生),绝大部分是低年资主治医师,或者退休返聘医生。在实际就诊过程中,低年资主治医师由于个人能力及客观条件限制做不了太多的事,退休返聘医生由于精力、体力的问题有些事情也做不了。

笔者建议:有关部门应出台指导意见,要求医联体对口支援医院派驻的人员最好具备副主任医师及以上资格。同时,派驻医生的科室不必太专业、太细化。基层需要的是儿科、消化内科、呼吸科、口腔科、中医科、针灸科、普外科、麻醉科、放射科、心超科、医院感染科以及各医务科教、后勤管理部门等接地气的科室。事实上,即使抽调这些科室的人员也不会对龙头医院正常开展工作产生影响。

另外,支援医院应对派驻人员进行定期考核,有关部门可根据考核结果将定额补贴直接发放到派驻人员手中,以提高派驻人员工作的积极性。

(注:2016 年度社情民意)

乡镇卫生院应从"差额拨款单位"更正为"全额拨款单位"

——充分体现"乡镇公益一类事业单位"的公益性

乡镇卫生院实施基本药物制度,取消药品差价,实行药品零利率销售,确实解决了一部分"看病难,看病贵"的民生问题,然而在改变乡镇卫生院"以药养医"运行模式的同时,乡镇卫生院的收入也在锐减。乡镇卫生院与乡镇中小学的性质相似,都是乡镇公益一类事业单位,但是乡镇中小学为全额拨款单位,而乡镇卫生院却是差额拨款单位,乡镇卫生院并没有享受到乡镇公益一类事业单位国家财政全额拨款的待遇。乡镇卫生院的工资、五险一金以及增添设备、办公支出等各种支出必须从卫生院总收入中提取,目前各级下拨到卫生院的各种经费占卫生院的总支出不足 40%,其余的 60% 以上需要卫生院从医疗收入中支出,许多乡镇卫生院的收入已经捉襟见肘、入不敷出。面对收入的严重不足,乡镇卫生院不可能三天两头找县级卫生主管部门要资金、要补助,县级卫生主管部门也没有核定的经费下拨,毕竟乡镇卫生院是差额拨款单位。由于公共卫生服务的补助是有限的,因此卫生院迫不得已要增加医疗收入,只有这样才能适当弥补卫生院开支的不足。因此,势必导致一系列过度医疗现象,给新农合资金的可持续性带来极大风险,造成下一轮的"看病难、看病贵"的问题。作为全国事业单位改革试点省,广东于 2010 年印发《广东省事业单位分类改革的意见》,在全省不同领域出台了不同的改革措施,在卫生领域将乡镇卫生院等机构列为公益一类,公益一类事业单位为国家全额财政拨款,公益二类为财政拨款、自己筹集资金各占一半。

建议将《广东省事业单位分类改革的意见》向全国推广,尽快将原本属于乡镇公益一类事业单位的乡镇卫生院由差额拨款单位更正为全额拨款单位,让卫生院真正享受到与乡镇公益一类事业单位相匹配的全额拨款的政策,一心一意做公共卫生服务。卫生院采取"收支两条线",所有收入上交县级财政部门,所有支出由县级财政部门审计后下拨。同时每个季度县级卫计委根据每家卫生院实际工作量统一进行考核,县级财政部门根据县级卫计委的考核情况,另外奖金的发放,稍微缩小与二、三级医院医务人员实际收入的差距,激发农村医务人员"扎根农村、无私奉献"的工作热情,让乡镇卫生院从为了"生计"的纯逐利的服务理念过渡到"以患者为中心"的纯服务理念,让卫生院真正能"安下心""静下心""沉下心"做服务,真正做到"一切为了患者"。

(注:2015 年度社情民意)

二 议政建言篇

优化公交线路,助力医联体建设

为加快农村医疗卫生体系建设,增强基层医疗机构卫生服务能力,推进分级诊疗制度,方便农村群众就医,市委、市政府启动了农村区域性医疗卫生中心的建设。邗江区方巷区域卫生中心是扬州市 18 家农村区域性医疗卫生中心之一,也是邗江区民生幸福工程的一个重点项目。方巷区域医疗卫生中心于 2015 年经市政府统一规划,选址落户在邗江区方巷镇,是一所综合性医疗机构,2017 年 9 月建成并且投入正常使用,2020 年通过创建将达到二级医院标准,其医疗辐射范围达北山区周边 4 个乡镇。

然而目前邗江区方巷区域医疗卫生中心附近的公交只有 103 线路通过,距离方巷区域医疗卫生中心最近的公交站点是"天伦华府",而这个公交站点距离医疗卫生中心最近的四岔路口有 200 米左右,不仅让坐公交线路就诊的患者多跑路,而且也未能和北山区杨寿镇、甘泉镇、公道镇的公交线路联通,对于周边乡镇的患者寻医问药带来极大的不便。

建议:

(1)请扬州市公交公司相关部门实地调研,在邗江区方巷镇四通北路与朝阳路交叉处增设"方巷区域医疗卫生中心站台",让患者减轻多跑路的痛苦。

(2)方巷镇的村通公交终点站也应该同时直达方巷区域医疗卫生中心站台。

(3)将方巷镇黄珏社区沿湖村到黄珏社区的 311 村道公交直达方巷区域医疗卫生中心站台,让沿湖村的渔民就医圈有效控制在 15 分钟内,从而提高救治率。

(4)公道镇—动物之窗站的 15 路公交,应该通过方巷区域医疗卫生中心站台,方便公道、赤岸的患者有效就医。

(5)杨寿镇到黄珏社区的 328 村镇公交,应该调整为从甘泉镇始发,途径杨寿镇,先到达方巷区域医疗卫生中心站台,最后终点到达黄珏社区,极大方便甘泉镇、杨寿镇群众就医。

(6)新建的方巷区域医疗中心是由方巷镇中心卫生院和黄珏卫生院资源整合而

来,整合后的黄珏卫生院医疗服务能力骤减,社区居民怨言很大,为了更好地服务好黄珏社区2.4万居民,增加他们对于资源整合后的就医获得感,建议增加103线路的公交车辆,将103公交线路原有每15分钟一班,调整为每8分钟一班。

（7）扬州市其他17家农村区域医疗卫生中心因为异地新建或重建造成交通不便捷,相关交通部门要同时做好线路对接,实行农民就医公交无缝对接。

（注:2018年度扬州市政协提案）

二 议政建言篇

城镇居民医保和新农合整合带来的新问题亟待解决

2017年省政府出台《关于整合城乡居民基本医疗保险制度的实施意见》。2018年1月,扬州市将城镇居民医保和新农合医保进行"二合一",统一由市人社局进行管理和监督,但在合并后产生了一些新的问题:

1. 医保目录存在差异缩小了报销范围

城镇居民医保的医保目录没有和新农合医保目录有效整合,导致许多新农合患者之前可以报销的药品在"二合一"后无法正常报销。

2. 住院报销比例存在区域差别

新农合参保人员在辖区外周边乡镇的医联体住院报销比例下降10%,不利于患者享受农村区域医联体、特色科室的医疗服务。

3. 门诊报销有区域限制

新农合参保人员只能在辖区乡镇医疗机构给予门诊报销,而在辖区外周边乡镇不再享受门诊报销。

4. 门诊报销门槛较高

新农合门诊单张处方在100元以上方可报销,患者为了争取报销,逼迫医生开具大处方,导致"小病大处方"现象增多。

为此建议:

1. 整合医保目录

尽快整合城镇居民医保的医保目录和新农合医保目录,以不降低保障水平和范围为原则,适度扩大医保目录范围。

2. 统一报销比例

统一农村参保人员在辖区内及附近医联体的住院报销比例,提高农民对国家医疗卫生方针政策的获得感。

3. 打破区域限制

打破门诊报销政策的区域限制,确保参保人员在辖区内及附近医联体享受同等报销政策。

4. 降低报销门槛

降低门诊单张处方报销下限,建议设置在50元左右,减少小病开大处方等不良现象。

(注:2018年度扬州市政协优秀社情民意;2018年度江苏省政协社情民意)

三 临床学术篇

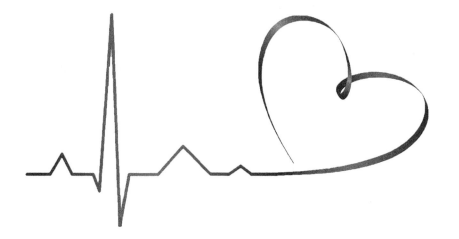

结扎法治疗丝状疣、指状疣 147 例报告

　　从 1996 年 8 月至 1998 年 2 月我院门诊采用丝线结扎法治疗丝状疣、指状疣 147 例,获得了满意疗效,现总结报告如下:

　　147 例患者中,男 93 例,女 54 例;年龄 13～75 岁,平均 47.6 岁。病期 1 个月至 8 年,平均 3.3 年。部位分类:上眼睑 36 例,额部 16 例,上唇 13 例,耳屏 21 例,阴囊 6 例,股前区 6 例,腹壁 21 例,臀部 25 例,手背 3 例。临床形态分类:丝状疣 103 例,指状疣 44 例;疣体直径 3～20 mm,疣体基底部直径均小于 5 mm;伴瘙痒 63 例,伴感染 16 例。80％的病例曾自行破坏性治疗而失败,3 例经冷冻治疗后复发。

　　治疗方法:用 75％乙醇棉球消毒疣基底部后,助手向上提起疣体,术者用 0 号丝线徒手结扎疣体基底部,剪去多余丝线,再次消毒结扎处。术后每日用乙醇棉球消毒 1～2 次,伴感染者每日消毒 5～10 次,直至疣体干枯脱落。首先结扎 3 日后疣体未干枯者如上重复 1 次。术后不使用任何抗生素及止痛药。

　　治疗结果:1 次结扎后 142 例 1～3 日干枯,3～5 日脱落;5 例 3 日后未干枯,行 2 次结扎,3 日后脱落。36 例结扎后次日,结扎处周围皮肤红肿,增加消毒次数,炎症消退。16 例有色素沉着,1 月后消失。随访 1～15 个月无 1 例复发。

　　讨论:丝状疣、指状疣的发病与乳头多瘤空泡病毒中的人乳头病毒有关。临床治疗方法繁多,往往费时易复发、易感染,且给患者增加一定的经济负担。笔者受中医痔核结扎疗法的启发,采用丝线结扎治疗丝状疣、指状疣 147 例,治愈率 100％。笔者还体会到疣体基底部结扎完全是预防复发的关键,并且此操作简易、省时、费用极低、无痛苦,是治疗该病的好方法,值得推广应用。

(载于《新医学》,1999 年第 1 期)

曲安奈德等治疗带状疱疹难治性神经痛及其后遗症58例疗效观察

　　带状疱疹是由病毒感染引起的常见皮肤病之一。该病毒具有亲神经性,伴有神经受损的种种症状,以神经痛较明显,一般治疗常奏效。1996 年 8 月至 1997 年 12 月我科门诊采用曲安奈德、维生素 B_{12}、利多卡因局部注射治疗本病难治性神经痛及其后遗神经痛、皮肤瘙痒 58 例,取得显著疗效,现报告如下:

一　资料与方法

1. 临床资料

　　58 例患者均经常规治疗:外涂龙胆紫,内服吗啉胍、吲哚美辛、布洛芬、强的松、卡马西平;肌注聚肌胞、人脾脱氧核酸、维生素 B_{12}。急性期治疗 7 至 14 天,后遗症治疗 4 月至 3 年,疼痛、瘙痒不能缓解。其中男性 25 例,女性 33 例。年龄最小 21 岁,最大 81 岁。年龄 20～30 岁 3 例(5.2%),31～40 岁 8 例(13.8%),41～50 岁 13 例(22.4%),51～60 岁 14 例(24.1%),60 岁以上 20 例(34.5%)。发病期 48 例,病程最短 10 天,最长 18 天;后遗神经痛 8 例,病程最短 4 月,最长 3 年;后遗皮肤瘙痒 2 例,病程均在一年以上。发病部位为:肋间神经 26 例(44.8%),腰丛神经 12 例(20.7%),臂丛神经 8 例(13.8%),骶丛神经 7 例(12.1%),枕大神经 3 例(5.2%),眶上神经 1 例(1.7%),滑车上神经 1 例(1.7%)

2. 治疗方法

　　58 例患者均无类固醇皮质激素禁忌证,每次取曲安奈德混悬液 1.5 mL(15 mg),2%利多卡因 1.5 mL,维生素 B_{12}注射液 1 mL,混合后以 3%碘酊作患处消毒并脱碘,在疱疹(瘢痕)区域皮下近神经起点处分批注射,共 4 mL。每 5 天一次,每处不超过 5 次。

3. 疗效判断标准

　　疼痛(瘙痒)消失,疱疹干燥结痂者为痊愈;疼痛(瘙痒)明显缓解,疱疹大部分干燥结痂者为显著;5 次注射后症状无明显减轻,疱疹无干燥结痂者为无效。

二　诊疗结果

　　参照上述疗效判断标准,发病期 48 例,一次注射痊愈 30 例(63%),显效 18 例

三　临床学术篇

137

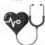

(37%),2次注射均痊愈(100%)。后遗症10例,一次注射显效10例(100%),2次注射痊愈4例(40%),3次注射痊愈3例(70%),5次注射共8例痊愈(80%),2例明显好转,总治愈率96.6%,总显效率100%。局部注射处无皮肤萎缩,感染色素减退等并发症发生,随访6月至1年无1例疼痛复发。

三 体会

带状疱疹系水痘—带状疱疹病毒侵入皮肤感觉末梢,持久地潜伏于脊髓后根神经节的神经元中,出现节段性神经痛,并在相应节段皮肤出现簇集性丘疱疹,伴烧灼刺痛为特征[1-2]。早期疱疹基底部刮屑涂片可检测病变内VZV抗原[3]。而局部注射取得的显著疗效证实为皮支神经受损而出现疼痛、瘙痒。本病为自限性疾病,儿童及青年一般2~3周,年老体弱为3~4周。一般认为发病1周后抗水痘—带状疱疹病毒抗体滴度与患者年龄、疼痛程度呈正相关,年龄越大,疼痛越剧烈[4]。早期给予大剂量类固醇皮质激素可减轻炎症,阻碍受累神经节及神经纤维的毒性或破坏。迅速抑制神经节和相应神经纤维充血、水肿、坏死,防止粘连发生,从而防治后遗症的发生[5]。有报道用强的松治疗带状疱疹可取得明显止痛效果。王氏[6]单用强的松口服治疗带状疱疹40例,总有效率95%。以维生素B_{12}作病损处注射对损伤神经有保护作用,同时提高机体免疫力。谢氏[7-8]单用维生素B_{12}、曲安奈德等药物穴封,取得满意疗效。高氏[9]曾用地卡因外涂患处,取得明显镇痛效果。叶氏[10]用利多卡因、地塞米松、维生素B_1、维生素B_{12}作病损皮下注射,直接作用于受损部位,吸收利用率高,阻断恶性刺激,对神经系统有保护作用,同时产生微弱而温和的良性刺激,使神经恢复正常[11]。局部注射显效迅速,特别是止痛、止痒快,且操作简单,目前尚未发现并发症,值得推广应用。

参考文献

[1] 杨宝凤,石仁琳. 低频电磁治疗带疱疹72例疗效观察[J]. 中级医刊,1985(9):48.

[2] 卫仲生. 临床皮肤病学[M]. 南京:江苏科学技术出版社,1982:214-216.

[3] 陈菊梅. 新编传染病诊疗手册[M]. 北京:金盾出版社,1994:14.

[4] 童应强,低能量He-Ne激光血管内照射治疗带状疱疹后遗症临床观察[J]. 临床皮肤科杂志,1997(1):65.

[5] 杨国亮. 皮肤病学[M]. 上海:上海医科大学出版社,1992:263-266.

[6] 王埃胜. 650例带状疱疹临床分析[J]. 临床皮肤科杂志,1997(6):367.

[7] 谢涛. 梅花针为主治疗带状疱疹及其后遗神经痛35例疗效观察[J]. 中级医刊,1985,15(1):19.

[8] 杨达人. 针刺治疗带状疱疹192例[J]. 江苏中医,1997,18(10):28.

[9] 高欣. 外用阵痛麻醉剂治疗带状疱疹疗效观察[J]. 临床皮肤科杂志,1997(6):371.

[10] 倪容之. 现代皮肤病治疗学[M]. 北京:人民卫生出版社,1997:214.

[11] 杨国亮,王侠生. 现代皮肤病学[M]. 上海:上海医科大学出版社,1996:137.

(载于《中国全科医学》,1999年增刊)

阑尾切除术后并发乳糜腹 1 例诊治体会

患者,女,72 岁,因反复发作性右下腹痛 6 年加重 24 小时于 1996 年 12 月 13 日入院。既往有慢性支气管炎病史 10 年。查体:神志清,营养中等,痛苦面容,巩膜无黄染。两肺呼吸音粗,未闻及干湿啰音,心率 82 次/分,心律齐,各瓣膜听诊区未闻及病理性杂音,腹痛稍膨隆,无腹壁静脉曲张,肝脾肋下未触及,右下腹满压痛,以麦氏点压痛显著,反跳痛(+),腰大肌征(一),移动性浊音(一)。实验室检查:血红蛋白 120 g/L,白细胞计数 16.5×10^9/L,中性粒细胞 87%,淋巴细胞 13%,血小板计数 250×10^9/L,出血时间 1 分钟,凝血时间 2 分钟。B 超探查右下腹未见包块,当日在硬麻下行右下腹旁腹直肌切口,逐层进腹,见大网膜下降与回盲部粘连,分离粘连,见阑尾长约 8 cm,直径 1.2 cm,呈暗紫色,盘曲粘连固定于回盲部系膜,钝性分离阑尾周围粘连,逆行阑尾切除,并予阑尾窝放置引流管 1 根。次日引出 100 mL 红色液体,夹有坏死组织。术后第 2 天引出 30 mL 淡红色液体,术后第 3 天引出约 100 mL 乳白色液体。实验室检查:血红蛋白 120 g/L,白细胞计数 9.5×10^9/L,中性细胞 75%,淋巴细胞 25%,血沉、肝功能均正常。尿乳糜实验、结核菌素试验阴性,末梢找微丝蚴 2 次均阴性。胸片示两肺纹理增多紊乱,两肋膈角锐利。腹部平片未见钙化点。B 超示腹部无包块,无腹水,肝胆脾胰无异常。引流液检查:比重 1.015,脓细胞(++),红细胞(++),脂肪球(+++),乳糜试验(+),抗酸染色,找班氏微丝蚴、瘤细胞均阴性。继用哌拉西林、甲硝唑静脉滴注滴同时用高蛋白低脂肪饮食,乳糜液逐日减少,于 12 月 28 日拔除引流管,出院随访 1 年无不适。

讨论 胸导管先天性畸形、腹部无功能性巨大淋巴管畸形、肠淋巴网扩张、丝虫病、腹腔结核、胸腹腔良恶性肿瘤、肝硬化门脉高压是形成乳糜腹的常见病因[1-3]。腹水中含有淋巴液和乳化脂肪,每 100 mL 含脂肪量达 0.4~4.0 g,蛋白含量平均 3.5~4.5 g/L,比重 0.012~0.019,腹水苏丹Ⅲ染色可见脂肪球,乳糜反应(+)。因腹部创伤损伤、误扎、瘢痕压迫淋巴管引起乳糜腹,临床颇为少见,尤其病发于阑尾切除术后,国内未见报道。本例患者术中因腹壁厚,回盲部固定,阑尾周围粘连严重曾多次牵拉回盲部,回盲部系膜有多处撕裂,早期因禁食,脾淋巴液生成减少以及肠系膜炎性水肿

三 临床学术篇

139

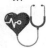
组织压迫撕裂损伤的肠干细小分支;随着炎症控制,水肿消退,肠功能恢复,脂肪饮食的摄入而出现乳糜腹。少数病例病灶局限,引流量大,可用碘油或多次用 patent 蓝注射 X 线淋巴造影定位,进行手术缝合或采用显微淋巴静脉吻合[4-5]。大多数病例采用胃肠外营养或低脂高蛋白饮食,以中链三酸甘油酯代替食用脂肪,不需手术而逐渐愈合[6]。因此,熟悉解剖,轻柔操作则是预防该并发症发生的关键。

参 考 文 献

[1] 中山医学院编写组. 内科疾病鉴别诊断学[M]. 北京:人民卫生出版社,1979:609-610.

[2] 鞠名达,陈景藻,孙传兴. 现代临床医学辞典[M]. 北京:人民军医出版社,1993:875.

[3] 陈灏珠. 内科学[M]. 3 版. 北京:人民卫生出版社,1995:394.

[4] 刘执玉. 淋巴学[M]. 北京:中国医药科技出版社,1996:315-319.

[5] 耿万德,张立军,吴国富. 显微外科治疗乳糜腹四例报告[J]. 中华外科杂志,1995,33(8):462.

[6] 临床医学编委会. 中国医学临床医学百科全书[M]. 上海:上海科学技术出版社,1997:528.

(载于《邯郸医学高等专科学校学报》,1999 年第 4 期)

以痛性包块为突出症状的大网膜粘连综合征 1 例

患者,男,62 岁。因右下腹痛性包块 11 个月入院。一年前因患急性阑尾炎在外院行阑尾切除术,术后切口 I 期愈合。一月后感右下腹切口瘢痕外侧隐痛,自扪及鸡蛋大小的包块,虽经抗感染治疗,但肿块未缩小,受凉疲劳之时自觉肿块增大,胀痛加重。入院时一般情况好,心肺无异常,腹平软,肝脾肋下未触及,右下腹可见 5 cm 麦氏切口瘢痕,瘢痕外侧可扪及 5 cm×4 cm×3 cm 肿块,质中、活动差,深压时有疼痛,肠鸣音正常。B 超探查右下腹无明显包块。于 1997 年 11 月 6 日在硬麻下剖腹探查,行肿块正中上方与麦氏切口平行切口长约 6 cm,逐层进腹,见大网膜下端增厚形成束状,与右下腹盆腔入口处侧腹膜粘连,下方有髂外血管通过。距粘连底面上方 1 cm 处钳夹切断大网膜,远端以 7 号丝线结扎,近端切除 10 cm 束状大网膜,并将近端大网膜推向内上方。术后随访 1 年未复发。

大网膜粘连综合征是腹部术后常见的并发症,大网膜常与腹壁切口,阑尾残端包埋处粘连,临床症状以胃肠道功能紊乱、横结肠梗阻、腹膜牵拉症状为主,而本病例大网膜与侧腹膜相粘连,又以痛性包块为突出症状,为术前未能确诊的主要原因。对病程较长,形成血管性粘连,症状明显,应手术切除病变大网膜。具体术式应视术中情况而定,以解除症状,预防复发为目的。

(载于《邯郸医学高等专科学校学报》,1999 年第 5 期)

三 临床学术篇

阑尾炎术后并发急性非结石性胆囊炎5例报告

急性胆囊炎（AC）系由化学刺激和细菌感染引起的急性胆囊炎症性疾病。伴有胆石占90％以上,无结石者少于5％[1],发生于阑尾炎术后国内近十年报告颇为少见,笔者将所遇阑尾炎术后并发急性非结石性胆囊炎（NSAC）5例报告如下:

一　临床资料

1. 一般资料

5例均为阑尾术后患者,其中男性3例,女性2例,年龄在35～62岁,既往均无胆囊炎胆石症病史,术中发现大网膜下降2例,术日使用哌替定3例,病理证实:慢性阑尾炎1例,急性单纯性阑尾炎1例,急性化脓性阑尾炎1例,急性坏疽性阑尾炎1例,阑尾炎穿孔1例,术后1～5天发病。

2. 临床表现

主要症状为右上腹持续性疼痛,阵发性加剧;向右上肩放射3例;寒战3例,恶心呕吐2例。体征:右上腹均有压痛,无反跳痛,墨菲征（＋）,轻度肌紧张2例,体温在37.5～38.4℃之间。

3. 实验室检查

外周白细胞计数(6.8～17.1)×10⁹/L,其中<10×10⁹/L 2例,中性粒细胞比例增高3例,B超示胆囊增大,壁增厚毛糙5例,均无结石;肝功能中谷丙转氨酶轻度增高1例,痊愈者出院前复查以上各项,异常指标均恢复正常。

二　治疗和转归

（1）全部病理给予氨苄西林、甲硝唑、地塞米松、654-2静滴,疼痛明显者禁食,给予补液,体温高于38℃者加用对乙酰氨基酚片口服,3日后停用激素,用药4～6天,平均5.6天。

（2）转归:

5例痊愈,无1例手术,平均住院7.4天,随访1～2年均无复发。

三 讨论

由于细菌感染或胆囊内浓缩胆汁的刺激,引起胆囊颈部黏膜充血水肿,并发生阻梗,所致 AC 称为 NSAC 发热[2],右上腹痛,墨菲征(+),白细胞增多,B 超下胆囊增大、壁增厚毛糙常为 NSAC 的主要临床表现,阑尾炎术后并发 NSAC 原因分析有:阑尾炎症严重或术中挤压阑尾及系膜,均可使阑尾静脉中的炎性血栓沿肠系膜静脉至门静脉,而胆囊静脉与门静脉有数条小静脉相通,变异性胆囊静脉可直接注入门静脉或肠系膜上静脉中,从而发生胆囊充血,继发感染[3]。① 机体免疫力下降时胃肠道菌群经门脉系统进入肝脏,再随胆汁进入胆囊或者经淋巴管侵入胆囊壁而发生胆囊炎[4]。② 术中失血过多,术后发热或补液不足等因素引起脱水、胆汁黏稠使胆囊排空延缓,胆汁停滞胆盐浓度增高,由于细菌作用去结合化的胆汁酸盐对胆囊黏膜刺激增大[1-2]。③ 胆囊本身改变如胆囊管细长、畸形、狭窄、压迫胆囊管或 Heister 瓣,胆汁淤滞致胆囊内血管缺血坏死,从而发生 NSAC[5]。④ 术中牵拉反应出现恶心呕吐等症状,导致肠道内容物反流,部分进入胆囊内后发生胆囊颈疼挛,胆汁郁滞而发生 NSAC。⑤ 某些镇痛药物的使用可使 Oddi's 括约肌发生痉挛,胆汁排泄受阻或胰液反流到胆道内引起胆囊缺血而发生炎症。⑥ 阑尾坏疽穿孔致弥漫性腹膜炎,脓液可直接刺激胆囊浆膜,引起胆囊充血水肿。⑦ 女性激素的失衡及疼痛、恐惧、焦虑等因素可使胆囊排空障碍,而致胆汁郁积,囊壁受到刺激而引起 NSAC,NSAC 治疗以禁食、解痉止痛、静脉输液、抗生素使用等非手术治疗为主;症状严重,保守治疗加重,坏疽穿孔时可行胆囊切除术。全身情况极度虚弱可在局麻下行胆囊造瘘,引流减压,因此,我们在阑尾炎手术期因重视以上几点,才能有效预防 NSAC 的发生。

参 考 文 献

[1] 戴自英. 实用内科学(下册)[M]. 9 版. 北京:人民卫生出版社,1996:1479-1481.

[2] 吴阶平,裘法祖. 黄家驷外科学(上册)[M]. 5 版. 北京:人民卫生出版社,1994:1382-1385.

[3] 徐恩多. 局部解剖学[M]. 3 版. 北京:人民卫生出版社,1989:102-112.

[4] 韩学德. 现代外科感染学[M]. 北京:科学技术文献出版社,1995:352.

[5] 朱松明. 创伤和手术后急性非结石性胆囊炎 21 例临床分析[J]. 中级医刊,1997,5(32):27-28.

(载于《实用新医学》,2000 年第 4 期)

三 临床学术篇

庆大霉素液外用治疗Ⅱ度烧烫伤 126 例观察

我院门诊从 1996 年 8 月至 2000 年 4 月共诊治 126 例Ⅱ度烧烫伤患者,均采用创面暴露、庆大霉素液外涂,取得了明显的疗效,现报告如下:

一　一般资料

126 例中男 75 例,女 51 例;年龄最小 2 岁,最大 65 岁,平均 30.4 岁。烧烫伤面积均小于 13%。其中浅Ⅱ度烧烫伤 115 例,深Ⅱ度烧烫伤 11 例。蒸汽烫伤 13 例,铁水烫伤 16 例,热液烫伤 85 例,火烧伤 12 例。烧烫伤部位:手 14 例,前臂 16 例,面部 15 例,胸部 7 例,腹部 6 例,足 27 例,小腿 23 例,大腿 15 例,腹股沟 3 例。

二　方法

常规治疗外,创面用 0.1%新洁尔灭清洗后,用配好的庆大霉素液(500 mL 生理盐水加入庆大霉素 16 万 U)外涂,每日 5～10 次。夏秋季涂药后用台扇吹干,冬春季涂药后用灯泡烘干。创面大于 0.5 cm 水疱均需用尖刀挑破。创面每日用 0.1%新洁尔灭棉球拭净分泌物,直至痂皮脱落。

三　结果

浅Ⅱ度烧烫伤:夏秋季,3 日内结薄痂,2 周脱痂,3 周完全脱落;冬春季,1 周内结痂,3 周脱痂,4 周完全脱落。深Ⅱ度烧烫伤:10 日左右结痂,4 周逐渐脱痂。浅Ⅱ度烧烫伤并发感染 2 例,色素沉着 43 例,瘢痕 1 例,色素减退 2 例。深Ⅱ度烧烫伤并发感染 3 例,色素沉着 11 例,瘢痕 2 例。5 例并发感染者均经局部换药而愈,总治愈率 96%。

四　讨论

　　热力、电能、化学物质和放射线等是造成皮肤烧烫伤的主要原因。浅Ⅱ度伤深达表皮基底层和真皮浅层乳头层,无感染时,2周左右愈合,不遗留瘢痕,短期内有色素沉着。深Ⅱ度创面损及表皮、真皮深层及部分皮肤附属器,痂皮脱落后创面主要靠残有皮肤附属结构及四周表皮细胞爬行修复。无严重感染,3～4周痊愈,愈后可产生瘢痕。头颈、会阴及大面积Ⅱ度烧烫伤创面宜用暴露疗法,而肢体创面多用包扎疗法。包扎敷料面积及厚度不足常导致创面感染。而应用庆大霉素液外涂具有以下优点:① 创面充分暴露,庆大霉素与创面渗液及坏死组织通过人为加速干燥,形成痂壳,多次涂药以保护创面免遭损伤和污染。② 庆大霉素对革兰阴性杆菌效果较好,尤以对绿脓杆菌有较强作用。③ 抗药性形成慢,即使形成抗药性,停药后细菌仍可恢复敏感性,因此要间断涂药。④ 外用难吸收,局部有较高的药物浓度,不会因创面大吸收过多而造成毒性反应。⑤ 来源广,价格低廉,浓度配置容易,并发感染率低,是基层医院治疗Ⅱ度烧烫伤的较好办法,而且简单便于推广。

（载于《现代中西医结合杂志》,2001年第9期）

三　临床学术篇

单次皮损内注射曲安奈德治疗慢性湿疹、神经性皮炎效果观察

我科自 1999 年 9 月至 2003 年 1 月用曲安奈德局部封闭治疗慢性湿疹、限局性神经性皮炎 46 例,靶皮损 101 块,取得满意疗效,现将结果报告如下:

1. 临床资料

46 例患者中男 28 例,女 18 例,年龄 14～72 岁,病程 6 个月至 23 年;24 例为限局性神经性皮炎,22 例为慢性,其皮损均肥厚增粗,2 周内未使用外用药,靶皮损共 101 块,其中臀部 2 块、肘部 5 块、颈部 21 块、足部 38 块、肩部 3 块、枕部 1 块、手部 17 块、小腿 11 块、颞 部 2 块;皮损面积(2 cm×1.5 cm)～(10 cm×8 cm),用曲安奈德、利多卡因各 1 mL,生理盐水 2 mL 混合后,皮损内单次注射,皮损变为苍白稍隆起为止,每次注射曲安奈德不超过 3 mL,皮损较多病例间隔 2 周后注射。

2. 疗效评价及标准

痊愈:皮损完全消退,痒感消失;显效:皮损消退 60% 以上,稍有痒感;无效:皮损消退不足 30% 或无变化。靶皮损复发以 6 个月为限。

3. 结果

所有皮损均单次注射,痊愈 99 块,显效 2 块,总有效率 100%,复发 5 块,均为限局性神经性皮炎,复发率为 4.95%;局部白癜风样脱失斑 2 例,皮肤萎缩 3 例,均数月后恢复。妇女月经改变 1 例,停药 2 月后恢复正常。

4. 讨论

慢性湿疹、限局性神经性皮炎为皮肤慢性炎症浸润,病程长、症状明显,因皮损肥厚而影响外用药物渗透吸收而影响疗效[1]。洪焕松将去炎松与美兰混合皮下注射治疗肛周湿疹,总有效率 100%[2]。江连枝采用曲安奈德原液注射,治疗慢性湿疹,痊愈率 83.3%,引起局部皮肤萎缩 3.09%,白癜风样脱失斑 2.47%,毛细血管扩张占 0.62%,无菌性脓肿 0.62%,妇女月经改变 4.35%[3]。

曲安奈德浓度为中效皮质激素,皮损内注射药物浓度分布均匀,起效快,维持时间长。笔者将曲安奈德浓度稀释 4 倍,颈部等柔嫩处皮损的注射药物浓度或适当再稀

释,行单次注射,其副作用大大减少且随访期内复发率低,是治疗慢性湿疹、限局性神经性皮炎肥厚皮损的行之有效的方法,值得应用推广。

参 考 文 献

[1] 顾志英,王侠生,罗邦国,等.得宝松治疗神经性皮炎等皮肤病 118 例临床疗效总结[J].临床皮肤科杂志,1997,26(2):113.

[2] 洪焕松.美兰注射液封闭治疗肛周湿疹 32 例[J].中国全科医学杂志,1999,2(1):25.

[3] 江连枝.曲安缩松局部注射治疗慢性湿疹副作用观察[J].中国皮肤性病学杂志,2001,15(3):210.

(载于《现代医学与临床》,2003 年第 12 期)

三 临床学术篇

阴茎硬化性淋巴管炎及梅毒诊 1 例

一　病例摘要

患者,男,54 岁,农民,丧偶。阴茎条索状肿块 1 个月,患者三月前有非婚性交史,一月后阴茎冠状沟出现黄豆大小溃疡,无疼痛,未作治疗一周后痊愈。一月前发现阴茎冠状沟及背侧出现条索状肿块,无疼痛。在外科拟"阴茎海绵体硬结症"治疗,效不著,遂来我科就诊。

检查:系统检查未见异常。皮肤科情况:胸腹散在隐约可见豌豆大小玫瑰色丘疹,二掌跖少量散在点状红斑,无脱屑。阴茎背侧,冠状沟分别可见弯曲索状物,肤色,硬如软骨,可活动,无压痛,冠状沟明显溃疡愈合痕迹,腹股沟淋巴结未能及,查 RPR 阳性,TPHA 阳性。

初步诊断:阴茎硬化性淋巴管炎。二期梅毒,青霉素皮试强阳性。给予盐酸多西环素片,0.1 g,每日 2 次,共 15 天,一月后复诊皮疹及索状物消失,之后失访。

二　讨论

阴茎硬化性淋巴管炎病因不清,可能与感染、创伤、刺激有关。而此病例则很大可能为梅毒螺旋体感染所致的所属淋巴管肿大。其下疳史、梅毒疹、RPR 及 TPHA 阳性以及驱梅治疗后肿块很快消失则支持此诊断。梅毒疹一般发生在下疳出现后 6～8 周,15%～32%病例出现硬下疳与二期梅毒疹共存。该患者硬下疳愈合快,梅毒疹少且无症状故被忽视。因此临床中遇到阴茎硬化性淋巴管炎,应详细询问病史及血清检查,以免漏诊,望引起同道重视。

（载于《皮肤病与性病》,2004 年第 2 期）

阴茎结核诊合并假铜绿单胞菌 1 例

患者,男,60 岁。因阴茎头反复破溃流脓 6 年加重 30 天就诊。6 年前因包皮过长行包皮环切术,术后阴茎头、包皮内板反复发生米粒、黄豆大小红丘疹,继之破溃、流脓,多次在他院被诊断为"生殖器疱疹""龟头炎"。作梅毒血清学检查(一),抗炎或抗病毒治疗,遗留凹陷性瘢痕,每年发作多次,此起彼伏。近一月来阴茎头、包皮内板出现 3~4 枚黄豆大小红丘疹,顶端脓包,尿道口右侧蚕豆大小溃疡,波及尿道外口,伴疼痛。患者 40 年前患有肺结核、皮肤淋巴结核史,经不规则抗痨已治愈,否认反复口腔溃疡史。

体检:一般情况好,系统检查未见异常。皮肤科情况:阴茎头均匀肿胀,尿道外口右侧可见直径 1.5 cm 溃疡,基底凹凸不平,有黄色分泌物,恶臭,边缘不规则,其上方及阴茎头左侧包皮内板约 5 枚黄豆或绿豆大小红丘疹,部分顶端脓包,破溃,周围可见数个凹陷性瘢痕。

实验室检查:血、尿常规正常,肝功能正常,两对半中 HBeAB(+),HBcAB(+),OT 试验(+),胸透心肺未见异常。血清梅毒特异抗原(一),尿道分泌物衣原体、支原体、淋球菌均阴性。阴茎溃疡病理:组织被覆复层鳞状上皮,上皮脚增生下延,灶区上皮消失,有较多的中性白细胞、淋巴细胞、浆细胞浸润,间有血管增多(扬州大学医学院附属医院病理科)。

治疗及随访:给予青霉素、洛美沙星胶囊、呋锌油等治疗,溃疡渐扩大,阴茎头肿加重。为明确诊断,遂转至中国医学科学院皮肤病研究所检查,阴茎头分泌物直接镜检阴性,培养为假铜绿单胞菌生长,对氧氟沙星、庆大霉素敏感。组织块直接细菌培养未生长。阴茎溃疡再次取材病理:角化不全,棘层肥厚,皮突延长,真皮内大片变性坏死区,弥漫性淋巴细胞为主体酸性粒细胞,中性粒细胞混合炎细胞浸润,真皮内可见圆性黑色异物,PAS 染色未见孢子、菌丝。考虑结核性病变并发感染,给予利福平、氧氟沙星片口服,庆大霉素液、呋锌油外用。一周后溃疡缩小,创面分泌物减少,继续单服利福平 3 周。溃疡创面痊愈,遗留可凹性瘢痕,随访 2 年未复发。

讨论:阴茎结核疹是丘疹坏死性结核疹的一种特殊类型,好发于阴茎头,表现为丘

三 临床学术篇

疹或结节,多出现坏死、化脓、溃疡,可渐自愈,留有凹陷性瘢痕[1]。该病例组织病理不典型及培养未分离出分枝杆菌,而培养出条件致病菌假铜绿单胞菌,可能与患者长期未能确诊,不规则用药有关。根据典型的病史,组织病理检查,OT 试验(+)及抗结核疗效显著,则支持阴茎结核疹的诊断。

因此,临床中遇到外阴溃疡时应常规梅毒螺旋体涂片及血清学检查,同时应进行细菌涂片、培养及药敏[2]。必要时组织病理不可忽视,以减少临床中的误诊。

参 考 文 献

[1] 吴志华. 现代皮肤性病学[M]. 广州:广东人民出版社,2000:286.

[2] 赵捷,朱佳芝,陈峰. 多发性硬下疳合并产碱假单胞菌感染 1 例[J]. 临床皮肤科杂志,2000,29(4):239.

（载于《中国男科学杂志》,2004 年第 5 期）

推疣法加60％三氯醋酸点涂治疗寻常疣135例

1999年9月至2003年3月,我院皮肤科采用棉签推疣,然后用60％三氯醋酸点涂治疗寻常疣135例,取得显著疗效。现总结如下:

一　资料与方法

1. 临床病例

135例患者中,男93例,女42例,年龄8～65岁,病期2个月至3年,额部8例、鼻翼6例、下颚7例、双手背76例、前臂2例、小腿24例。疣体基底部直均小于5 mm,35例患者自行破坏性治疗而复发。

2 治疗方法

用一棉签蘸35％三氯化铁酊涂擦疣体基底部,然后将疣体固定于左手中指、食指之间,绷紧局部皮肤,右手拇指、食指夹持另一棉签,棉签端与疣体基底部呈30°向下推,当疣体基底与皮肤分离时,改为180°平推,直至疣体完全脱落,然后用35％三氯化铁酊棉签压迫止血,1分钟后用60％三氯醋酸点涂脱落面,术后不使用任何抗生素及止痛剂,创面暴露。

二　治疗结果

135例均7日后结痂愈合,无一例感染。2例因疣体基底部直径偏大,一月后复发,一次推疣治愈率达98.5％,随诊6～12个月无一例复发。

三　讨论

寻常疣的发病与乳头多瘤空泡病毒中的人乳头瘤病毒有关,临床治疗方法繁多,常常费时、痛苦,且易复发。笔者在传统推疣法基础上,加用60％三氯醋酸点涂,杀灭根部残存病毒,大大减少复发率,疣体长度越长,基底部直径越小,治疗效果越好,病例的选择是减少该推疣法复发的关键。另外推疣的棉签、棉絮稍减少,以增加硬度,效果更好。此操作简易、省时、无出血、无痛苦,复发率极低,值得应用推广。

（载于《皮肤病与性病》,2005年第1期）

三　临床学术篇

龟头环状肉芽肿 1 例

患者,男,22 岁。因龟头丘疹 4 个月于 2007 年 3 月来我院就诊,患者 4 个月前无意中发现龟头正中环形皮疹,呈淡红色,时轻时重,无瘙痒,疼痛,在他院先后拟"生殖器疱疹""念珠菌性龟头炎"治疗,收效甚微,发病以来,皮损无明显扩大。

体格检查:龟头正中可见针头大小的淡红色丘疹、丘疱疹,组成半环形皮损,宽约 0.2 cm,间有糜烂。躯干皮肤未见同类皮疹。实验室检查:TPHA(一),RPR(一),抗 HIV 抗体(一)。皮肤组织病理检查:真皮内有肉芽肿性浸润。中心为轻度嗜碱性胶原组织及沉积的黏蛋白。

诊断:龟头环状肉芽肿。

治疗:给予澳能乳膏(卤米松)外用,2 次/天,7 天后皮疹全部消退,未复发。

讨论:环状肉芽肿以躯干四肢为常见,龟头皮疹较为少见,此报道望引起同行重视,较少误诊。

(载于《皮肤病与性病》,2009 年第 1 期)

2型糖尿病并发顽固性念珠菌性包皮阴茎头炎7例临床诊治分析

念珠菌性包皮阴茎头炎是由白色念珠菌引起的一种真菌病,病程长,迁延难愈,且近年来逐年增多[1]。常规局部和(或)系统抗真菌药物治疗,效果很明显。笔者从2007年9月到2012年1月在我院门诊治疗了7例2型糖尿病并发顽固性念珠菌性包皮阴茎头炎患者,常规多次、反复治疗均无效,现对其临床资料进行回顾性分析,将其诊治,误诊体会报告如下:

一 临床资料

1. 一般资料

7例患者均为男性,年龄33～60岁,平均年龄43.6岁。病程1～12个月,平均病程7.1个月。7例患者均有包皮过长史,其中6例患者因反复发作导致继发性包茎。有5例患者发病前有不洁性交史。7例患者在来我院就诊前均在外院确诊为"念珠菌性包皮阴茎头炎",多次局部和(或)系统进行抗真菌药物治疗,均无明显疗效。2例患者在就诊前患有2型糖尿病,口服消渴丸,血糖控制不稳定,其中1例合并双侧腹股沟斜疝。家族史中1例患者其母亲有2型糖尿病史。

2. 皮肤科检查

7例患者均可见包皮过长,包皮远端潮红、糜烂、充血水肿。其中6例患者包皮远端出现增生增厚,变硬及纵行干裂,勉强上翻露出1/3阴茎头时包皮远端出现皲裂出血,阴茎头表面、尿通外口、包皮内板潮红、糜烂、渗液,有少量白色分泌物,腥臭味。另外1例患者能顺利上翻露出阴茎头及冠状沟,局部皮损较前减轻。7例患者局部淋巴结均未能及增大。

3. 实验室检查

7例患者中5例快速血浆反应素(RRR)试验,梅毒螺旋体血液凝集试验(TPHA),人类免疫缺陷病毒(HIV)抗体均阴性,另外2例否认有不洁性交史,拒绝检测。7例患者中5例真菌镜检直接镜检阳性,另外2例为阴性(以上检测均在外院进行)。

三 临床学术篇

二 治疗及随访

7 例患者均诊断为念珠菌性包皮阴茎头炎,给予 1∶5 000 高锰酸钾液清洗浸泡阴茎 15 分钟,1％克霉唑乳膏,2％硝酸咪康唑乳膏分别交替外涂,每日 2 次,涂药后并按摩,共 2 周,继发性包茎不能完全暴露阴茎头者给予棉签环状涂药,同时给予氟康唑胶囊口服或氟康唑氯化钠注射液静滴 1 周,疗程中禁止性生活或使用避孕套。2 周后复诊,7 例患者包皮、阴茎头皮损均无明显好转。

7 例患者经多次、反复局部和(或)系统抗真菌药物治疗 1～6 个月,均无明显疗效。2 例患者作包皮环切术前检查时,空腹血糖(FPG)分别为 11.6 mmol/L、15.6 mmol/L。3 例患者出现口干,多饮及体重明显减轻时查空腹血糖(FPG)分别为 8.8 mmol/L、11.3 mmol/L、11.6 mmol/L。余 2 例原有 2 型糖尿病患者空腹血糖分别为15.5 mmol/L、13.8 mmol/L。7 例患者控制血糖满意后,局部未作特殊处理,1～3 个月后复诊,原皮损明显好转,直至恢复常态。随访 1～5 个月无明显复发,其中 2 例患者主动要求作了包皮环切术。

三 讨论

念珠菌是假丝酵母菌属的一种,为条件致病菌,可存在于健康人体内,当机体抵抗力下降,致病菌易侵犯黏膜、皮肤、消化道、呼吸道和神经等多系统引起疾患。念珠菌性包皮阴茎头炎多由于患者包皮过长,念珠菌极易在温热包皮内大量生长繁殖。患者中,中青年占多数,频繁性生活易损伤包皮而致念珠菌感染[2]。念珠菌性包皮阴茎头炎可为原发性,也可为继发性。后者常继发于糖尿病、老年消耗性疾病,以及长期大量使用广谱抗生素、激素后菌群失调或其配偶有念珠菌性阴道炎。于病变部位取材直接镜检和培养可找到念珠菌。有时阴茎头部为念珠菌感染引起的过敏炎症,在这种情况下病原体检查常为阴性。反复发作的念珠菌性包皮阴茎头炎可引起包皮干裂、纤维化和阴茎头组织硬化性病变[3]。念珠菌性包皮阴茎头炎多以外用药物为主,咪唑类及环吡酮类药物首选,疗程 1～2 周[4]。

糖尿病患者常发生疖、痈等皮肤化脓性感染,可反复发生,有时可引起败血症或脓毒血症,皮肤真菌感染如足癣、体癣也常见。真菌性阴道炎和巴氏腺炎是女性患者常见并发症,多为白色念珠菌感染所致[5]。

7 例患者前后均在我市多家医院,多次、反复、局部和(或)系统抗真菌药物治疗均未获得满意疗效,7 例患者均被误诊,其疗效不明显的原因有:① 长期反复发作后形成继发性包茎、包皮内板、阴茎头、冠状沟得不到充分暴露和完全的彻底清洗,外用抗真菌药物达不到预期效果。② 过度注重强调了局部病变的单纯治疗,忽视了原发病的检查和治疗。③ 忽视了原2型糖尿病的血糖控制,以致含糖尿液成为良好的培养基使病菌快速生长;另外,也忽视了包皮垢的慢性刺激对黏膜的损伤。

四　体会

通过对7例患者1~6个月的治疗,笔者体会如下:① 为提高镜检率[6],在真菌检测、真菌培养及药敏试验前4周不要系统使用抗真菌药物,2周内不外用抗真菌药物。② 临床确诊念珠菌性包皮阴茎头炎后,应及时查空腹血糖,以明确其病因。③ 凡病因明确者应针对其致病因素进行特殊处理。④ 让患者动员其性伴就诊检查,宜同时治疗,减少复发[7]。⑤ 包皮过长者,待急性炎症控制及血糖控制稳定后进行包皮环切术[8]。

总之,临床上遇到顽固性念珠菌性包皮阴茎头炎,症状明显,炎症较为剧烈,对常规抗真菌药物治疗不敏感者,应首先考虑是否患有糖尿病,已患有糖尿病的应复查空腹血糖,一旦发现血糖异常,控制血糖是关键。撰写此文望引起临床皮肤科和泌尿科医师们的高度重视,以避免误诊和延误治疗。

参 考 文 献

[1] 辛林林,李承明,杨志玉,等. 1%联苯苄唑霜治疗念珠菌性包皮龟头炎[J]. 临床皮肤科杂志,1998,27(1):44 - 45.

[2] 郑葆强.复方康纳乐霜治疗念珠菌性龟头炎56例疗效观察[J]. 皮肤病与性病,2006,28(1):51.

[3] 赵辨. 临床皮肤病学[M]. 3 版. 南京:江苏科学技术出版社,2001:1103.

[4] 朱学骏,顾有守,沈丽玉.实用皮肤病性病治疗学[M]. 3 版. 北京:北京大学医学出版社,2005:60.

[5] 陆再英,钟南山. 内科学[M]. 2 版. 北京:人民卫生出版社,2010:775.

[6] 仲询.兰美抒乳膏治疗包皮龟头炎48例临床分析[J]. 中国皮肤性病学杂志,2004,18(5):319.

[7] 赵淑肖,贾彩霞.派瑞松霜治疗念珠菌性包皮龟头炎34例[J]. 中国皮肤性病学杂志,2001,15(2):139.

[8] 欧永翔. 改良包皮环切术治疗包皮过长及包茎85例[J]. 皮肤病与性病,2008,30(1):38 - 39.

(载于《中国男科学杂志》,2012 年第 9 期)

三 临床学术篇

湿润烧伤膏治疗皮肤挫擦伤后溃疡的临床体会

皮肤挫擦伤在日常生活中极为常见,其治疗也颇为简单,但是发生较大溃疡后,治疗却较为棘手,创面处理烦琐,愈合时间较长。2011年12月门诊治疗1例皮肤挫擦伤后溃疡,全程外用湿润烧伤膏(MEBO)换药治疗,取得了良好的效果。现对其临床表现及诊治体会报道如下:

一 临床资料

患者,女性,37岁,入院20天前骑电动自行车时与迎面行驶的两轮摩托车相撞,车轮与左小腿内侧下段接触,致左小腿内侧下段形成4.0 cm×15 cm大小皮肤擦伤创面,无明显渗血,其下段约内踝上10 cm处可见5.0 cm×3.0 cm大小的创面肿胀,瘀血明显,经过抗感染及活血化瘀治疗后,肿胀、瘀血逐渐消退,留下5.0 cm×3.0 cm大小的结痂,20天后痂皮被患者自行揭下,露出4.0 cm×2.3 cm椭圆形创面,创面肉芽组织新鲜,无明显渗血,可见皮下脂肪,隐约可见部分肌筋膜,溃疡边缘整齐,左踝关节X片显示:左踝关节诸骨未见骨性破坏。

二 治疗方法与结果

(1)治疗原则:原则上不损伤正常组织,不使创面出血,换药时不用碘酒、双氧水、酒精、新洁尔灭等消毒剂清洗创面,局部及全身均不用抗生素。规范遵循MEBT/MEBO技术的"三不原则",即不使患者疼痛、不使创面出血和不损伤正常组织,以保证创面生理性再生修复[1]。

(2)治疗方法:清除创面表层分泌物及坏死组织,外用无菌生理盐水清洁后用无菌纱布拭干,将MEBO均匀涂于创面,药膏厚度为3~4 mm,外用无菌干纱布覆盖包扎,使创面完全封闭于药膏下,药膏充分与创面接触,不留死腔,每日换药一次,每次换药前均使用干纱布清洁干净创面后再涂新药,直至创面愈合。

(3)治疗结果:用药20天复诊,溃疡创面渗出量较前减少,水肿逐渐消退,创面周围红肿不明显,疼痛明显减轻。可见创缘有新生上皮向中心爬行,创面基底部肉芽组织生长,新鲜红润,外观呈颗粒状,并填充创面,触及易出血,创面由原来4.0 cm×2.3 cm大小缩小至3.0 cm×2.0 cm,继续给予MEBO换药处理,至37天时创面完全愈合,60

天复查创面无瘢痕,稍有色素沉着。

三 讨论

笔者在基层医院工作,曾用 MEBO 治愈各类烧伤患者几十例,此次治疗挫擦伤后溃疡还是首次,从当初治疗前的疑虑到目前治疗后的疗效肯定,结合本例治疗效果,做如下讨论。

1. 溃疡的愈合原理和传统治疗

创面小于 4 cm² 的小面积全层缺损可由创缘的表皮细胞向中心迁移完成修复,范围较大的全层皮肤缺损需要自体游离皮片移植才能完成创面修复[2]。常规移植皮片固定需 2 周左右,供皮区创面需在 3 周左右愈合,创面肉芽不健康,创面炎症、渗血、营养不良等均可使植皮失败[3]。通常通过局部使用消毒剂、庆大霉素纱布、依沙吖啶纱布、某些“药粉”、口服抗生素、局部红外线照射等方法治疗,但上述处理方法会促使创面干燥、细胞脱水、肉芽组织老化,丧失正常组织的分裂增殖能力,对组织生长无促进作用,很难从根本上解决问题,最终将被迫采取手术治疗[4]。创伤性皮肤缺损目前的治疗方法主要以常规换药、负压吸引、植皮或皮瓣手术来解决皮肤缺损问题,但这些方法存在着临床效果差,病程长,需要一定的手术条件,费用高,患者痛苦大等问题[5]。在开放性伤口的愈合处理中,传统的干燥疗法可使创面表层坏死,影响上皮组织再生,远不如湿润疗法[6]。

2. 湿润烧伤膏的药理机制

MEBO 的主要有效成分为天然 β-谷甾醇、黄芩苷和小檗碱,具有抗感染能力强,阻菌、抑菌、排菌和促进细菌变异与破坏细菌的生存条件,使细菌失去侵袭活组织的能力及降低细菌毒素的作用[7]。MEBO 能促细菌变异,降低致病菌的毒力和侵袭力,可以增强吞噬细胞的功能和溶菌酶的释放,提高机体的非特异性免疫功能[8]。MEBO 所含的多种氨基酸、脂肪酸及糖类等营养物质能促进上皮细胞生长[9]。MEBO 有活血化瘀的作用,可改善微循环,增强局部血流,有利于局部软组织及皮肤细胞生理性再生和修复,保护局部神经末梢,达到止痛的目的[10]。β-谷甾醇等成分可有效发挥抗炎作用,减少局部感染机会,具有“清道夫”式的引流作用,可将坏死组织及感染物液化排出[11]。MEBO 在减少水分蒸发的同时为创面提供了近似生理性的湿润环境[12]。使用后创面不结痂,不感染,有效地防止了传统创面反复干燥结痂导致的延迟愈合[13]。还能激活创面深层的潜能再生细胞使其能转化为干细胞,并经活化、分裂、增殖、分化达到再生修复创面的目的[14]。同时,可以遏制成纤维细胞过度分化增殖,防止胶原蛋白黏多糖过量合成分泌和过多的沉积,减少了瘢痕的生成,减轻了肌成纤维细胞收缩所致的瘢痕挛缩[15]。

157

三 临床学术篇

3. 治疗体会

在基层临床工作中,使用 MEBO 治疗烧伤近 20 年,疗效肯定,已在基层广泛运用。但是 MEBO 治疗皮肤溃疡特别是较大较深的溃疡,目前在基层尚未真正推广。通过对该患者的治疗发现,此疗法操作简便,取材方便,无菌要求低,痛苦小,创面愈合快,疗效显著,值得基层医务工作者在治疗皮肤挫擦伤后溃疡时优先考虑。

参 考 文 献

[1] 徐荣祥.再生医学研究[M].北京:中国医药科技出版社,2002:28-29.

[2] 眭元庚,吴文溪,苗毅.医疗机构医务人员"三基"训练指南·外科[M].南京:东南大学出版社,2010:132.

[3] 吴阶平,裘法祖.黄家驷外科学[M].5版.北京:人民卫生出版社,1994:608-610.

[4] 郭之银,李奎涛,郭晓华.美宝创疡贴对体表慢性溃疡治疗的体会[J].中国烧伤创疡杂志,2011,23(5):389.

[5] 冯卫华,张耘,张航航.美宝创疡贴治疗创伤性皮肤软组织缺损临床体会[J].中国烧伤创疡杂志,2011,23(3):223.

[6] 杨春明.急症外科学[M].北京:人民军医出版社,2001:162-164.

[7] 李士民,常贵华,姜文荃,等.湿润烧伤膏与生物敷料治疗顽固性溃疡创面84例体会[J].中国烧伤创疡杂志,2002,14(3):174-175.

[8] 曲云英,王运平,邱世翠,等.湿润烧伤膏抗感染机理的实验研究[J].中国烧伤创疡杂志,1996,8(1):19.

[9] 徐荣祥.烧伤医疗技术蓝皮书[M].北京:中国医药科技出版社,2001:41.

[10] 徐荣祥.烧伤皮肤再生临床技术临床手册[M].北京:中国医药科技出版社,2003:13.

[11] 卓越,何国强,陈碧洲,等.MEBO 治疗小儿包皮龟头粘连的临床分析[J].中国烧伤创疡杂志,2008,20(4):311-314.

[12] 王广顺,张宝刚.家兔烧伤 MEBO 治疗对血液流变影响的实验研究[C]//烧伤湿性医疗技术论文集锦.北京,2001:61-64.

[13] 郑琥.美宝创疡贴治疗皮肤性挫擦伤 35 例临床观察[J].中国烧伤创疡杂志,2011,23(4):321.

[14] 徐荣祥.烧伤治疗大全[M].北京:中国科学技术出版社,2008:5.

[15] 张环基,李春满.MEBO 在烧伤晚期残余创面上的应用[J].中国烧伤创疡杂志,2005,17(4):279-280.

(载于《中国烧伤创疡杂志》,2012 年第 6 期)

淋病性附睾炎 5 例临床诊治体会

35 岁以下性活跃男性的急性附睾炎常由沙眼衣原体所致,淋球菌所致较少见,且与尿道炎有联系,常引起单侧阴囊肿胀与疼痛[1]。我院门诊自 2010 年 6 月至 2012 年 7 月共诊治了 5 例淋病性附睾炎,笔者通过总结分析,旨在提高临床医师对本病的认识,减少误诊误治,现报道如下:

一 资料与方法

1. 一般资料

5 例患者资料来源 2010 年 6 月至 2012 年 7 月我院门诊患者,均为男性,年龄 18～63 岁,平均 36 岁。

2. 临床资料

5 例患者均有不洁性交史,发生不洁性交后 3～5 天内出现尿频、尿痛、尿道流脓,5 例患者均自服药物治疗,症状有不同程度的减轻。尿道流脓后 5～17 天内出现患侧阴囊附睾肿痛,平均 8.6 天,出现阴囊附睾肿痛到临床就诊时间为 2～10 天,平均 4.4 天。

3. 皮肤表现

5 例患者均有包皮过长,能上翻露出阴茎头,4 例患者挤压尿道后可见脓性分泌物溢出,1 例患者因口服药物 27 天就诊,尿道无明显脓性分泌物溢出。发生部位:左侧附睾 2 例,右侧附睾 3 例。患侧阴囊皮肤明显潮红,皮温高,肿胀明显,患侧附睾明显增大,附睾头、尾部明显,质中偏硬,张力高,触痛明显,伴全身发热症状 2 例。

4. 实验室及相关检查

患者外周血白细胞$(11.1～15.3)×10^9/L$,平均 $12.8×10^9/L$,中性粒细胞百分比 75%～80%,平均 76.7%。尿常规中白细胞(＋)～(＋＋＋),隐血(±)～(＋),蛋白质(－)～(±),尿道分泌物镜检:4 例患者白细胞内找到革兰阴性双球菌,1 例因尿道无明显分泌物故未找到。

5. 治疗

4 例患者给予头孢曲松钠 3.0 静滴,每天 1 次,共 7～10 天,1 例患者给予头孢西丁钠 4.0 静滴,每天 1 次,共 7 天。

三 临床学术篇

二　结果

5 例患者均在输液后 1～2 天尿道流脓及分泌物明显减少,患侧附睾明显缩小,疼痛明显缓解,1 月后复查患侧附睾恢复常态并无压痛。

三　讨论

成人感染淋球菌后潜伏期为 1～14 天,平均 3～5 天,其后出现尿道炎,尿道口分泌物增多,治疗不及时则上行蔓延[2]。在男性淋球菌由前尿道上行感染,蔓延至后尿道,引起后尿道炎、前列腺炎、精囊炎、附睾炎,临床表现局部红肿热痛、触痛。脓性分泌物涂片对男性淋球菌性尿道炎的敏感性达 95%,对无症状或症状轻微,无或少分泌物的患者不适合做涂片检查[3]。

淋病性附睾炎以针对淋病的药物治疗为主,有合并症的淋病,头孢曲松钠或大观霉素首选并连用 10 日[4]。须与睾丸扭转及外伤相鉴别,卧床休息,抬高阴囊可促进症状缓解[1]。

笔者通过对 5 例患者的诊治体会如下:① 临床上遇到一侧附睾炎的患者在排除外伤,扭转后应仔细询问有无不洁性交史及尿道流脓史,一旦有尿道流脓史,无论其尿道分泌物是否找到革兰阴性双球菌,皆应针对淋病治疗,否则疗效不明显,也不彻底。② 一旦诊断为淋病性附睾炎,应首选头孢曲松钠或大观霉素,疗程 7～10 天。如遇头孢曲松钠过敏者,且无大观霉素时,可改用阿奇霉素 0.5 g 静滴,共 10 天。③ 目前淋病的发病率逐年减少,可能与患者的自身防护意识增强及发生不洁性交后自行口服药物有关,就诊时可出现尿道无脓性分泌物情况,应详细询问病史。④ 患者治疗的同时,应建议其性伴侣同时治疗,防止其复发或迁延不愈。

笔者总结撰写此文,望引起临床皮肤科、泌尿科及男科医师的高度重视,以减少误诊误治,延误治疗。

参 考 文 献

[1] 吴志华.现代皮肤性病学[M].广州:广东人民出版社 2000:338.

[2] 赵辨.临床皮肤病学[M].3 版.南京:江苏科学技术出版社,2001:528-529.

[3] 朱学骏,顾有守,沈丽玉.实用皮肤性病治疗学[M].3 版.北京:北京大学医学出版社,2006:495-496.

[4] 靳培英.皮肤病药物治疗学[M].北京:人民卫生出版社,2004:348.

(载于《中国男科学杂志》,2013 年第 1 期)

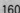

皮肤鳞状细胞癌 13 例临床诊治体会

皮肤鳞状细胞癌，简称鳞癌，是一种起源于表皮或附属器，癌细胞有不同程度角质形成的恶性肿瘤。可发生于皮肤或黏膜，通常在某些皮损如日光性角化病、慢性溃疡、瘢痕组织、放射性皮炎、慢性盘状红斑狼疮及黏膜白斑、砷角化病等基础上发生表面结痂，可有脓性渗出物，恶臭，基底浸润，边界不清，质坚韧，易出血[1]。现将我院门诊(1996—2011 年)13 例皮肤鳞状细胞癌患者的临床资料进行整理分析，报告如下：

一 临床资料

1. 一般资料

13 例患者中女性 9 例，男性 4 例，年龄 50～86 岁，病程 1～24 个月，发生部位鼻尖 1 例，鼻根 1 例，阴茎头 2 例，右小腿 1 例，颧部 1 例，颞部 3 例，下颌角处 1 例，颊部 2 例，头顶 1 例。2 例阴茎头病变者均有 10 年以上吸烟史。13 例患者均无该病家族史。

2. 皮肤科检查

2 例阴茎头处皮损为 2.0 cm×2.3 cm×0.5 cm，2.2 cm×2.3 cm×0.4 cm，表面呈菜花状，淡红色，基底宽，蒂短，无脓性分泌物，触之易出血。1 例鼻根、1 例鼻尖部位皮损直径均在 1.0 cm 左右，中央呈溃疡状，边缘隆起，凹凸不平，无脓性分泌物，触之易出血。其余 9 例皮损呈菜花状或疣状，直径 1.5～5.0 cm 大小，基底部交界处有浸润，组织质韧，水肿，触之易出血、易破裂。其中 4 例挤压后有脓血性分泌物，并有恶臭。13 例患者局部淋巴结均未触及增大。

3. 实验室检查

所有患者血、尿常规、凝血酶原时间及快速随机血糖均无异常。2 例阴茎头部位者快速血浆反应素(RPR)实验，梅毒螺旋体血球凝集试验(TPHA)均为阴性。

4. 组织病理检查

对 13 例患者皮损进行组织病理检查，HE 染色 10×10 结果示异性鳞状上皮增生角化,角化亢进或角化不良,细胞核深染,可见核分裂,棘层松解。

二　治疗及随访

13例患者中,8例行单纯手术治疗,1例行扩大手术切除＋术后放疗,2例行烧灼切除,2例放弃治疗。对11例接受治疗的患者分别进行1个月至16年的随访,全部患者健在,并且病灶无转移。

三　讨论

大多数鳞癌的发生具有病因和(或)相关的易感因素,但致癌的确切机制未明,可能与致癌作用于DNA高分子和其他细胞成分有关。日光因素、砷剂、烃类、热力因素、瘢痕、病毒、免疫抑制以及许多慢性瘢痕、溃疡、瘘道和长期的良性皮肤病偶引起癌变[2]。

早期发现、早期诊断、早期手术切除是提高鳞状细胞癌患者生存率的关键。一般主张早期行肿瘤广泛切除加局部淋巴结清扫,术后放疗的治疗方案,术后的局部放疗依据病灶的大小及浸润深度而决定,对早期、较小的病灶,手术治疗能使患者的5年生存率达到90％以上,但对病灶大、病程长的患者应采取积极的局部放疗。肿瘤的原发部位、大小,患者的年龄、性别,有无扩散转移等因素与预后有关[3-4]。

13例鳞癌患者中,2例经高频电离子单纯烧灼治疗,9例行扩大手术切除,我们分别对其随访1月至16年,均无复发和(或)转移,证实鳞癌发现越早,病灶越小,治疗越早,治疗效果及生存率越高。

鳞癌需要与Bowen病,基底细胞癌,脂溢性角化等相鉴别。脂溢性角化病,一般不需要治疗,仅是美容问题,如有瘙痒或发生炎症时则可手术切除[5]。Bowen病、基底细胞癌,一经确诊治疗同鳞癌。

笔者认为包茎患者应尽早治疗,包皮过长反复发生包皮阴茎头炎患者应行包皮环切术。如遇到溃疡长期不愈合、脂溢性角化、皮角发生潮红、糜烂、溃疡及临床不典型炎性丘疹或疣状物应尽早行病理检查。对于老年人面部疑有肿瘤者应多个部位取材行组织病理检查,以避免误诊和漏诊,延误最佳治疗时机[6]。

参 考 文 献

［1］朱学骏,顾有守,沈丽玉.实用皮肤病性病治疗学［M］.3 版.北京:北京大学医学出版社,
2006:472－473.

［2］吴志华.现代皮肤性病学［M］.广州:广东人民出版社,2000:970－973.

［3］刑传平,曹晓哲,李宁,等.皮肤 MerRel 细胞癌 3 例［J］.临床皮肤科杂志,2003,32
（6）:338－339.

［4］杨亚东,鲁元刚,伍津津,等.基底细胞癌 18 例手术治疗效果分析［J］.临床皮肤科杂志,
2005,34(2):126.

［5］赵辨.临床皮肤病学［M］.3 版.南京:江苏科学技术出版社,2001:1111－1114.

［6］方木平,何玮,刘汉忠.鼻部鳞状细胞癌 1 例［J］.临床皮肤科杂志,2005,34(4):241.

（载于《皮肤病与性病》,2013 年第 1 期）

三 临床学术篇

五皮饮治疗地塞米松致全身水肿 2 例

基层全科医疗实践与创新

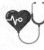

一　临床资料

例 1　患者甲,63 岁。因全身水肿 10 天就诊。患者 15 天前因躯干四肢出现大小不等红丘疹伴瘙痒渗出,在我院皮肤科门诊诊断为"急性湿疹",给予生理盐水 250 mL,注射克林霉素磷酸酯 0.9 g,地塞米松磷酸钠注射液 5 mg 静滴,共 3 天,肤痒颗粒 5 g,tid,po,盐酸赛庚啶片 2 mg,tid,po。治疗 3 天后,面部、四肢出现水肿并逐渐加重,伴有头昏、乏力、纳差等不适症状遂来我院就诊。患者 20 年前患有慢性乙型肝炎病史。否认高血压、糖尿病、冠心病史,查体,系统检查未见异常。皮肤科检查,面部,两上睑明显水肿,双下肢膝关节以下明显可凹性水肿,全身原皮疹大部分消退。实验室检查:血常规(一),尿常规(一);B 超:肝胆脾胰肾未见异常。肝功能(一),两对半(一),HBsAg(+),HBeAg(+),HBcAb(+)。诊断:地塞米松致全身水肿。治疗:停止使用任何药物,给予五皮饮,生姜皮 9 g,桑白皮 10 g,陈皮 12 g,大腹皮 10 g,茯苓皮 10 g,每日 1 剂,水煎分早晚两次口服。3 天后复诊水肿明显消退,5 天后电话随访恢复常态。

例 2　患者乙,56 岁。因全身浮肿 3 天就诊。患者 15 天前无明显诱因,面、颈、躯干四肢出现大小不等的红丘疹伴瘙痒,搔抓后出现糜烂,渗出渗液及疼痛。10 天后在我院皮肤科门诊诊断为"夏季皮炎",给予生理盐水 500 mL,乳糖酸阿奇霉素注射液 0.5 g,地塞米松磷酸钠注射液 5 mg 静滴,共 3 天,盐酸赛庚啶片 2 mg,一天三次,口服。治疗后第 3 天全身皮疹明显消退,瘙痒显著减轻,面部、四肢出现水肿,未引起重视,欲等待其自行消退。3 天后面部、躯干、四肢出现明显水肿,伴头昏、乏力、纳差等不适症状遂来我院就诊。患者 15 年前有肾盂肾炎病史,否认高血压、糖尿病、冠心病史。查体:系统检查未见异常。皮肤科检查:面部明显水肿,两上睑,下垂,双下肢为可凹性水肿,全身原皮疹大部分消退,双下肢胫前隐约可见散在淡红色丘疹,压之色退。实验室检查:血常规(一),尿常规中白细胞(+),肝功能(一),两对半(一),肾功能(一),电解质中血钙 2.2 mmol/L,心电图未见异常,胸透未见异常;B 超:肝胆脾胰肾未见异常。诊断:地塞米松致全身水肿。治疗:停止使用任何药物,给予五皮饮,生姜皮 9 g,桑白皮 10 g,陈皮 12 g,大腹皮 10 g,茯苓皮 10 g,每日 1 剂,水煎分早晚口服。3 天后复诊水肿明显消退,头昏、纳差消失。5 天后电话随访恢复常态。

二　讨论

水钠潴留是糖皮质激素的常见副作用,往往在长期大量使用糖皮质激素的基础上发生。由于过量激素引起脂质代谢和水盐代谢紊乱的结果,表现为满月脸、水牛背、皮肤变薄、水肿等,停药后可自行消失。短期小剂量静脉使用地塞米松磷酸钠注射液引起全身明显水肿,临床报道较为少见,可能与机体对糖皮质激素高度特异敏感有关。

地塞米松磷酸钠注射液,所致全身明显水肿为脾虚湿盛气滞水泛之皮水证,脾湿壅盛,泛溢肌肤,一身悉肿,肢体沉重,小便不利。利水消肿为君,大腹皮行气消胀,利水消肿;陈皮理气和胃,醒脾化湿共为臣。佐以生姜皮和脾散水消肿;桑白皮清降肺气,通调水通以利水消肿。五药皆用皮,善行皮间水气,本方利水消肿与利肺健脾同用,气行则水行,则皮水自除。

地塞米松磷酸钠注射液在临床中使用较为广泛,当遇到糖皮质激素致全身水肿时,五皮饮不失为一有效良方,值得广大临床医师的引用借鉴和运用。

（载于《中医临床研究》,2013 年第 3 期）

三　临床学术篇

改良丝线结扎法治疗寻常疣 14 例

寻常疣,祖国医学中称"千日疮""刺瘊",病程慢性,不少患者即使采用深度破坏性治疗方法,仍有 1/3 数量会复发。因此,对疣的各种局部治疗的疗效评估应特别慎重,对一些能造成永久性瘢痕的疗法不宜使用[1],于 2012 年 1 月至 6 月,我院门诊在单纯丝线结扎法治疗丝状疣、指状疣的基础上加以改良[2],对 14 例患者 19 处皮损在单纯丝线结扎法无法操作完成的情况下,采用改良丝线结扎法结扎,取得了满意疗效,现将临床观察总结报道如下:

一 资料与方法

1. 一般资料

14 例患者 19 处皮损均为 2012 年 1 月至 6 月我院门诊病例,其中男性 7 例,女性 7 例,男女之比为 1∶1,年龄 17～65 岁,平均 48.2 岁。病程 1 个月至 2 年,平均 6.8 个月。

2. 皮肤表现

皮损部位:头顶部 1 处,颈部 2 处,面颊部 6 处,手腕背部 3 处,股前 2 处,鼻翼部 2 处,头枕部 2 处,上眼睑 1 处。疣体基底部直径在 0.2～1.8 cm,疣体蒂长 0.2～0.4 cm。1 例患者曾经高频电离子治疗后复发,5 例患者自行破坏性治疗失败,14 例患者均在外院被要求作二氧化碳激光、液氮冷冻或手术切除治疗。

3. 治疗方法

用碘伏消毒疣体基底部,助手用医用小纹式弯钳中部轻夹疣体基底部,然后向下用力按压,术者用"1"号无菌医用缝合丝线在纹钳下方徒手结扎疣体基底部,再次消毒结扎处,术后每日用碘伏消毒 1～2 次,直至疣体干枯脱落,首次结扎 7 天后疣体未干枯者,如上重复结扎 1 次即可。

二 治疗结果

14 例患者 18 处皮损 1 次结扎,7 天后均干枯脱落,1 处皮损 7 天后未干枯行 2 次结扎,7 天后干枯脱落。3 处皮损在结扎后发生结扎处充血,潮红,增加碘伏消毒次数,炎症逐渐消退。3 例有色素沉着,1～2 月后消退。痊愈 19 处,治愈率 100%。随访 1～

6月无1例复发。

三　讨论

　　寻常疣是人类乳头瘤病毒感染所致,人是 HPV 的唯一宿主,主要通过直接接触传染,偶通过污染物而间接传染,寻常疣目前尚无满意疗法,治疗原则应以简单有效的方法,以去除疣体组织、减轻痛苦、防止复发为目的[3]。

　　单纯丝线结扎法的原理是:提起疣体,充分暴露其基底部,丝线结扎其根部以使其缺血、坏死、脱落。改良丝线结扎法的原理是:由于疣蒂短,无法提起疣体,也就不能完全暴露其基底部,用小纹式弯钳向下按压后使得疣蒂间接延长,基底部暴露充分,结扎得已完全彻底。

　　通过对 19 处皮损的结扎治疗,笔者深深体会到:① 手指足趾处的寻常疣不适合此法。② 疣蒂长小于 0.2 cm 的不适合此法。③ 皮肤紧张部位的皮损不适合此法。④ 疣体基底部直径在 1 cm 以上,用"1"号丝线结扎时易发生丝线断裂,须改用双"1"号丝线结扎。⑤ 小纹式弯钳向下按压越深,疣基底部暴露越彻底,结扎效果越好,复发率越低。

　　寻常疣的临床治疗方法颇多,大多数以破坏性物理治疗为主,往往费时、费力,增加了患者的痛苦和经济费用,术后创面易感染,疣体易复发。改良丝线结扎法对治疗无菌要求不高,术者易操作,治疗效果肯定,不易复发,而且省时,费用低廉,无明显痛苦,是治疗本病的最佳首选方法,值得广大临床皮肤科医师和基层全科医师的推广应用。

参 考 文 献

[1] 赵辨.临床皮肤病学[M].3 版.南京:江苏科学技术出版社,2001:313 - 315.

[2] 刘刚.结扎法治疗丝状疣、指状疣 147 例报告[J].新医学,1999,30(1):12.

[3] 朱学骏,顾有守,沈丽玉.实用皮肤病性病治疗学[M].3 版.北京:北京大学医学出版社,2006:99.

(载于《中医外治杂志》,2012 年第 6 期)

三　临床学术篇

MEBO 治疗阴囊接触性皮炎性溃疡疗效观察

近年来,湿润烧伤膏(MEBO)治疗皮肤烧烫伤及皮肤溃疡已被广大临床医务人员所熟悉,2011 年 5 月至 2012 年 7 月,皮肤科使用 MEBO 治疗了 5 例阴囊接触性皮炎性溃疡,取得了满意疗效,现报道如下。

一 临床资料

1. 一般资料

5 例患者均为 2011 年 5 月至 2012 年 7 月门诊就诊病例,年龄 45～65 岁,平均 54.6 岁。致病原因:外用氟尿嘧啶注射液治疗尖锐湿疣 2 例,下农田时不慎接触除草剂 3 例,阴囊皮肤接触面从发生糜烂到溃疡时间 4～7 天,平均 5.8 天。5 例患者均应用了 3％硼酸溶液湿敷创面,0.5％呋锌油外涂创面;乳糖酸阿奇霉素注射液 0.5 g 和地塞米松注射液 5 mg 静滴;口服盐酸赛庚啶片 2 mg,每天 3 次,共 4～7 天,创面未见明显好转,且渗出加重,疼痛加剧。

2. 皮肤病变

5 例患者均可见阴囊处(5 cm×3.5 cm)～(5 cm×4.5 cm)的单发溃疡,边缘清晰水肿,溃疡深达真皮层,基底可见大量脓血性分泌物覆盖创面。

3. 治疗方法

5 例患者首次处理创面时给予 3％双氧水清洗创面脓性分泌物,然后用生理盐水冲洗干净,无菌干纱布拭干创面,再用 MEBO 涂布于溃疡创面,厚 2～3 mm,最后用无菌干纱布覆盖,每日更换 4～6 次,从第二次换药时不再使用 3％双氧水清洗创面,同时口服罗红霉素胶囊 0.15 g,每天 2 次,共 5 天。每次换药时用生理盐水纱布拭去创面多余药膏、液化物、坏死组织和血痂等,操作中以创面不出血、不损伤正常组织和不疼痛的"三不"为原则。

二 结果

5 例患者经过 MEBO 换药涂布治疗后,创面渗出物逐渐减少,疼痛明显减轻,创面全部愈合,愈合时间最短 5 天,最长 7 天,平均 6 天,未见瘢痕形成。

三　讨论

1. 接触性皮炎的常规治疗

接触性皮炎是皮肤或黏膜单次或多次接触外源性物质,在接触部位甚至以外的部位发生的炎症性反应。根据发生原因可分为原发性和变态反应性[1]。眼睑、阴茎和阴囊等处的急性变态反应性接触性皮炎常以红斑和水肿为主[2]。治疗以清洁、抗炎、抗过敏、止痒和预防感染为主[3]。对于局部呈急性皮炎表现的创面,治疗时可以冷水冲洗及持续性用冷水或3％硼酸溶液湿敷,有止痒及减少渗出的作用,同时用氧化锌油是为了减少渗出及阻止局部反应进一步加重[4]。

2. 湿润烧伤膏的药理作用

湿润烧伤膏的成分包括两大类,一是营养成分,二是药物成分,这两种成分构成了MEBO的独特治疗作用。营养成分由低分子的蛋白质、脂肪和糖组成,可以直接作用在溃疡创面,并被局部组织吸收,为创面组织的原位再生修复提供营养[5]。MEBO的药物成分为天然β-谷甾醇、黄芩苷和小檗碱,虽然没有直接抗菌作用,但它可诱发细菌变异,降低致病菌的外毒素作用[6]。MEBO还能够通过改变细菌形态,降低细菌毒力及侵袭力,达到抗菌消炎和预防控制创面感染的目的[7]。MEBO对创面具有保护作用,无不良刺激,能改善血液循环,可通过液化坏死组织达到祛腐生肌的作用,并能够促进上皮细胞原位再生[8]。

3. 阴囊部病变特点

阴囊有着特殊的解剖结构与功能,其局部皮肤松弛、皱褶多,伸缩弹性大,不易暴露,易感染[9]。阴囊部皮肤相对薄嫩,是人体痛觉较为敏感的部位,且皮肤皱褶多,毛发、皮脂腺、汗腺丰富,利于细菌繁殖,感染机会相对增加[10]。会阴部重要器官损伤后,很容易造成瘢痕挛缩、粘连、畸形,对患者日后生活质量影响巨大,极易引起患者的忧虑[11]。

4. 临床使用MEBO的疗效观察

由于MEBO具有保护创面,保持创面湿润,充分引流,避免创面干燥,减轻炎性介质对已暴露神经末梢的刺激,松弛立毛肌和减轻阴囊皮肤内膜收缩舒张等作用,为湿润暴露疗法创造了有利条件[12]。针对阴囊皮肤皱褶多的特点,可先用生理盐水纱布局部湿敷,清除脓性分泌物,而后外用MEBO。在治疗后期,及时清除多余的药膏和坏死组织,使药物更好地发挥作用,创造一个有利于细胞生长的环境是治疗的关键。笔者在治疗中还体会到,患者在行走时阴囊常因摩擦渗血而发生剧痛,使用MEBO后疼痛明显减轻,行走较为方便,创面的渗出明显减少,溃疡愈合快,完全平皮愈合,无明显瘢痕形成。每次更换敷料较为方便,由于在油性环境下操作,避免了因每次换药而带来的剧痛和忧虑。

5. 体会

综上所述,MEBO 对阴囊接触性皮炎性溃疡疗效显著,且操作简单方便,安全经济,为接触性皮炎性溃疡的治疗开辟了新的道路。希望通过众多皮肤科医师的广泛应用,将 MEBO 在治疗接触性皮炎时对创面渗出、渗液、疼痛及溃疡愈合的确切疗效写入皮肤科学类专著中,让更多皮肤科临床医师更好地认识、接受和推广应用。

参 考 文 献

[1] 赵辨. 临床皮肤病学[M]. 3 版. 南京:江苏科学技术出版社,2001:659 - 601.

[2] 吴志华. 现代皮肤性病学[M]. 广州:广东人民出版社,2000:109 - 110.

[3] 朱学骏,顾有守,沈丽玉. 实用皮肤病性病治疗学[M]. 3 版. 北京:北京大学医学出版社,2006:147 - 149.

[4] 邝捷. 龙振华教授诊治皮肤病经验集[M]. 北京:中国医药科技出版社,2002:167 - 168.

[5] 徐荣祥,萧摩. 烧伤皮肤再生疗法与创面愈合的机制[J]. 中国烧伤创疡杂志,2003,15(4):253 - 257.

[6] 李杰辉,唐乾利,张力,等. MEBO 对皮肤溃疡修复作用的实验研究[J]. 中国烧伤创疡杂志,2007,19(4):293 - 299.

[7] 曲云英. MEBO 抗菌实验研究[J]. 中国烧伤创疡杂志,1998,10(4):15.

[8] 徐荣祥. 烧伤治疗大全[M]. 北京:中国科学技术出版社,2008:122 - 123.

[9] 周荣芳. MEBO 治疗成人阴囊阴茎深度烧伤[J]. 中国烧伤创疡杂志,2011,23(4):307 - 308.

[10] 蒋丹,伍建华,张长凤. 小儿会阴部烧烫伤 24 例治疗总结[J]. 中国烧伤创疡杂志,2012,22(4):281.

[11] 向小燕,周国富,师军,等. 应用湿润暴露疗法治疗臀、会阴部烧伤的临床观察及分析[J]. 中国烧伤创疡杂志,2009,21(2):111 - 112.

[12] 韦远斌. 湿润烧伤膏治疗急性阴囊湿疹 34 例[J]. 中国烧伤创疡杂志,2010,22(5):376.

(载于《中国烧伤创疡杂志》,2013 年第 1 期)

湿润烧伤膏(MEBO)治疗皮肤溃疡临床疗效观察

皮肤溃疡在基层医院的临床工作中较为常见,由于其病因较多,发病率呈逐年增长趋势。目前主要采用常规换药,负压吸引,植皮或皮瓣移植等方法治疗。然而,传统疗法存在促使创面干燥、细胞脱水,造成二次损伤,技术难度大等不足,为患者增加不少痛苦[1]。自2011年3月至2012年3月笔者采用MEBO治疗8例患者的10处皮肤溃疡创面,取得了良好疗效,现总结报道如下:

一 临床资料

本组共8例患者10处皮肤溃疡创面。其中男性6例,女性2例,年龄21~80岁,平均年龄为58.6岁。溃疡部位均位于四肢,其中小腿部4处,手背部2处,足背部1处,足跟部1处,手指部处1处,足趾背部1处。其中1例合并有2型糖尿病,1例合并大隐静脉曲张(30年前已作了大隐静脉高位结扎+剥脱术,术后2年复发)。导致溃疡的原因有:大隐静脉曲张并发湿疹感染2处,火烧伤2处,热水袋烫伤2处,趾骨骨髓炎1处,皮肤挫擦伤1处,铸铁水烫伤1处,冻疮感染1处;溃疡面积(1.5 cm×1.5 cm)~(5.0 cm×7.0 cm),溃疡发病时间最短15天,最长4年。

二 治疗方法

1. 局部治疗

首次处理溃疡创面时,用生理盐水冲净,无菌干纱布拭干后,用无菌压舌板将湿润烧伤膏均匀涂抹于创面(厚度2~3 mm),然后用无菌纱布覆盖、绷带包扎。每天换药1次,每次换药时用无菌干纱布拭去创面多余药膏和液化物等。1例趾骨骨髓炎患者经彻底清创后,用无菌直纹钳夹取出部分松动坏死的骨片。MEBO涂布于溃疡创面(厚度约2 mm),无菌干纱布覆盖,换药方法同上。换药时创面不使用任何消毒剂,且遵循"三不宜""三不积留""三个及时"原则,即不宜疼痛、不宜出血、不宜损伤正常组织;不积留坏死组织、不积留多余药膏、不积留液化物;及进清理液化物、及时清理坏死组织、及时换药。

2. 系统治疗

1例合并大隐静脉曲张的患者,给予注射用头孢呋辛钠3.0 g、血塞通粉针0.4 g静

三 临床学术篇

171

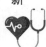

滴,每天1次,共3天。1例合并2型糖尿病的患者,空腹血糖为18.8 mmol/L,除加大早、晚胰岛素剂量外,给予格列齐特片80 mg口服,每天1次;注射用头孢呋辛纳3.0 g静滴,每天1次,0.5%奥硝唑氯化钠100 mL静滴,每天2次,共7天。1例手背部溃疡患者,给予罗红霉素胶囊0.15 g、活血止痛胶囊1.5 g口服,每天2次。其余5例患者均给予注射用头孢呋辛纳3.0 g静滴,每天1次,共3~5天。8例患者均于创面周围皮温正常,无明显红肿、压痛时停用抗生素。

三　结果

8例患者10处皮肤溃疡创面全部I期愈合,愈合时间最短7天,最长75天,平均29.9天。愈合皮肤3处色素加深,2处弹性较差,2处有轻微瘢痕增生,感觉功能均正常;所有创面在治疗过程中均未出现再次感染和感染加重的情况。

四　讨论

1. 传统外科方法治疗皮肤溃疡的不足

引起皮肤溃疡的病因较多,治疗的方法也多元化。传统外科通常采用局部消毒、庆大霉素纱布覆盖,红外线照射、负压吸引、植皮或皮瓣移植等方法治疗,以期创面愈合。然而,传统疗法会促使创面干燥、细胞脱水、肉芽组织老化,使正常组织丧失分裂增殖的能力[2],且不能营造适于组织生长的环境,对组织生长无促进作用[3]。传统敷料易与创面组织粘连,揭下时容易造成出血、疼痛以致二次损伤[1],增加患者痛苦,延长创面愈合时间,影响创面愈合效果;植皮或皮瓣移植的技术难度较大,手术设备和条件要求较高,基层医院很难做到,而且,手术不仅会造成创面二次创作,还存在皮瓣坏死、手术失败等风险,增加患者痛苦[1]。

2. MEBO主要成分与作用机理

MEBO中含有丰富的植物甾醇、油酸、亚油酸等,能为创面基底细胞提供充足的营养,激发创面组织细胞的再生潜能,使其不断增殖分化,原位再生出具有正常生理功能的皮肤组织[4],使创面生理性再生修复[5];促进血管内皮细胞再生,有效改善微循环,促进创面淤滞带的恢复[6];调整成纤维细胞与上皮细胞的比例,抑制纤维组织过度增生,减少瘢痕形成[7];其中所含的β-谷甾醇、黄芩苷和小檗碱等可改变细菌结构及遗传特点,降低细菌毒力,预防或控制感染[8]。此外,MEBO为网状框架型结构,在创面皮肤湿度的温化下,分隔在框架内的药物成分不断地渗透到创面,使创面在药物动力学的作用下发生水解、酶解、酸败和皂化等生物化学反应,同时,反应后的药物成分因失去亲酯性又被主动排出创面,冲出MEBO层形成脂蛋白膜,阻止细菌入侵,从而使创面坏死组织及分泌物由表入里无损伤地液化排出[9],有效预防和控制感染[10];其为创面修复提供的生理性湿润环境,可隔离保护创面的痛觉神经末梢,减轻疼痛,缩短创面愈合时间,促进创面的原位再生复原[11]。

3. MEBO 治疗皮肤溃疡的临床优势

应用 MEBO 不过分要求无菌环境,创面处理原则也很简便,只需遵循"三不宜""三不积留""三个及时"原则[10]。治疗过程中不需使用消毒剂,由于其独特的药效,为创面营造的湿润环境大大减轻了患者的痛苦,提高了疗效,缩短了创面愈合时间,降低了瘢痕发生率,而且费用低廉,大大减轻了患者的经济与心理负担。

综上所述,本组病例在应用 MEBO 治疗过程中,痛苦小、愈合快、疗效好、操作简便、费用低廉,值得临床广泛推广应用。笔者皆在通过此文引起更多基层医务人员对 MEBO 的了解,加强 MEBO 的临床应用研究,造福于更多的患者。

参 考 文 献

[1] 李桂菇,王武宝,王丽东. 应用 MEBO 治疗皮肤软组织缺损伤临床报告[J]. 中国烧伤创疡杂志,2011,23(6):485 - 488.

[2] 郭之根,李金涛,郭晓华. 美宝创疡贴对体表慢性溃疡治疗的体会[J]. 中国烧伤创疡杂志,2011,23(5):389.

[3] 王立新,王京朝,石新琪. 美宝创疡贴治疗慢性溃疡的临床观察[J]. 中国烧伤创疡杂志,2011,23(5):391 - 392.

[4] 易显贵. 美宝创疡贴治疗体表慢性溃疡[J]. 中国烧伤创疡杂志,2010,22(6):483 - 485.

[5] 徐荣祥. 烧伤皮肤再生医疗技术临床手册[M]. 北京:中国医药科技出版社,2005:42,78.

[6] 李小红,颜娟. 美宝创疡贴治疗骨折患者皮肤软组织挫伤[J]. 中国烧伤创疡杂志,2011,23(3):235.

[7] 肖摩. 烧伤湿性医疗技术是成批烧伤患者救治的首选方法之一[N]. 健康报,2002-01-22.

[8] 周荣芳. MEBO 治疗 156 例烧伤晚期创面的临床报告[J]. 中国烧伤创疡杂志,1994,6(4):28 - 30.

[9] 徐荣祥. 探索生命之源进入"再生医学"新时代——在第八届全国烧伤创疡学术会议上的报告[J]. 中国烧伤创疡杂志,2004,16(3):165 - 173.

[10] 徐荣祥. 烧伤治疗大全[M]. 北京:中国科学技术出版社,2008:122 - 123.

[11] 曲云英. MEBO 抗菌实验研究[J]. 中国烧伤创疡杂志,1998,10(4):15.

[12] 徐荣祥. 烧伤再生医学与疗法临床手册[M]. 北京:台海出版社,2006:26.

[13] 牛强卫. MEBO 配合转移皮瓣治疗骨外露伤口 31 例[J]. 中国烧伤创疡杂志,2007,19(2):159 - 160.

三 临床学术篇

(载于《中国烧伤创疡杂志》,2013 年第 2 期)

曲安奈德囊内注射治疗滑囊炎 8 例

滑囊是结缔组织中的囊状间隙,在骨突与皮肤、肌肉与肌腱、肌腱与肌腱之间等处凡摩擦频繁或压力较大之处都有滑囊存在,起缓冲代偿作用,急性损伤或慢性损伤均可导致滑囊炎[1]。我科 1996 年 8 月至 2012 年 8 月采用曲安奈德囊内注射疗法治疗 8 例滑囊炎,取得了满意疗效,现报道如下:

一　临床资料

1. 一般资料

8 例患者均为我院门诊患者,其中男性 4 例,女性 4 例;年龄 25～78 岁,平均 52.4 岁。病程 2 个月至 2 年,平均 8 个月;髌前滑囊 3 例,坐骨结节滑囊 3 例,尺骨鹰嘴滑囊 2 例;8 例均为单侧,5 例有明确外伤史;穿刺液呈淡黄色 3 例,血红色 5 例;3 例患者曾行局部单纯穿刺治疗后复发;1 例患者行手术切除后复发,囊肿最小 3 cm×2 cm,最大 5 cm×5 cm。

2. 诊断标准

① 局部可见或触及囊性或硬性局限性肿块。② 肿块内穿刺抽出淡黄色或血红色液体。③ B 超证实为囊性包块,囊内充满液体。

二　治疗方法

常规碘伏消毒局部皮肤,左手拇指和食指固定滑囊,9 号针头在皮下潜行 0.3～0.5 cm 后再刺入滑囊最低处,根据包块大小、位置,选取适当深度和方向,抽尽囊液后用生理盐水冲洗滑囊,待冲洗液清亮后抽尽冲洗液,再注入曲安奈德注射液 2～3 mL,拔出穿刺针加压包扎固定。

三 治疗结果

1. 疗效标准

痊愈:局部肿块消失,随访1年未复发;有效:局部肿块明显缩小,随访1年未增大;无效:局部肿块未缩小或有所增大。

2. 结果

8例患者均为一次囊内注射治疗而痊愈,无1例感染及手术治疗,随访1年未复发,痊愈率为100%。

四 讨论

滑囊在致病因素下可出现滑膜急性损伤炎性变化或滑膜水肿、充血增厚、滑液增多、充盈滑囊,囊壁增厚纤维化[2],穿刺可得清晰滑液(慢性)或血性黏液(急性)。滑囊炎的治疗方法主要有滑囊内注射药物(硬化剂或皮质类固醇等)和手术切除等[3]。

近年来我们发现不少基层医生对本病的认识不足,对其首选的治疗方法仍以手术切除为主。笔者通过对8例患者的治疗体会到:① 对初诊或单纯穿刺失败患者,应首选曲安奈德囊内注射,曲安奈德为长效糖皮质激素,有较强的抗炎、抗过敏作用,可有效消除局部炎症,改善血液循环,抑制结缔组织增生,降低毛细血管及细胞膜的通透性,缓解组织肿胀、液体渗出,抑制毒性物质的形成和释放,促进炎性产物吸收代谢[4-5]。② 在注入曲安奈德前,需用生理盐水反复冲洗滑囊至冲洗液清亮为止,让药液和囊壁充分彻底接触提高疗效。③ 穿刺针在刺入滑囊前应在皮下潜行0.3~0.5 cm,这样在注入药液后可以避免滑囊内药液从穿刺针眼溢出影响疗效和继发感染。④ 此法操作简便,技术要求不高,门诊单人即可处理,可以避免麻醉、手术带来的风险,适用于任何年龄、体质的患者,同时治愈率高,复发率低,即使复发仍可多次应用本法治疗直至痊愈[6]。⑤ 对于囊肿较大、症状明显,影响生活工作,在多次采用本法无效的情况下或反复发作者采取手术疗法[7],手术建议采取关节镜下切除滑囊,可以预防局部神经和血管的损伤[8]。

基层农村滑囊炎的发病率往往较高,以往对该病不够重视,认识也不足,治疗一般采用消炎镇痛,内服活血化瘀药物,单纯穿刺或手术切除为主,但疗效欠佳,给

三 临床学术篇

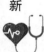

患者造成了不必要的痛苦,增加了患者精神和经济负担[9]。而曲安奈德囊内注射治疗滑囊炎,操作简便、安全有效、治愈率高且经济实用,值得广大基层医生借鉴和推广应用。

参 考 文 献

[1] 吴阶平,裘法祖.黄家驷外科学[M].北京:人民卫生出版社,1994:2290-2291.

[2] 宋宝贵,鲍延滨.局部封闭治疗坐骨结节滑囊炎86例[J].中国医药指南,2009,7(9):309.

[3] 周昌军.坐骨结节囊肿28例诊治分析[J].西南军医,2011,13(4):712-715.

[4] 宣国军.李永忠.针刀疗法治疗坐骨结节滑囊炎[J].实用中西医结合临床,2005,5(4):3.

[5] 张兴泰.泼尼松龙注射治疗坐骨结节囊炎38例报告[J].中国乡村医药,2005,12(11):36.

[6] 马真荣,马敏波.应用95%酒精冲洗注射治疗坐骨结节滑囊炎42例的临床体会[J].求医问药,2012,10(3):33.

[7] 闵学清.坐骨结节滑囊炎86例报道[J].重庆医学,2006,35(2):168.

[8] 林霖.髌前滑囊炎的病因和治疗进展[J].中国现代医学杂志,2002,12(11):40-41.

[9] 谢发清,张媛.综合治疗创伤性髌前滑囊炎38例[J].江苏中医药,2004,25(9):39.

(载于《中国民间疗法》,2013年第9期)

地塞米松致低血钾软瘫 5 例

地塞米松为糖皮质激素类药物,具有抗炎、抗过敏、抗风湿等作用。糖皮质激素不良反应多发生在应用药理剂量时,且与疗程、剂量、药品种类、用法及给药途径有密切关系[1-2]。笔者收集并分析了本院门诊接诊的 5 例因使用地塞米松导致低血钾软瘫患者病例资料,报道如下:

一 临床资料

1. 一般资料

5 例为 2003 年 2 月至 2013 年 2 月本院门诊接诊,均为男性,年龄 26～63 岁,平均 40 岁。首次发病 4 例,2 次发病 1 例;夏季发病 2 例,秋季 2 例,冬季 1 例;夜间发病 1 例,下午 4 例。从使用地塞米松到出现临床症状为 3～10 小时,平均 6 小时;从发病到就诊时间为 1～2 小时,平均 1.8 小时。

2. 使用地塞米松治疗的疾病

上呼吸道感染 1 例,急性荨麻疹 3 例,慢性湿疹急性发病 1 例。地塞米松的剂量: 5 mg 2 例,10 mg 3 例。使用方法:静脉推注 1 例,静脉滴注 4 例。溶媒:生理盐水 3 例, 5％葡萄糖注射液 1 例,50％葡萄糖注射液 1 例。单独使用 2 例,联合注射用克林霉素 2 例,氯化钙溴化钠 1 例。

3. 临床表现

所有患者均为急性起病,表现为不同程度的四肢软瘫,伴有明显肌力减退,肢体近端重于远端,下肢重于上肢,肌力Ⅱ～Ⅲ级,肌腱反射减低,病理征均阴性,其中 4 例伴有头昏。

4. 辅助检查

血清钾 2.3～3.3 mmol/L,平均 2.9 mmol/L。心电图均显示 T 波低平,有 U 波。

5. 治疗和转归

1 例(1/5)患者因二次发病,在我院门诊给予生理盐水 1 500 mL,10％氯化钾注射液 4.5 g 静脉滴注,2 小时后症状好转,次日恢复正常。4 例明确诊断均转上级医院治疗,经补钾治疗后痊愈,随访 1～2 年均无类似疾病发生,并排除糖尿病和甲状腺功能亢进。

三 临床学术篇

177

二　讨论

低血钾综合征早期的临床表现是四肢软弱无力及瘫痪，一般从下肢开始，表现为站立不稳，无力或上楼梯难，还可以出现烦躁、嗜睡、心律失常、多尿等症状，甚至引起急性肾衰竭、代谢性碱中毒等。根据病史结合血清钾测定可做出诊断，特异心电图表现为低 T 波，Q-T 间期延长和 U 波[3]。

地塞米松为长效糖皮质激素，其保钠排钾作用较盐皮质激素弱，短期常量使用一般不引起低钾血症。然而，近年来一次静脉滴注治疗剂量地塞米松及肌注小剂量地塞米松导致低血钾性软瘫的报道逐渐增多，可能与下列因素有关：① 地塞米松与相应受体结合后发挥醛固酮样潴钠排钾作用。② 促使钾从汗液丢失，尤其是与发汗药合用时明显。③ 地塞米松有升高血糖的作用，使糖原合成增加，而糖原合成需要钾离子参与。④ 血糖升高使胰岛素分泌增加，促使钾向细胞内转移，结果导致血钾进一步降低[4]。⑤ 地塞米松诱发机体激素反射性分泌或激素受体超敏反应有关[5]。

本文 5 例患者先后排除了甲状腺功能亢进症、糖尿病，均使用了治疗剂量的地塞米松，其中 1 例第 2 次使用地塞米松，再次发生低钾血症。笔者临床观察到，低血钾软瘫患者心电图检查早期阳性率高，且复杂多样，提示急诊患者可尽早行心电图及血清钾检查，以早期明确诊断，及时治疗。同时，应提高警惕，动态观察心电图的变化，防止发生恶性心律失常。在基层医院没有呼吸机的条件下应仔细观察、及时转院，防止呼吸衰竭导致死亡。

目前，地塞米松在基层医院临床使用较为广泛，且有滥用趋势，笔者认为临床合理谨慎地应用地塞米松是预防皮质激素性致低血钾软瘫等不良反应，间接减少医患纠纷的有效措施。

参 考 文 献

[1] 蒋冬贵,王骊,蒋振飞.地塞米松磷酸钠注射液引起低血钾综合征 1 例[J].中国药物滥用防治杂志,2010,16(6):369.

[2] 范宏平,范习祥.地塞米松磷酸钠注射液导致低钾型周期性瘫痪临床病例分析[J].健康必读杂志,2011,7:60.

[3] 上海医科大学《实用内科学》编辑委员会.实用内科学[M].9 版.北京:人民卫生出版社,1996:582-583.

[4] 肖建华.药源性低钾麻痹 83 例分析[J].西北药学杂志,2007,22(3):147-148.

[5] 叶建芳,韩助兰,郑莉.探讨甘露醇加地塞米松的配伍及诱发低血钾的护理[J].中国伤残医学,2012,20(2):84-85.

（载于《中国乡村医药杂志》,2014 年第 1 期）

湿润烧伤膏
治疗婴儿皮肤褶烂 18 例疗效观察

褶烂是婴儿常患的一种皮肤疾病。由于婴儿颈部、腹股沟、腋窝、腘窝、肘部等皮肤皱襞处皮面紧密相贴,积汗潮湿,加之婴儿皮肤柔软娇嫩,皮肤间相互摩擦极易引起皱襞处皮肤发红、肿胀、浸渍、糜烂、剥脱及浆液渗出等,严重者还会继发细菌、真菌感染,甚至形成溃疡。发生皮肤褶烂患儿,由于其局部疼痛不适,常哭闹不安,甚至拒食,影响休息和睡眠,从而严重影响患儿的生长发育[1]。而且,褶烂处皮损不易治疗,致使皮损反复发作,创面迁延不愈。因此,对婴儿皮肤皱襞处糜烂创面的护理显得尤为重要。2013 年 1 月至 12 月,本院皮肤科门诊采用湿润烧伤膏治疗 18 例皮肤褶烂患儿,取得了满意疗效,现报道如下:

一 临床资料

本组患儿共 18 例,其中男性 10 例,女性 8 例;月龄 2～5 个月,平均为 3 个月。皮损创面位于颈部、腹股沟、腋窝等处;所有患儿皮损创面均表现为潮红、肿胀、糜烂;皮损面积不等。

二 方法

患儿首次就诊时,均用生理盐水棉球擦拭褶烂创面,无菌干纱布轻轻拭干后,均匀涂抹湿润烧伤膏,厚 1～2 mm。之后每次换药时,用无菌干棉球蘸净皮损创面液化物后,均匀涂抹湿润烧伤膏,每日 1～2 次。换药时创面不使用任何消毒剂;遵循"三不宜""三不积留""三个及时"原则(即不宜疼痛、不宜出血、不宜损伤正常组织;不积留坏死组织、不积留多余药膏、不积留液化物;及时清理液化物、及时清理坏死组织、及时换药)。

三 结果

18 例患儿褶烂局部红斑、水肿均于治疗 24 小时后明显减轻,渗出明显减少,平均治疗 2.8 日后皮损局部红斑、肿胀、渗出全部消退，糜烂创面愈合。

四 典型病例

　　患儿，男性，3 个月，因颈部皮肤褶烂 5 天来院就诊。患儿于 5 天前明显无诱因出现颈部潮红、肿胀，家属自行使用爽身粉等治疗后，症状改善不明显，潮红、肿胀加重且伴糜烂、渗出，遂来本院就诊。专科检查：颈部皮肤皱襞处可见边界清晰的红斑，且皮肤肿胀、糜烂，伴有渗出渗液。诊断：婴儿皮肤褶烂。治疗：用生理盐水棉球清洗皮损表面炎性渗出物，无菌干纱布拭干创面后，均匀涂抹湿润烧伤膏（厚 1～2 mm）。次日复诊：褶烂处红斑、水肿明显减轻，渗出明显减少。第 3 天复诊：褶烂处红斑、水肿、渗出完全消退，糜烂面愈合。

五 讨论

　　1. 褶烂的定义和常用治疗方法

　　褶烂也称摩擦红斑、擦烂红斑、间擦疹、擦烂，是发生于皮肤皱襞处的表浅性皮肤炎症，最常见于腹股沟、颈部、腋窝、肛周皱褶处。该病是由于皱褶处皮肤与皮肤之间相互摩擦，以及局部湿热、潮湿、汗液浸渍等刺激所致[2-3]。因此，防止皱褶处皮肤浸渍和刺激，是治疗皮肤褶烂的关键。传统疗法常采用复方氧化锌粉、1％鞣酸软膏、呋喃西林氧化锌油、龙胆紫氧化锌油、红霉素软膏、紫草油、鸡蛋清、曲咪新乳膏及各种中药洗液等治疗，但此类药物具有刺激性，有时反而使病情加重。另外，有些药物为医院内部制剂，不可对外销售使用，影响了广大患者的有效治疗。

　　2. MEBO 药理机制和治疗原理

　　湿润烧伤膏是临床治疗烧伤的外用药物，但愈来愈受到其他疾病，特别是皮肤专科医生的重视和认可。该研究将其用于婴儿皮肤褶烂的治疗，疗效显著，应该与以下因素有关：

　　MEBO 作用于创面后可通过水解、酶解、酸败、皂化、酯化等生化反应，促进创面坏死组织无损伤地液化排出，达成良好的祛腐作用[4]。

　　MEBO 含有活血化瘀成分，可缓解局部微循环功能障碍，改善神经末梢的缺血、缺氧状态，降低其对各种外界刺激的敏感性，减轻组织缺氧、水肿对神经末梢的刺激和压迫，起到止痛、止痒的作用。

　　MEBO 外涂皮肤创面后，可隔离空气对创面的刺激，减少创面污染的机会；还可将创面置于生理性湿润环境中，使创面组织细胞内外环境相对稳定，以保证细胞内外物质的交换。

MEBO 内含有的各种氨基酸、脂肪酸、糖类等营养物质可激活创面深层的潜能再生细胞,使其转化为干细胞,并不断分裂、增殖、分化,以促进上皮细胞生长,达到修复创面的目的。

MEBO 中有效药理成分 β-谷甾醇等可使致病菌发生变异,抑制细菌生长、繁殖,降低其毒力,达到抗感染的作用[5]。

综上所述,应用 MEBO 治疗婴儿皮肤褶烂,患儿痛苦小、愈合快、疗效好、操作简单、费用低廉、取材方便,值得临床广泛推广应用。

参 考 文 献

[1] 孙春霞,唐艳华. 湿性疗法治疗婴儿皮肤皱褶处糜烂的护理[J]. 中华现代护理杂志,2010,16(24):2959 - 2960.

[2] 赵辨. 临床皮肤病学[M]. 3 版. 南京:江苏科学技术出版社,2001:597 - 598.

[3] 吴志华. 现代皮肤病学[M]. 广州:广东人民出版社,2000:132.

[4] 周宓. 湿润烧伤膏治疗术后切口脂肪液化的临床观察[J]. 中国烧伤创疡杂志,2012,24(5):390 - 392.

[5] 谢小林,陈晓玲,陶春蓉,等. 微波联合湿润烧伤膏治疗宫颈糜烂的疗效观察及护理[J]. 中国烧伤创疡杂志,2012,24(3):235 - 237.

（载于《中国烧伤创疡杂志》,2014 年第 2 期）

三 临床学术篇

曲池穴穴位注射治疗急性腰伤扭伤 27 例

2012 年 6 月至 2013 年 3 月期间,笔者运用曲池穴穴位注射治疗急性腰扭伤 27 例,取得较好疗效,现报道如下:

一 临床资料

1. 一般资料

27 例均为我院门诊患者。男 23 例,女 4 例,年龄 28~65 岁,病程最短 1 小时,最长 7 天。

2. 诊断标准

依照 1994 年国家中医药管理局发布的《中医病证诊断疗效标准》[1]拟定:① 有腰部扭伤史,多见于青壮年;② 腰部一侧或双侧剧烈疼痛,活动受限,不能翻身、坐立和行走,常保持一定强迫姿势,以减少疼痛;③ 腰肌和臀肌痉挛或可触及条索状硬块,损伤部位有明显压痛点,脊柱生理弧度改变。

3. 纳入标准

① 符合上述诊断标准者;② 年龄 18~65 岁,性别不限,病程不超过 1 周;③ 发病后未采取任何治疗方案者;④ 患者均知情同意,能接受和配合治疗。

4. 排除标准

① 合并其他部位损伤者;② 经 X 线、腰椎 CT 检查后确诊有腰椎间盘突出、骨质增生、腰椎管狭窄、腰椎滑脱、骨质疏松、结核、肿瘤等;③ 孕妇、哺乳期妇女;④ 已使用其他治疗方法包括外用药物治疗者。

二 治疗方法

患者取坐位,局部碘伏常规消毒后,用 5 mL 注射器抽取维生素 B_1 注射液 2 mL、维生素 B_{12} 注射液 1 mL、醋酸曲安奈德注射液 2 mL,垂直刺入曲池穴 2.5~3 cm,待患者有酸、麻、胀感,回抽无血后快速注射 2.5 mL 混合药液,随即拔针用碘伏棉签按压 3~5 分钟,以防药液渗出或渗血,余下 2.5 mL 混合药液同法注入对侧曲池穴。

三　疗效观察

1．疗效判定标准

参照《中医病证诊断疗效标准》[1]拟定。治愈：腰部疼痛消失，脊柱活动正常；好转：腰部疼痛减轻，脊柱活动基本正常；无效：症状无改善。治愈病例＋好转病例＝总有效病例。

2．治疗结果

穴位注射术毕立即嘱患者行下蹲后起立，治愈5例，好转22例。5天后复诊，25例痊愈，2例好转未治愈转行针灸、理疗，治愈率为92.5%，总有效率为100%。

四　讨论

急性腰扭伤是常见的疾病之一，多由姿势不正、用力过度、超限活动及外力碰撞等引起软组织受损所致。本病发生突然，其症状轻重不一，有明显的腰部扭伤史，伤后立即出现腰部疼痛，呈持续性剧痛。表现为腰部活动受限，转向困难，严重时咳嗽、喷嚏、大小便时疼痛加剧，处理不当可导致慢性腰痛[2-3]。急性腰扭伤属于中医学"闪腰""岔气""伤筋"等范畴，中医学认为，腰扭伤时腰部经脉受损，气机不通，血流不畅，瘀血阻滞而产生肿胀疼痛、活动受限等临床症状。（清）尤在泾在《金匮翼·卷六》中对闪腰的病因病理及症状作了扼要说明："瘀血腰肿痛者，闪挫及强力举重得之……令人卒痛不能转侧，其脉弦，日轻夜重者是也"。急性损伤后早期软组织仅有充血、水肿等一般创伤性、无菌性炎症反应，以后形成不同程度的炎性粘连，炎性纤维组织增生，最后形成不同程度的炎性组织变性和挛缩[4]。曲池为手阳明大肠经合穴，为治疗腰痛的特效经验穴，已得到诸多医者的验证。维生素 B_1、维生素 B_{12} 注射液在做臀部肌内注射时患者常因注射部位胀痛而不乐于接受继续治疗，笔者尝试用维生素 B_1、维生素 B_{12} 注射液混合后于曲池穴位注射，利用药物本身对组织的刺激性以最大限度刺激曲池穴。同时曲安奈德为长效糖皮质激素，可减少组织渗出、水肿，抑制炎症和松懈粘连，消炎止痛，注射后数小时内生效，经1～2日达最大效应，作用可维持2～3周。笔者体会到患者发病时间越短、发病症状越重则疗效越好，年龄越大则疗效越不明显。穴位注射时往往产生的强大刺激使患者局部穴位酸胀感特别明显，但所有患者均未出现心慌、胸闷等不适，均能忍受配合治疗。

曲池穴穴位注射疗法治疗急性腰扭伤是一项简单、易行的方法，治疗急性腰扭伤疗效肯定，费用低廉，有很好的临床应用价值，值得在基层医院推广应用。

三　临床学术篇

参 考 文 献

[1] 国家中医药管理局. 中医病证诊断疗效标准[M]. 南京:南京大学出版社,1994:189-190.

[2] 孙旭,薛艳茹. 穴位注射治疗急性腰扭伤 28 例报道[J]. 实用中西医结合临床,2008,8(5):33-34.

[3] 陈海林. 针刺曲池配合运动疗法治疗急性腰扭伤 25 例[J]. 中国中医急症,2011,20(4):598.

[4] 赵昌国,梁立,梁大广. 健骨注射液痛点注射治疗软组织损伤的临床观察[J]. 右江医学,2007,35(3):304-305.

（载于《江苏中医药》,2014 年 6 月）

基层全科医疗实践与创新

洛美沙星分散片致光敏反应5例

盐酸洛美沙星系第三代喹诺酮类抗菌剂,临床应用较广,近年来,洛美沙星致光敏性反应的报道逐步增多[1-7]。现对因口服盐酸洛美沙星分散片导致光敏性反应5例。报道如下。

一 临床资料

1. 一般资料

5例均为2010年8月至2012年7月我院皮肤科门诊患者,男3例,女2例;年龄20~70岁,平均51.8岁;发病季节:夏季3例,秋季2例;服药当日发病1例,次日发病4例;原发疾病:泌尿系感染3例,肠道感染1例,盆腔炎1例。

2. 临床表现

所有患者起病前均系首次口服洛美沙星,既往无任何药物过敏史。4例患者有诺氟沙星胶囊服用史,但未发生过敏反应。所有患者起疹前均有日晒史,皮损为面部、手背等暴露部位,呈边缘清晰的水肿性红斑,无水疱,而非日晒部位未见皮损,皮损部位有瘙痒和灼痛。

3. 诊断

① 发病前有明确的口服洛美沙星药物及日晒史;② 所有皮损表现为界清的水肿性红斑,无1例发生水疱、糜烂,均有不同程度的瘙痒和灼痛;③ 排除其他药物和食物等引起的光敏反应。

二 治疗和结果

首先停止服用洛美沙星,避免日光照晒,用冷水或冰水湿敷皮损,每日3~5次,出门戴帽和手套,绝对避光。5例患者均未口服或外用药物(抗组胺或糖皮质激素类)。3~5天后皮损处出现干燥、脱屑,色素沉着,2个月后随访恢复常态,预后良好。

三 临床学术篇

185

三　讨论

光敏性皮疹是光线和药物的联合作用而诱发性皮肤炎症,可分光毒性和光变应性皮疹两类[8]。光变应性皮疹常类似于湿疹样皮炎,不同之处在于皮损主要位于暴光区,为一种变态反应机制所致。光毒性皮疹明显多于光变应性皮疹,系直接光化学作用所致[9],为非免疫性反应。通常表现为红斑、水肿、水疱、色素沉着,一般发病急、病程短、消退快。洛美沙星既可引起光毒性反应,又可引起光变性反应[10]。

洛美沙星光敏反应占其不良反应的 2.4%,根据美国患者向 FDA 自行报告的结果统计,盐酸洛美沙星的光毒性发生率为 700/百万[11]。有资料表明,喹诺酮类药物的光毒性反应程度为司帕沙星>氟罗沙星>洛美沙星>曲伐沙星>环丙沙星>依诺沙星>诺氟沙星>氧氟沙星>左氧氟沙星[12]。盐酸洛美沙星分子中苯环的碳基化学性质不稳定,经强光照射后极易接受光子,当口服吸收后与体内生物化学物质接触引发光动力反应,破坏细胞结构,引起一系列光敏反应[13]。

本组 5 例患者均首次口服洛美沙星,均在日晒充足的夏季和秋季发病。为避免药物光毒性反应,应做到以下几点:① 患者就诊时应详细了解其过敏史或药物不良反应史,避免由于特异体质导致严重不良反应。② 指导患者用药防护知识,告知其在用药期间及停药 5～7 天内,应该避免在阳光下作业,必要时应采取一些屏蔽阳光的措施,以减少光敏反应的发生。③ 调整给药时间及用量,避免日光照射。④ 对需要户外作业的人员应避免使用,或改在晚间给药,可以减少光照量以保证用药期间的安全性[4]。⑤ 常见的光敏感性药物除喹诺酮类外,还有磺胺药、利尿药、非甾体消炎药、口服降糖药等,服用此类药物也应注意避光。

参 考 文 献

[1] 纪立伟,房建和,刘丽. 盐酸洛美沙星口服致光敏性药疹[J]. 药物不良反应杂志,2005,4:296 - 297.

[2] 何斌,张瑞萍. 洛美沙星致光敏反应 1 例[J]. 医药导报,2003,22(10):744.

[3] 侯红波,单霞,李员员. 口服洛美沙星致光敏性皮炎 1 例[J]. 中国民间疗法,2011,19(2):59.

[4] 任红贤,李成建,廖文丽. 洛美沙星不良反应[J]. 中国误诊学杂志,2004,4(2):306.

[5] 缴万里. 洛美沙星的少见不良反应[J]. 中国现代药物应用,2008,2(18):38 - 39.

[6] 于守汛. 洛美沙星的临床应用和不良反应[J]. 国外医药抗生素分册,2002,23(2):87 - 88.

[7] 赖金华,周学琴. 46 例注射用门冬氨酸洛美沙星药物不良反应/事件的分析[J]. 当代医学,2012,18(17):128 - 130.

［8］赵辨.临床皮肤病学［M］.3版.南京:江苏科学技术出版社,2001:621.

［9］吴志华.现代皮肤性病学［M］.广州:广东人民出版社,2000:193.

［10］郭春芳,刘越阳,陈光,等.口服盐酸洛美沙星致光敏感性药疹1例［J］.中国中西医结合皮肤性病学杂志,2012,11(3):189.

［11］仲兆金.从药物动力学观点看喹诺酮类药物的不良反应［J］.国外医药抗生素分册,2002,23(6):272.

［12］黄橙,王金枝.第三、四代喹诺酮类药物致光敏性皮炎25例临床分析［J］.现代中西医结合杂志,2007,16(18):2594.

［13］王红晖,张傲林.盐酸洛美沙星胶囊引起的光敏反应2例［J］.安徽医药,2009,13(1):112.

(载于《浙江中西医结合杂志》,2014年第8期)

三 临床学术篇

中西医结合治疗顽固性慢性荨麻疹临床疗效观察

慢性荨麻疹是一种病因不明、病程长且治疗困难、反复发作的皮肤病。笔者采用中西医结合治疗顽固性慢性荨麻疹患者 40 例,疗效满意,现报道如下:

一　资料与方法

1. 一般资料

选择 2012 年 5 月至 2016 年 5 月扬州市邗江区巷镇黄珏卫生院诊治的慢性顽固性荨麻疹 40 例,均符合《皮肤病学》[1]中关于慢性顽固荨麻疹的诊断标准及《中医病证诊断疗效标准》[2]中关于慢性瘾疹的诊断标准。所有患者均在多家医院采用多种治疗方法治疗,且收效不明显者;治疗前 1 周内未服用糖皮质激素。40 例患者中,男 21 例,女 19 例;年龄 18～65 岁,平均(32.25±10.45)岁,病程最短 3 个月,最长 18 年,平均病程(1.65±2.13)年。

2. 诊断标准

突然发作,皮损为大小不等、形态不一的水肿性斑块,境界清楚;皮疹时起时落,瘙痒剧烈,发无定处,退后不留痕迹;皮疹经过多种抗组胺药物或者糖皮质激素连续或间断治疗 3 个月以上不愈或反复间断发作者。

二　治疗方法

西药治疗:酮替芬 1 mg,每日 2 次口服;赛庚啶 2 mg,每日 3 次口服;桂利嗪25 mg,每日 3 次口服;雷尼替丁 0.15 g,每日 2 次口服;每隔 15 天,先后将雷尼替丁、酮替芬、赛庚啶、桂利嗪减量直至停药,连用 3 个月。

自拟中药方:荆芥 10 g,防风 10 g,乌梅 10 g,五味子 10 g,僵蚕 10 g,红花 10 g,白鲜皮 30 g,地肤子 15 g,乌梢蛇 15 g,甘草 10 g。风寒型加麻黄、杏仁、干姜、浮萍各 6 g;风热型加赤芍 10 g,白芍 10 g,土茯苓 30 g,牡丹皮 15 g;阴血亏虚型加当归、黄芪、制何首乌、炒蒺藜、熟地黄各 15 g。每日 1 剂,水煎,分早、晚口服,连用 3 个月。

三 结果

1. 疗效判断标准

采用慢性荨麻疹评分标准评分,停药2个月后评定疗效。

$$疗效指数 = \frac{治疗前总积分 - 治疗后总积分}{治疗前积分} \times 100\%$$

痊愈:疗效指数≥90%;
显效:70%≤疗效指数<90%,
有效:30%≤疗效指数<70%,
无效:疗效指数<30%;
总有效率:痊愈率+显效率。

2. 结果

痊愈28例,显效9例,有效2例,无效1例,总有效率92.5%,复发2例,复发率为5.0%。治疗前症状积分(7.53±2.83)分,治疗后症状积分(1.76±2.83)分,经比较有统计学差异($P<0.05$)。

四 讨论

顽固性慢性荨麻疹是皮肤科常见病,缺乏有效的治疗方法,可由虫咬、药物、细菌感染、真菌的代谢产物、异种血清等因素引起,有文献显示,多数慢性荨麻疹患者血清中特异性 IgE 阳性、组胺水平升高及被动转移试验阳性,属于 IgE 依赖型变态反应[1]。但因慢性荨麻疹相对特殊,病因复杂,大部分患者有慢性迁延病史,且与其他类型荨麻疹共存,增加了病因的查找难度,导致治疗时间延长,疗效不理想,复发率较高,严重影响患者的生活及工作质量[3]。

桂利嗪为广谱抗炎症介质药,具有抗组胺、抗5-羟色胺、抗激肽活性及抑制补体 C_4 活化作用。雷尼替丁胶囊属于 H_2 受体拮抗剂,有速效和长效的特点,直接抑制肥大细胞分泌介质。赛庚啶为 H_1 受体拮抗剂,具有轻、中度抗5-羟色胺及抗胆碱能作用。酮替芬属于致敏活性细胞肥大细胞或嗜碱性粒细胞的过敏介质释放抑制剂,兼有组胺 H_1 受体拮抗作用和抑制过敏反应介质释放作用。以上抗组胺药物都存在不同程度的嗜睡、口干、乏力、头晕、恶心等不良反应,以酮替芬、赛庚啶为明显。然而笔者在临床治疗中发现,患者瘙痒症状越重,对抗组胺药产生的嗜睡、乏力等副作用越不明显;瘙痒症状越轻,嗜睡、乏力等副作用越明显。本次患者均为顽固性病例,瘙痒症状明显,即使联用 4 种抗组胺药物治疗时不良反应轻微,而且随着继续治疗,轻微的不良反应也逐渐消失。

中医学将荨麻疹称之为"瘾疹",俗称"风疹块"。慢性荨麻疹多因素体禀赋不耐,卫外不固,气血不和所致,多为虚实夹杂证,治宜辨证施治[4-5]。自拟方中荆芥清热祛风,防风祛风解表,乌梅化阴生津,五味子补肾养阴,僵蚕息风止痒,红花活血通经,白鲜皮祛风止痒,地肤子清热燥湿,乌梢蛇祛风通络,甘草清热解毒。诸药合用,共奏养血活血、滋阴息风、疏风止痒之功。风热型加赤芍、白芍、土茯苓、牡丹皮以清热凉血;阴血亏虚型加当归、黄芪、制何首乌、炒蒺藜、熟地黄以补气养血、祛风止痒。

笔者认为采用中西医结合治疗顽固性慢性荨麻疹,可以抑制其多个发病环节,疗效确切,不良反应较小,是临床治疗顽固性慢性荨麻疹较为理想的方法,值得推广应用。

参 考 文 献

[1] 王尧绍. 皮肤病学[M]. 3 版. 北京:人民卫生出版社,1993:56 - 72.

[2] 国家中医药管理局. 中医病证诊断疗效标准[M]. 南京:南京大学出版社,1994.

[3] 宋淑红,赵栋桉,周静芳,等. 消瘾方加减联合依巴斯汀治疗慢性荨麻疹疗效评价及对 IgE、IL-4 和 IFN-γ 水平的影响[J]. 中国麻风皮肤病杂志,2015,31(4):229.

[4] 黄时燕,赵晓广,聂巧峰. 过敏煎加减辨证治疗慢性荨麻疹临床疗效观察[J]. 实用中西医结合临床,2012,12(3):67.

[5] 江明,徐素平,孙卫国. 地氯雷他定联合苦参素葡萄糖注射液治疗人工荨麻疹的疗效观察[J]. 中国皮肤性病学杂志,2012,26(4):370.

(载于《中国民间疗法》,2017 年第 7 期;获《中国民间疗法》创刊 25 周年优秀论文评选三等奖)

中西医结合治疗顽固性人工荨麻疹的临床观察

人工荨麻疹又名皮肤划痕症,是荨麻疹的特殊类型,自然人群发病率为 2%～5%,以青壮年多见,其病因复杂,常反复发作,是皮肤科常见疾病[1]。人工荨麻疹常迁延不愈,目前尚无特效疗法。抗组胺药作为治疗荨麻疹的一线用药,虽能控制症状,但多数患者停药后仍会在短时间内复发[2]。笔者采用中西医结合疗法治疗顽固性人工荨麻疹患者 38 例,取得满意疗效,现报道如下。

一 临床资料

1. 一般资料

选自 2011 年 6 月至 2016 年 4 月扬州市邗江区巷镇黄珏卫生院收治的顽固性人工荨麻疹患者 38 例,男 21 例,女 17 例;年龄 18～55 岁,平均(35.89±10.25)岁,病程最短 6 个月,最长 8 年,平均病程(2.5±2.13)年。

2. 入选标准

① 年龄≥18 岁,性别不限;② 病程>6 周;③ 符合人工性荨麻疹相关诊断标准:无原发皮损,自觉皮肤瘙痒,机械性刺激或搔抓后出现红斑、风团,皮肤划痕症阳性;④ 均经多家医院、多种治疗方法、多次治疗效果不明显者;⑤ 治疗前 1 周内未服用糖皮质激素;⑥ 经详细体格检查排除内科疾病引起者;⑦ 患者知情同意;⑧ 无明显诱因[3-4]。

3. 排除标准

① 妊娠和哺乳期者;② 急性哮喘发作、湿疹及特应性皮炎者;③ 有严重心脏疾病及肝肾功能不全者;④ 不按规则用药、不按医嘱复诊和随访者;⑤ 驾驶员、高空作业者及精细手工作业者;⑥ 既往有过敏性病史、自身免疫性病史及寄生虫感染史者;⑦ 合并有其他类型荨麻疹者;⑧ 资料不全、观察期间有特殊情况或因严重药物不良反应,终止治疗者[3-5]。

二 治疗方法

1. 西医治疗

富马酸酮替芬分散片,每次口服 1 mg,每日 2 次;盐酸赛庚啶片,每次口服 2 mg,每

三 临床学术篇

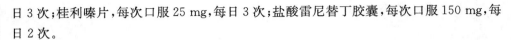

日 3 次;桂利嗪片,每次口服 25 mg,每日 3 次;盐酸雷尼替丁胶囊,每次口服 150 mg,每日 2 次。

2. 自拟中药方治疗

药物组成:银柴胡 10 g,防风 10 g,荆芥 10 g,乌梅 10 g,五味子 10 g,赤芍 10 g,白芍 10 g,僵蚕 10 g,红花 10 g,白鲜皮 30 g,苦参 10 g,地肤子 15 g,土茯苓 30 g,牡丹皮 15 g,乌梢蛇 15 g,甘草 10 g。每日 1 剂,水煎 2 次,早、晚口服,连续口服 12 周。

所有患者治疗期间每 2 周复查人工划痕试验,根据皮肤划痕情况先将盐酸雷尼替丁胶囊减量直至停药,然后依次将富马酸酮替芬分散片、盐酸赛庚啶片、桂利嗪片减量直至停药,总疗程为 12 周。所有患者在系统治疗前检查血、尿常规及肝、肾功能,治疗 4 周后再进行复查,如果正常可不再复查。每 2 周复诊 1 次,治疗结束后每 8 周随访 1 次,共计 8 次。

三 疗效观察

1. 疗效评定标准

① 瘙痒:0 分为无症状,1 分为轻度瘙痒,2 分为中度瘙痒但不影响睡眠和工作,3 分为管理方式瘙痒且严重影响睡眠和工作。② 皮肤划痕(风团)最大横径:0 分为无划痕(风团),1 分为风团横径<0.3 cm,2 分为风团横径<0.5 cm,3 分为风团横径>0.5 cm。③ 皮肤划痕(风团)持续时间:0 分为无划痕(风团),1 分为划痕(风团)持续时间 0.5~1 小时,2 分为划痕(风团)持续时间 1.0~2 小时,3 分为划痕(风团)持续时间>2.0 小时。④ 入睡时间:0 分为入睡正常,1 分为偶尔不易入睡,2 分为时有不易入睡,3 分为经常有入睡困难。⑤ 疗效标准:痊愈为治疗后症状显著改善,积分指数下降水平≥80%,显效为积分下降指数 50%~79%,有效为积分下降指数 30%~49%,无效为积分下降指数≤30%;治疗积分指数=(治疗前积分-治疗后积分)/治疗前积分×100%。总有效率=痊愈率+显效率。

2. 结果

(1) 治疗结果比较:① 32 例患者 2 周后瘙痒症状明显缓解,6 例患者 4 周后瘙痒症状明显缓解。② 12 例患者 2 周后皮肤划痕症阴性,17 例患者 4 周后皮肤划痕症阴性,9 例患者 6 周后皮肤划痕症阴性。③ 治疗 2 周后积分为(5.0±0.15)分,与治疗前积分(10.0±1.35)分相比,差异有统计学意义(P<0.05)。治疗 4 周后积分为(1.50±1.25)分,与治疗前比较,差异有统计学意义(P<0.05)。④ 痊愈 33 例,显效 5 例,总有效率 100%;痊愈及显效患者随访 8 周,复发 1 例,复发率为 2.6%。

(2) 不良反应比较 38 例患者中,出现轻度嗜睡及困倦乏力症状 5 例,口干 2 例,以上不良反应程度均较轻微,未影响治疗,继续治疗后不适症状逐渐消失。治疗后 2 周复查肝功能丙氨酸氨基转移酶轻度异常 6 例,未作处理,4 周后复查恢复正常 3 例,6 周后复查恢复正常 2 例。所有患者治疗前后的血、尿常规及肾功能均正常。

四　讨论

目前认为人工荨麻疹为机械刺激皮肤后,皮肤肥大细胞被活化,释放组胺及其他血管活性物质(包括白三烯)等,组胺与靶细胞膜上 H_1 受体结合,引起血管扩张及通透性增加,产生红斑、水肿、风团[3,6]。本病发病常无明显病因,可由虫咬、药物、新近细菌感染、真菌的代谢产物、异种血清等因素引起。有文献显示,大部分人工荨麻疹患者血清中特异性免疫球蛋白 E(IgE)阳性和组胺水平升高及被动转移试验阳性,属于 IgE 依赖型变态反应[7-8]。一般认为皮肤血管上同时存在着 H_1、H_2 两种组胺受体,而组胺之所以能使血管扩张,增加血管壁通透性,导致红斑、水肿及组织损伤,刺激神经末梢引发瘙痒,便是作用于 H_1、H_2 受体的结果,其中 H_1 受体与风团、瘙痒、红晕等有关,而 H_2 受体参与皮肤潮红反应。因此,抗组胺制剂是治疗人工荨麻疹的首选药物,临床主张 H_1(1 种)和联合 H_2(1 种)受体拮抗剂治疗人工荨麻疹,可使组胺拮抗更完全,疗效更好。但因人工荨麻疹病因复杂,大部分患者有慢性迁延性病史,而且可能与其他类型荨麻疹共存,增加了查找病因的难度,导致治疗时间延长,治疗效果不理想,停药后复发率较高,严重影响患者的生活及工作质量[9-10]。

桂利嗪为广谱抗炎症介质药,具有抗组胺、抗 5-羟色胺、抗激肽活性及抑制补体 C_4 活化作用。雷尼替丁胶囊属于 H_2 受体拮抗剂,有速效和长效的特点,可直接作用于肥大细胞,抑制其分泌介质。赛庚啶为 H_1 受体拮抗剂,具有轻、中度抗 5-羟色胺及抗胆碱能作用。富马酸酮替芬分散片属于致敏活性细胞、肥大细胞或嗜碱性粒细胞的过敏介质释放抑制剂,兼有组胺 H_1 受体拮抗作用和抑制过敏反应介质释放作用,不仅抗过敏作用较强,且药效持续时间较长。以上抗组胺药物都存在不同程度的嗜睡、口干、乏力、头晕、恶心等不良反应,以富马酸酮替芬、盐酸赛庚啶为明显。然而,笔者在临床治疗中观察发现,患者瘙痒症状越重,嗜睡、乏力等副作用越不明显;瘙痒症状越轻,嗜睡、乏力等副作用越明显。此次治疗的 38 例均为顽固性荨麻疹患者,瘙痒症状较重,即使联用 4 种抗组胺药物治疗其不良反应也较轻微,而且随着继续治疗,不良反应逐渐消失。

中医将荨麻疹称为"瘾疹",俗称"风疹块"。历代医家对本病均有描述,如《诸病源候论·风瘙瘾疹候》曰:"邪气客于皮肤复逢风寒相折,则起风瘙瘾疹"。中医认为荨麻疹的发病是由于素体禀赋不耐,卫外不固,外加六淫之气的侵袭,或饮食不慎、七情内伤、气血脏腑功能失调所致。中医外科名家朱仁康先生认为荨麻疹其成因有内外之分,血热型荨麻疹多见于人工荨麻疹,由于心经有火,血热生风,发时心中烦躁不安,舌红苔薄黄,脉弦滑带数,治宜凉血清热,消风止痒。

本观察所用自拟中药方是在过敏煎的基础上加减组成,过敏煎乃祝谌予先生所

三　临床学术篇

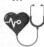

创,用于治疗各种过敏症,自拟中药方中银柴胡具有清虚热,除疳热;防风祛风解表,除湿止痛;乌梅酸涩收敛,化阴生津;五味子酸甘而温,益气敛肺,补肾养阴,宁心安神[11];荆芥凉散风热,开宣肺窍,祛风清热,僵蚕息风止痉,祛风止痛,红花活血通经,散瘀止痛,赤芍清血分实热,散瘀血留滞;白芍补血,敛阴柔肝,缓急止痛,地肤子清热利湿,祛风止痒;白鲜皮清热利湿,祛风止痒;牡丹皮清热凉血,活血化瘀;苦参清热燥湿,祛风杀虫;土茯苓解毒,除湿,通利关节;乌梢蛇祛风、通络止痉;甘草清热解毒,调和诸药,用为佐使。诸药合用,取"血行风自灭"之理,于祛风之中伍以清热、养血之品,使风邪去,血脉和,则瘙痒自止。

综上所述,采用中西医结合疗法治疗顽固性人工荨麻疹,疗效确切,不良反应轻微,是临床顽固性人工荨麻疹较为理想的首选方法,值得推广应用。同时,笔者通过临床观察还发现患者年龄越小,病程越短,治疗效果越好,且早期治疗可以减少炎症反应的层级放大作用,从而提高治愈率,对疾病预后有积极作用。

参 考 文 献

[1] 王领高. 盐酸西替利嗪联合卡介菌多糖核酸及复方木尼孜其颗粒三联疗法治疗慢性人工荨麻疹疗效观察[J]. 蚌埠医学院学报,2014,39(10):1385 – 1386.

[2] 薛东运,杜小静. 窄谱中波紫外线联合左西替利嗪治疗人工荨麻疹疗效观察[J]. 中国麻风皮肤病杂志,2015,31(9):572.

[3] 郭波,艾俊俊,荣光辉. 盐酸左西替利嗪联合盐酸非索非那定治疗人工荨麻疹的疗效观察[J]. 中国中西医结合皮肤性病学杂志,2013,12(5):307 – 308.

[4] 任杰. 香菇菌多糖联合左西替利嗪治疗人工荨麻疹 39 例临床观察[J]. 中国实用医刊,2015,42(16):8 – 9.

[5] 宋淑红,赵栋桉,周静芳,等. 消瘾方加减联合依巴斯汀治疗慢性荨麻疹疗效评价及对 IgE、IL-4 和 IFN-γ 水平的影响[J]. 中国麻风皮肤病杂志,2015,31(4):229 – 231.

[6] 江明,徐素平,孙卫国. 地氯雷他定联合苦参素葡萄糖注射液治疗人工荨麻疹的疗效观察[J]. 中国皮肤性病学杂志,2012,26(4):369 – 370.

[7] 刘淑梅. 卡介菌多糖核酸联合治疗皮肤划痕症疗效观察[J]. 中国社区医师(医学专业),2012,14(31):175.

[8] 曹源,李邻峰. 人工荨麻疹 56 例的临床预后观察[J]. 实用皮肤病学杂志,2012,5(2):78.

[9] 徐颖,杨艳,高丽丽. 磷酸组胺脱敏联合 H_1、H_2 组胺抗体阻滞剂治疗皮肤划痕症疗效观察[J]. 河北医学,2014,20(11):1895 – 1899.

[10] 李亚玲,李俊,叶云,等. 转移因子四联疗法治疗人工荨麻疹的临床观察[J]. 山东医药,2011,51(44):87 – 88.

[11] 黄时燕,赵晓广,聂巧峰. 过敏煎加减辨证治疗慢性荨麻疹临床疗效观察[J]. 实用中西医结合临床,2012,12(3):67 – 68.

(载于《中国民间疗法》,2018 年第 3 期;获《中国民间疗法》创刊 25 周年优秀论文评选三等奖)

中西医结合治疗顽固性玫瑰糠疹 12 例临床观察

玫瑰糠疹是一种临床较为常见的、病因不明的炎症性皮肤病,好发于躯干和四肢近端,表现为覆有糠秕样鳞屑的长轴顺皮纹分布的椭圆形玫瑰红色斑疹。发病时多伴有全身不适、咽痛等症状,好发于春、秋季节,发病年龄 3 个月至 83 岁不等,男女发病率相同[1]。玫瑰糠疹病因不明,多数学者认为是病毒感染所致,也有学者认为与细菌、真菌、寄生虫感染或过敏等因素有关。本病病程自限,一般为 4～6 周,但也有部分患者可迁延至 6 个月以上,且皮损面积广泛,反复加重,难以自愈,常伴有严重的瘙痒,经过常规的西医或中医治疗效果不佳,称为顽固性玫瑰糠疹。本院皮肤科采用中西医结合治疗 12 例顽固性玫瑰糠疹患者,取得显著疗效,现报道如下:

一 临床资料

1. 一般资料

选择 2015 年 5 月至 2017 年 5 月在扬州市邗江区巷镇黄珏卫生院皮肤科门诊就诊的玫瑰糠疹患者 12 例,其中男 8 例,女 4 例;年龄 8～72 岁,平均(48.6±2.4)岁,病程 3～21 个月,平均(8.2±1.7)个月;皮损占体表面积 50%～65%。12 例患者均有典型玫瑰糠疹的皮损表现,均在其他医院接受过抗过敏、抗病毒等常规治疗,5 例患者经窄谱中波紫外光照射治疗,6 例患者经中药治疗,2 例患者经糖皮质激素口服治疗,效果均不佳,病情未缓解或反复加重。

2. 西医诊断标准

符合《中国临床皮肤性学》中有关玫瑰糠疹的诊断[2]。前驱斑:初期皮损为孤立的玫瑰色淡红斑,状同母斑;皮损:1～2 周后,在颈、躯干及四肢近端逐渐出现大小不等的玫瑰色淡红斑;围领圈状脱屑:皮损呈椭圆形,边缘覆有游离缘向内的细薄鳞屑;皮损长轴与皮纹一致:皮损的长轴与皮纹方向平行一致,或与肋骨平行,或呈圣诞树、倒圣诞树结构;瘙痒程度:皮损常伴有严重的瘙痒,严重影响患者的日常生活;病程长:超过 2 个月。

3. 中医诊断标准

参照《中医病证诊断疗效标准》中风热疮的诊断及分型[3],辨证为风热血燥证,症见斑片鲜红或紫红,鳞屑较多,瘙痒较剧,伴有抓痕血痂,舌质红,苔少,脉弦数。

4. 排除标准

妊娠、哺乳期妇女;对紫外线过敏者;肿瘤及合并心脑血管、肝、肾或造血系统等原发性疾病和精神疾病者;服药期间驾驶机、车、船,从事高空作业、机械作业及操作精密仪器者;病程≤2个月者;未按规定用药,无法判定疗效或资料不全,影响疗效判定者。

二 治疗方法

12例患者均采用中西药结合治疗。

1. 西药治疗

桂利嗪片口服,25 mg,每日3次;盐酸赛庚啶片口服,每次2 mg,每日3次;富马酸酮替芬分散片口服,每次1 mg,每日2次;盐酸雷尼替丁胶囊口服,每次150 mg,每日2次。儿童剂量逐减,连续10日为1个疗程,连用6个疗程。

2. 中药治疗

给予自拟中药方。组成:荆芥10 g,防风10 g,槐花30 g,白茅根30 g,乌梅10 g,五味子15 g,白花蛇舌草15 g,地黄20 g,牡丹皮15 g,紫草15 g,炒僵蚕10 g,蝉蜕6 g,酒乌梢蛇15 g,白鲜皮30 g,地肤子30 g,炒蒺藜15 g,白术10 g,甘草10 g;大便干结者,加瓜蒌仁30 g,大黄10 g(后下);口渴、舌质红、少苔、皮损鲜红者,加龙胆草10 g,玄参10 g,茵陈15 g,苍术10 g,黄柏10 g;皮损干燥、脱屑、肥厚者,加鸡血藤30 g,天冬10 g,麦冬10 g,陈皮10 g,皂角刺10 g;剧烈瘙痒者,加钩藤10 g,苦参10 g,全蝎2 g;皮疹累及乳头、阴囊、女阴处者,加柴胡6 g、黄芩10 g;皮疹泛至五官孔窍周围者,加藿香10 g、佩兰10 g。儿童剂量逐减,每日1剂,水煎分早、晚口服;第三煎浸泡患处,每日1次,每次30分钟,皮损明显缓解后停用浸泡。连续10日为1个疗程,连用6个疗程。

三 疗效观察

1. 疗效判定标准

痊愈:皮损全部消退,瘙痒消失,仅留下暂时性色素沉着;显效:皮损消退>70%以上,瘙痒明显减轻;好转:30%≤皮损消退≤70%,瘙痒减轻;无效:皮损没有变化或者皮损消退<30%;总有效=痊愈+显效。

2. 结果

(1)临床疗效 5例患者用药3天后,临床症状、体征开始明显减轻;4例患者用药

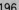

5 天后,临床症状、体征开始明显减轻;3 例患者用药 10 天后,临床症状、体征开始明显减轻。1 个疗程后痊愈 7 例,2 个疗程后痊愈 4 例,3 个疗程后痊愈 1 例,其中 1 例患者在用药显效后自行停药,3 天后复发,继续用药 1 个疗程后痊愈。所有患者痊愈停药后观察 1 个月均未见皮损复发,痊愈率 100%。

（2）不良反应发生情况　3 例患者有明显的嗜睡、乏力,继续用药后不良反应逐渐减轻并消失。临床发现患者瘙痒症状越重,患者对抗组胺药嗜睡、乏力的不良反应越不明显,瘙痒症状越轻,嗜睡、乏力的不良反应却越发明显。

四　讨论

中医称玫瑰糠疹为风热疮、子母癣,《诸病源候论》曰:"风癣,是恶风冷气客于皮,折于气血所生",对其病因做了分析[4]。

本病多由嗜食辛辣肥甘厚腻之品,或七情内伤,五志化火导致血热内蕴,外感风邪,致风热客于肌肤,腠理闭塞,风热相搏,营卫失和而发病。热盛伤津化燥,复感风热之邪,内外热邪搏于肌肤,凝滞腠理而发红斑、鳞屑,风邪往来肌腠,故发瘙痒。本病初期为血热风盛所致,后期多表现为血虚风燥。

临床常采用抗过敏、抗病毒、抗炎或中医凉血疏风治法治疗,对于初发或轻症患者可以减轻症状,缩短病程。更有甚者采用糖皮质激素系统用药,但极易复发。部分患者病情缠绵难愈,皮疹持续不退或者退而复发,自觉瘙痒不适,严重影响正常工作和生活,尤其是发生在面颈部影响美观,给患者造成较大的心理压力。

桂利嗪具有抗组胺、抗 5-羟色胺、抗激肽活性及抑制补体 C_4 活化作用;赛庚啶为 H_1 受体拮抗剂,可抑制过敏反应的速发相和迟发相。酮替芬属于肥大细胞或嗜碱性粒细胞的过敏介质抑制剂;雷尼替丁为 H_2 受体拮抗剂,能有效控制组胺、乙酰胆碱等产生的组胺效应。自拟中药方以已故名医祝谌予先生所创过敏煎为基础方加减,方中槐花、地黄、紫草、牡丹皮、白茅根清热凉血;防风、白鲜皮、地肤子清热解毒祛风;荆芥透疹止痒;炒僵蚕、蝉蜕疏散风热;炒蒺藜解表祛风,镇静止痒;乌梢蛇祛风通络;白术健脾燥湿;甘草清热解毒,调和诸药。诸药合用,共奏清热凉血、祛风止痒之效。过敏煎的主要药物及其提取物都具有显著的抗过敏作用,其中防风能显著抑制 DNP-BSA 致敏小鼠 IgE 的产生,延迟和减轻卵蛋白致敏豚鼠的 I 型变态反应;乌梅的抗过敏机制可能是非特异性刺激产生的游离抗体中和侵入体内过敏原的结果;五味子的提取物五仁醇可明显抑制小鼠脾脏分泌抗体的细胞及特异的抗原结合细胞;甘草能抑制小鼠 IgE 的产生。

总之,笔者采用中西医结合治疗常规治疗未愈、病程超过 2 个月的难治性顽固性

三　临床学术篇

玫瑰糠疹患者 12 例,取得满意疗效,而且治疗过程中未出现严重不良反应,值得临床推广应用。

参 考 文 献

[1] 高午,王绍臣. 凉血透疹渗湿汤治疗顽固性玫瑰糠疹 72 例疗效观察[J]. 河北中医,2011,33(7):1006.

[2] 赵辨. 中国临床皮肤病学 [M]. 南京:江苏科学技术出版社,2009:1029 - 1031.

[3] 国家中医药管理局. 中医病证诊断疗效标准 [M]. 南京:南京大学出版社,1994:154.

[4] 姚满园. 凉血祛风法配合刺血疗法治疗顽固性玫瑰糠疹浅析[J]. 浙江中医杂志,2013,48(4):265.

(载于《中国民间疗法》,2019 年第 3 期)

综合疗法治疗带状疱疹急性期 308 例临床体会

带状疱疹是由水痘-带状疱疹病毒感染引起的一种以沿周围神经分布的群集性疱疹及神经痛为特征的常见病毒性皮肤疾病[1]。水痘-带状疱疹病毒具有嗜神经及嗜皮肤特性,当患者细胞免疫功能减低时,体内的病毒被激活、活化,侵袭相关的神经及其支配的皮肤,导致皮肤上出现簇集性丘疱疹、水疱和难以忍受的神经痛症状。笔者根据患者综合情况结合基层医疗机构的诊疗条件,采用多种综合方法多元化治疗 308 例急性期带状疱疹患者,取得了显著疗效,现报道如下:

一　临床资料

308 例全部为我院皮肤科门诊患者,均符合《临床诊疗指南—皮肤病与性病学分册》制定的关于带状疱疹的诊断标准[2],后遗神经痛患者不在此次研究范围内。其中女性 182 例,男性 126 例;年龄 8 岁至 88 岁,平均年龄(47.45±12.13)岁;皮疹出现到就诊时间 3 日至 15 日,平均病程(5.25±1.15)日;侵犯部位:头面部 15 例,臂丛神经 35 例,肋间神经痛 237 例,腰骶丛神经 21 例。

二　治疗方法

丘疹、丘疱疹簇集数目在 5 个,水疱直径在 0.2 cm 以下者,给予泛昔洛韦、甲钴胺口服,依沙吖啶氧化锌油薄层外涂;头部、眉毛、外阴毛发处,给予 3% 硼酸水湿敷;伴有神经痛者,加用维生素 B_1、维生素 B_{12} 混合肌内注射;疼痛明显者,调整为维生素 B_{12}、天麻素混合肌内注射,元胡止痛滴丸口服;水疱直径在 0.2 cm 以上者,先用无菌针头挑破水疱或者用无菌棉签挤破水疱,接着用无菌纱布拭干创面,保留疱壁表皮,然后外涂薄层呋喃西林氧化锌油;皮损潮红、充血明显者,加用抗生素口服;皮损化脓感染者,局部清创,抗生素静脉滴注;胃部不适者,除肌内注射用药外,抗生素、阿昔洛韦、奥美拉唑静脉滴注;高龄、恶性肿瘤、重大手术、严重糖尿病等患者应早期使用抗生素口服或静脉滴注;皮损干涸结痂或者痂皮脱落、神经疼痛剧烈者,加糖皮质激素、非甾体消炎药口服;泛昔洛韦、肌内注射用药应连续用药 10 天以上;糖皮质激素用药应小剂量、短疗程,不超过 5 天;胃部不适者伴有明显疼痛者,非甾体类消炎药可调整为栓剂;疱疹痂皮脱落 2 周后仍伴有神经痛者,加服自拟中药方。

三　治疗结果

治疗 3 日后结痂 186 例,治疗 5 日后结痂 72 例,治疗 7 日后结痂 34 例,治疗 10 日后结痂 16 例,后遗重度神经痛 7 例,均为高龄、恶性肿瘤、重大手术、严重糖尿病等患者。4 例患者出现皮损部位同侧上下方的神经痛,如患侧区域的胸、腹痛,表现为刺痛,给予胸片、B 超等检查排除内脏疾病,皮损完全消退后疼痛随之逐渐减轻。

四　讨论

带状疱疹是由水痘-带状疱疹病毒感染引起,初次感染该病毒后,临床上表现为水痘或者呈隐匿性感染,而后病毒潜进入皮肤的感觉神经末梢,最后持久地潜伏于脊髓后根神经节的神经元中。当机体免疫力低下时,潜伏的病毒被再次激活而引起相应神经节发炎、坏死,产生神经痛和皮肤症状。好发于春秋季节,成人多见,是一种比较常见的感染疾病,发病率比较高,而免疫力的高低也会影响到疾病的发生,免疫力较低的人比较容易受到病毒的感染,从而患上带状疱疹[3]。

临床虽然具有自愈性,但是带状疱疹后遗神经痛有较高的发生率,疼痛程度与带状疱疹皮损的面积有关,中老年患者皮疹消退后遗留顽固的后遗神经痛的概率力 $20\%\sim40\%$,而且老年人疼痛更剧烈,常常持续数月至数年,给患者带来极大的痛苦,严重影响生活质量。

带状疱疹病毒侵犯损伤神经易引起神经痛,目前并没有较好的治疗方法,通常采用神经营养剂、止痛药、免疫调节剂及配合物理治疗等来改善症状,疗效都不确切。研究表明,在带状疱疹早期积极进行合理、有效治疗可以在很大程度上控制带状疱疹患者病程,同时可有效缓解患者疼痛,在一定程度上避免后遗神经痛发生。因此,早期、及时、规范和有效治疗是预防后遗神经痛发生的关键。可以明显缩短病程,从而减轻、减少部分免疫力低下及年龄较大的患者后遗神经痛(PHN)及失明、听力下降等并发症。

维生素 B_1 是一种辅酶,参与维持正常神经功能,维生素 B_{12} 在体内作为辅酶参与核酸、胆碱、蛋氨酸的合成及代谢,尤其是形成神经髓鞘所必需的物质,维持中枢及周围脊髓神经纤维功能的完成,两者能使神经损害复原。甲钴胺是一种内源性的维生素 B_{12},对损伤的神经有修复作用,能够缓解带状疱疹神经痛,减少带状疱疹后遗神经痛的发生,可以作为常规治疗药物。带状疱疹患者的感觉神经节和神经后根有剧烈炎症反应,真皮内的感觉神经纤维在皮疹出现后不久也出现明显变性,而损伤神经的修复可能需要较长的时间,维生素 B_1、维生素 B_{12}、甲钴胺素对损伤神经髓鞘修复有帮助[4]。

依沙吖啶氧化锌油外涂可使疱疹创面收敛、渗出减少,加速干燥、结痂,保护皮肤黏膜,减轻疱疹部位炎症反应,促进局部水肿吸收,预防和治疗合并感染,同时花生油具有营养滋润和隔离保护皮肤的作用,减少外来机械刺激,保护和促进创面愈合,可减轻触痛及瘙痒等症状,减少感染机会[5]。

阿昔洛韦是核苷酸类抗病毒药物,高选择性作用于疱疹病毒感染的细胞,能够抑制病毒的复制,而泛昔洛韦作为阿昔洛韦的前体物质,水溶性高,口服吸收迅速,生物利用度是阿昔洛韦的3~5倍,可选择性抑制病毒DNA复制,早期、连续口服泛昔洛韦能显著改善症状和缩短病程,缓解带状疱疹患者一定程度的疼痛[6]。

天麻素注射液中的主要成分天麻素可恢复大脑皮质兴奋与抑制过程间的平衡失调,产生镇静、安眠和镇痛等中枢抑制作用,可减轻脑缺血再灌注后的神经细胞损伤,具有神经保护作用。赵光宇等研究发现天麻素对坐骨神经干具有保护及兴奋作用。李颖等使用天麻注射液合天麻胶囊治疗糖尿病周围神经病变取得良好疗效。天麻素注射液有减轻疼痛、加快带状疱疹神经损伤的修复、提高患者生活质量的良性作用[7]。

元胡止痛滴丸的主要成分为延胡索(醋制)、白芷,方中延胡索行气、活血、止痛,为主药;辅以白芷,发散风寒、理气止痛,以增强延胡索行气止痛之功;两药合用,共奏理气、活血、止痛之功。另外,研究表明元胡止痛滴丸具有镇痛、镇静、抗溃疡等作用[8]。

泼尼松是肾上腺糖皮质激素,抑制各种感染性炎症,缓解神经根后根与神经节处的炎症,减轻疼痛的同时防止后遗神经痛的发生。目前联合运用糖皮质激素治疗早期带状疱疹尚存争议,而联合小剂量、短疗程糖皮质激素疗效肯定[9]。

祖国医学将带状疱疹称为"腰缠龙""蛇串疮""蜘蛛疮",认为本病是由于情志抑郁,肝气郁结,郁而化火,或饮食不洁,脾失健运,湿浊内生,郁而化热,湿热内蕴,复感邪毒,以致湿热火毒蕴积肌肤而生。皮损消退,余毒留滞经络,致使气血运行阻滞,或因久病缠绵不愈,致使肝气郁结化火,肝失条达,气血运行阻滞,或火毒侵袭肝胆经络,损阴伤津,致使气滞血瘀,"不通则痛"[10]。

赵炳南将带状疱疹分为急性期和后遗症期,共分为七型,其中气滞血瘀型和气虚伤阴型见于带状疱疹后遗神经痛期。气滞血瘀型多见于老年患者,病程长,皮损消退,留有色素沉着,局部针刺感疼痛很剧烈,伴有窜痛,便干,口苦,舌质暗淡,舌苔黄白兼腻。方用厚朴、陈皮、青木香、鬼箭羽、赤芍、白芍、制没药、三棱、莪术、大黄、杜仲炭、延胡索,理气止痛,活血化瘀。气虚伤阴型多见于中年患者,皮疹完全消退,或留有色素沉着,疼痛明显,昼轻夜重,低热,气短,乏力,懒言,口干,便干,舌质淡,舌苔灰黄。方用黄芪、人参、枸杞子、黄精、女贞子、车前子、菟丝子、牡丹皮、姜厚朴、制乳香、制没药、延胡索、甘草,补中益气,养阴生津[11]。

祖国医学认为"不通则痛、通则不痛""气行则血行",应用活血化瘀法应该贯穿特别是气滞血瘀型带状疱疹后遗神经痛中的全过程。因此,笔者对于后遗神经痛患者采用自拟中药方:红花15 g,川芎15 g,熟地黄15 g,当归20 g,桃仁15 g,白芍15 g,香附

10 g,制没药 10 g,醋延胡索 10 g,路路通 10 g,炒川楝子 10 g,甘草 10 g。疼痛发于头面部者,加升麻 15 g、白芷 10 g;发于上肢者,加桑枝 10 g、忍冬藤 10 g、片姜黄 10 g;发于胸部者,加瓜蒌 15 g;发于腹部者,加厚朴 10 g、陈皮 10 g;发于下肢者,加木瓜 15 g、牛膝 15 g;剧烈疼痛,加广地龙 10 g;热甚,加龙胆草 10 g;便秘,加大黄 3 g;体弱气虚,加黄芪 10 g、党参 10 g。方中红花破血逐瘀;川芎辛散温通;香附理气解郁;熟地黄补血滋阴,益精填髓;当归活血补血;桃仁活血化瘀;白芍柔肝缓急;乳香、没药活血止痛;延胡索调畅气血;路路通祛风通络,利水通经;川楝除湿热,清肝火;甘草调和诸药配伍,共奏活血祛瘀、通络止痛之功。

带状疱疹在农村基层也是常见病、多发病,常规抗病毒治疗虽可使水疱很快地消退、结痂,但临床上 9%～13% 的急性期带状疱疹患者治疗后可发生后遗神经痛,危险性随年龄增大而增加,年龄越大,疼痛越难消除,尤其是患有糖尿病、恶性肿瘤等基础疾病及重大手术史患者更为明显。在基本药物目录专科用药匮乏的情况下如何尽早对急性期患者进行有效的抗病毒治疗和预防后遗神经痛的发生具有重要意义,笔者在临床实践中体会到:

(1)头部发际及外阴部皮疹不宜用依沙吖啶氧化锌油,否则容易和毛发混合结成厚痂,易行成痂下积脓,应该采用 3% 硼酸水湿敷头部发际、眉毛及外阴部皮疹,有利于水肿和红斑消退。

(2)对于直径超过 0.3 cm 的皮损水疱,全部先用无菌干棉签挤破水疱,然后用无菌纱布拭干疱液,最后再外涂薄薄一层依沙吖啶氧化锌油。

(3)一般不需要口服或静脉使用抗生素,治疗 3～5 天后,当皮损周围有明显充血、潮红时可给予抗生素口服或静脉用药。

(4)在注意事项方面,要纠正患者绝对忌荤、忌油的错误做法,患者绝对忌口后,加上疾病的疼痛会使患者乏力,精神萎靡,同时缺乏蛋白饮食,不利于受损神经的恢复。所以我们要求患者可以吃适量的清汤排骨、里脊肉、鱼、虾、辣、海鲜、洋葱、韭菜、大蒜等腥发食物绝对忌口。

(5)泛昔洛韦、维生素 B_1、维生素 B_{12}、天麻素、甲钴胺应连续用药 10 天以上。当患者皮损结痂脱落后,仍有剧烈疼痛者,可给予地塞米松或泼尼松小剂量短疗程口服,5 日内停服。另外可给予自拟中药方口服。

(6)带状疱疹累及头面三叉神经,当上睑出现皮疹、水肿或结膜充血时,应尽早给予阿昔洛韦、更昔洛韦滴眼液滴患眼,每 2 小时一次,每次 2 滴,每日 7～8 次,可预防或治疗早期疱疹性角膜炎,效果非常明显。

(7)当患者出现皮疹部位同侧上下方大面积神经痛时,应常规检查胸片、腹部 B 超等排除内脏疾病,这些症状为受累神经纤维细小分支传导放射致相邻区域引起的神经痛,常常待皮损完全消退后数日或数周逐渐减轻并消失。

(8)患者年龄越大,特别患有糖尿病、恶性肿瘤、重大手术后,系统使用糖皮质激素、免疫抑制剂,患者的皮损恢复越慢、后遗神经痛越重,而且疼痛时间越长。

（9）患者皮损面积越大,创面继发感染者或者创面越深,患者的疼痛及后遗神经痛越重,所以疾病早期要控制皮疹的数量、面积,防止创面感染,或者一旦感染要控制炎症扩散、溃疡加深。

参 考 文 献

[1] 杨秀兰,刘芳兵. 综合疗法治疗带状疱疹[J]. 吉林医学,2008,29(5):431.

[2] 王娟,波丽西,贾雪松,等. 氦氖激光联合泛昔洛韦治疗老年带状疱疹疗效观察[J]. 现代诊断与治疗,2017,28(14):2615.

[3] 胡新华. 清热散瘀汤内服外敷辅助伐昔洛韦治疗带状疱疹(肝经郁热证)临床观察[J]. 中国中医急症,2017,26(2):306.

[4] 徐祖吉. 美西律、萘普生和维生素 B_{12} 联合治疗带状疱疹后遗神经痛的临床观察[J]. 江苏医药杂志,2000,26(3):232.

[5] 范瑾智,李群. 自制护臀膏与呋喃西林氧化锌油治疗皮肤腌红的观察和护理[J]. 中国误诊学杂志,2010,10(32):7846.

[6] 郑文亮. 早期给予盐酸伐昔洛韦治疗带状疱疹对预防后遗神经痛的影响[J]. 中国医药科学,2017,7(4):24.

[7] 黎昌强,刘涛. 天麻素注射液联合泛昔洛治疗带状疱疹疗效观察及安全性分析[J]. 北方药学,2011,8(3):28.

[8] 俞晓艳,原永芳. 元胡止痛片联合布洛芬和维生素 B_1 治疗带状疱疹后遗神经痛的疗效观察[J]. 现代药物与临床,2017,30(10):1254.

[9] 张灵金,刘蠹,陈建明. 扶正消毒饮联合小剂量糖皮质激素治疗老年患者带状疱疹神经痛的临床观察[J]. 陕西中医药大学学报,2017,40(1):56.

[10] 刘嘉晶,赵嘉晶,顾卫联,等. 桃红四物汤联合双氯芬酸钠缓释胶囊治疗带状疱疹后遗神经痛效果观察[J]. 现代中西医结合杂志,2017,26(15):1680.

[11] 刘志勇,马一兵,王莒生,等. 赵炳南治疗带状疱疹经验[J]. 中国中西医结合皮肤性病学杂志,2017,16(4):366－367.

（载于《中国民间疗法》,2018 年第 12 期）

三 临床学术篇

常见皮肤病临床诊疗系列之 自拟中药方联合自体全血注射 综合治疗顽固性疖病 8 例

疖是一种急性化脓性毛囊和毛囊周围的感染,若数目较多,且此起彼伏,反复发作,经久不愈者称之为疖病,疖病的根治目前仍然是比较棘手的难题[1]。2015 年 10 月至 2018 年 10 月,我院皮肤科运用内服自拟中药方加减,联合自体全血肌内注射综合治疗顽固性疖病患者 8 例,疗效显著,现总结报道如下:

一 临床资料

1. 性别与年龄
患者中男性 5 例,女性 3 例。年龄最小 23 岁,最大 45 岁,平均 34.5 岁。

2. 病程
最短 8 个月,最长 29 个月,平均 18.4 个月。

3. 疖肿数目与部位
单个 2 例,3 个 2 例,8 个以上 4 例。头部 1 例,背部 1 例,四肢 3 例,臀部 3 例。

4. 外周血
白细胞总数大于 $10 \times 10^9 / L$ 有 6 例,中性粒细胞百分比例大于 70% 有 8 例。

5. 伴随疾病和既往治疗情况
8 例患者均无伴随其他疾病,所有患者均经过多家医院、多种方法治疗,效果不明显。

二 治疗方法

1. 自拟中药基本方
金银花 30 g、蒲公英 30 g、连翘 15 g、紫草 15 g、紫花地丁 15 g、牡丹皮 15 g、地黄 20 g、白花蛇舌草 30 g、茯苓 20 g、桑白皮 15 g、陈皮 6 g、甘草 6 g。辨证加减:发于头面部,加桔梗 6 g、菊花 15 g、蝉蜕 6 g;发于上肢,加防风 10 g、蔓荆子 10 g、桑枝 6 g;发于项部,加羌活 10 g、川芎 10 g;发于胸腹胁肋,加枳壳 10 g、柴胡 6 g;发于背部,加石菖蒲 10 g;发于臀部,加黄柏 6 g;发于腰部,加杜仲 10 g;发于下肢,加牛膝 10 g;发于全身,加黄连 10 g、败酱草 15 g、威灵仙 10 g;气虚,加黄芪 15 g、党参 15 g;阴虚,加玄参 10 g;湿热重,加黄连 6 g、黄芩 10 g;暑热重,加藿香 10 g、佩兰 10 g;肿痛甚,加乳香 10 g、没药 10 g;皮损坚硬难消,加醋三棱 10 g、醋莪术 10 g、炮山甲 6 g;大便燥结,加大黄 6 g;口干,加玉竹 10 g、沙参 10 g、麦冬 10 g;伴有或服药后大便溏稀,加炒白术 15 g、炒薏苡仁 30 g;伴有或服药后脘部不适,加木香 6 g、砂仁 6 g;小便赤涩,加木通 15 g;心烦急躁,加栀子 10 g;舌苔白腻明显,加薏苡仁 30 g、厚朴 10 g;红肿期,加当归尾 6 g、赤芍 10 g、土茯苓 30 g、天花粉 10 g、白芷 15 g、炮山甲 6 g;溃脓期,加黄芪 20 g、皂角刺 15 g;溃后期,加黄芪 20 g、全当归 10 g;间歇期改服基本方。每日 1 剂,水煎分早、晚口服,15 剂为 1 个疗程,连用 2～4 个疗程。

2. 自体全血注射

在无菌操作下抽取患者的肘部静脉血,立即在该患者臀部常规消毒后肌内注射,首次抽取 5 mL,一侧注射,以后每次抽取 10 mL,分两侧注射,每周 1 次,4 次为 1 个疗程。

3. 注意事项

强调患者保持皮肤清洁和大便通畅,忌辛辣、鱼腥发物和烟酒,少食甜腻食物;疖肿发生后,不能挤捏排脓。

三 疗效标准及结果

1. 疗效标准

治愈:疖肿消散或者溃后愈合,全身症状消失,随访 6 个月内未复发;好转:再发疖肿数目减少,症状减轻。未愈:疖肿此起彼伏,不能控制。

2. 治疗结果

8 例患者全部治愈,1 例在治疗后 1 周出现胃部不适,1 例患者治疗后 3 天出现便稀,均根据辨证加减坚持完成疗程治疗。

四 讨论

疖病又称多发性疖肿,指多个疖在一定部位或散在身体各处反复发作的一种疾患,多由金黄色葡萄球菌感染所致,好发于青壮年,尤其是皮脂分泌旺盛、糖尿病及体

三 临床学术篇

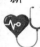

质虚弱之人[2]。

中医认为,多由过食膏粱厚味、辛辣炙煿之品,致脾失健运,湿热内蕴;外感风热邪毒或暑湿之邪,内外两邪搏结,蕴阻肌肤,致经络堵塞,气血凝滞,痰湿结聚;因患消渴、习惯性便秘等慢性病以致阴虚内热者,脾虚失司,以致气血两虚,正虚邪念发为本病;秉性不耐,感受沥青、日光之毒,结聚皮肤而成。火毒热邪致使机体耗气伤阴,久而久之则气阴两虚日益加重。

本病的特点是此愈彼起,日久不愈,治疗往往不能控制其再发,现代医学目前还没有较好的治疗方法,抗生素虽可较快地控制其临床症状,但亦未能根治。中医治疗"急则治其标",早期以清热解毒凉血为主,日久则宜益气养血,清热解毒[3]。

自拟方中金银花、蒲公英、连翘、紫花地丁、白花蛇舌草,清热解毒、疏散风热;牡丹皮、紫草、地黄,清热凉血、养阴生津;茯苓,健脾益气,渗湿利水,补而不滞;陈皮,健脾和胃,以减轻苦寒药对胃肠刺激;桑白皮,清泻肺热,利水消肿;甘草,调和诸药,兼有解毒之功;全方补中有泻,泻中有补,寒热兼顾,阴阳并调。红肿期,活血凉血,促进炎症消散;溃脓期,补托透脓,毒随脓泻;溃后期,补虚益损,促进愈合。

自体全血注射是一种非特异性刺激疗法,当自体全血注入肌层后,经人体吸收时作为一种抗原进入体内,刺激机体的免疫系统,增强机体非特异性免疫作用[4]。

内服自拟中药方加减,联合自体全血肌内注射综合治疗顽固性疖病患疗效显著,副作用小,是治疗疖病较为理想的治疗方法,可以在临床运用推广。

在治疗过程中,笔者还体会到由于病程较长,缠绵难愈,应同时注意饮食调理,少食烟酒辛辣,生活要有规律,不能熬夜和过劳,另外加强身体锻炼,增强机体抵抗力,注意个人卫生,以防复发。

参 考 文 献

[1] 赵辨. 中国临床皮肤病学[M]. 南京:江苏科学技术出版社,2009:449-450.

[2] 郝俊香. 疖病合并糖尿病 30 例分析[J]. 基层医学论坛,2012,16(8):966-967.

[3] 方立曙,金梦祝,陈峰. 连菖定鼎汤治疗糖尿病疖病 48 例[J]. 2014,20(6):633.

[4] 张丽飞,罗祥,代维维,等. 穴位埋线加自体全血注射治疗慢性荨麻疹 43 例[J]. 湖南中医杂志,2016,32(8):114.

(注:获中国农村卫生协会第二十五届学术年会三等奖;已被《中国民间疗法》录用,择期刊发)

常见皮肤病临床诊疗系列之
自拟中药方治疗囊肿结节型痤疮 26 例临床观察

　　痤疮是一种青春期常见的累及毛囊皮脂腺,好发于面、背、胸的损容性慢性炎症,病因主要与雄性激素水平增高、皮脂分泌亢进、皮脂腺导管角化导致皮脂排泄受阻及皮脂毛囊内微生物增加有关[1]。囊肿结节型痤疮的皮损以皮脂腺囊肿为主,常继发化脓性感染破溃流脓形成窦道,而且反复迁延,遗留色素沉着和瘢痕,严重影响了患者的身心健康,对青少年的情绪和社会功能的影响超过了哮喘、癫痫。

　　抗生素、抗雄性激素药物、维 A 酸类药物因其副作用和耐药性限制了临床的广泛使用,病人的耐受性及依从性差。2015 年 5 月至 2018 年 10 月,我院皮肤科运用自拟中药方治疗 26 例囊肿结节型痤疮患者,取得满意疗效,现将结果报道如下。

一　资料与方法

1. 一般资料

　　26 例患者均为我院皮肤科的门诊患者,其中男性 21 名,女性 5 名,年龄 18～35岁,病程 5～36 个月。

2. 诊断标准

　　丘疹和脓疱伴有疼痛并形成囊肿,病灶数多于 100 个,结节或囊肿多于 3 个。

3. 排除标准

　　① 妊娠和哺乳期妇女;② 过敏体质或药物成分过敏者;③ 化学物质所致的职业性痤疮,药物引起的痤疮;④ 有心脑血管、肝、肾、精神疾病及血液系统等原发性疾病。

4. 治疗方法

　　法半夏 10 g,陈皮 10 g,桃仁 10 g,红花 10 g,浙贝母 15 g,夏枯草 15 g,金银花 30 g,白花蛇舌草 30 g,黄芩 10 g,桑白皮 15 g,栀子 10 g,连翘 15 g,白芷 15 g,甘草 6 g。辨证加减:舌苔黄厚,加黄连 6 g;大便秘结,加大黄 10 g,火麻仁 15 g;皮肤油腻明显,加茵陈 15 g,蒲公英 30 g,山楂 15 g;经前皮疹加重,加泽兰 15 g,香附 10 g;皮损鲜红,加牡丹皮 15 g,地黄 30 g;囊肿色暗,舌暗有瘀点,加丹参 10 g,川芎 10 g;囊肿坚硬难消,加三棱 10 g,莪术 10 g,牡蛎 30 g,龙骨 30 g,皂角刺 15 g;伴有或服药后大便溏稀,加炒白术 15 g,炒薏苡仁 30 g;伴有或服药后脘部不适,加木香 6 g,砂仁 6 g。每日 1 剂,水煎

三　临床学术篇

分早、晚口服,2周为1个疗程,连用3～6个疗程。

5. 注意事项

强调患者保持皮肤清洁和大便通畅,面部油腻明显者,每次餐后温水洗面,忌辛辣、油腻食物和烟酒,少食甜腻食物,不能挤捏囊肿。在治疗前和治疗4周后分别检查肝功能和肾功能。

6. 疗效判断标准

临床治愈:皮肤损害消退率≥95%;

显效:95%>皮肤损害消退率≥70%;

有效:70%>皮肤损害消退率≥50%;

无效:皮肤损害消退率<50%或反见增多。

$$总有效率=\frac{临床治愈例数+显效例数}{总例数}\times100\%$$

二　结果

21例患者临床治愈,5例患者显效,总有效率100%。2例在治疗后1周出现胃部不适,3例患者治疗后3天出现便稀,均根据辨证加减坚持完成疗程治疗。

三　讨论

痤疮与祖国医学记载的"肺风粉刺"相类似,肺主皮毛,外生肌表。《外科证治全书》言:"脾主肌肉,内热则脾气温,脾气温则肌肉生热也;湿热相搏,故头面身体一疮。"《外科正宗》曰:"粉刺属肺,齇鼻属脾,皆血热郁滞不散所致。"《诸病源候论》指出:"面疱者,谓面上有风热气生疱,头如米大,亦如谷大"。饮食不节或过食肥甘厚味,损伤脾胃功能,脾失健运,水湿不化,久之湿热内生,肺胃积热上蒸肌肤,邪热久居,气血瘀滞,痰瘀互结,结节、囊肿形成。病程日久,邪毒蕴聚成结,形成瘢痕,耗伤阴液,或致血瘀[2]。

中医学多认为其病与湿、热、瘀相关,中、重度痤疮辨证尤以湿热蕴结为主症。以囊肿、结节为主要皮损表现的痤疮,中医辨证认为皮色不变、质软之肿块为痰凝所致;而色暗红、质硬、无痛或稍有疼痛的有形之块即结节为血瘀所致[3]。临床治疗应以清热利湿、活血散瘀为主。自拟方中法半夏燥湿化痰,消痞散结;陈皮健脾理气,燥湿化痰;桃仁活血化瘀,润肠通便;红花活血散瘀,通经止痛;浙贝母清热化痰,散结消痈;夏枯草清热泻火,散结消肿;金银花清热解毒,疏散风热;白花蛇舌草清热解毒,消散痈肿;黄芩清热燥湿,泻火解毒;桑白皮清泻肺热,利水消肿;栀子清热泻火,凉血解毒;连翘清解热毒,消肿散结;白芷解表止痛,消肿排脓;甘草清热解毒,调和诸药。诸药合用,可使痰热去,而结聚散,达到炎消肿退的功效。

笔者在治疗中还体会到,患者的忌口、保持面部皮肤的清洁以及患者对于中药治疗的依从性直接决定了患者的最终疗效。

参 考 文 献

[1] 赵辨. 中国临床皮肤病学[M]. 南京:江苏科学技术出版社,2009:1166.

[2] 李立新,廖建宏,黎亮. 泻白散加减内服外敷治疗疤痕性痤疮 47 例临床疗效观察[J]. 四川中医,2013,31(7):110 - 111.

[3] 王朋军,王海燕. 自拟痤疮方治疗重度寻常痤疮疗效观察[J]. 光明中医,2015,30(1):80 - 81.

三 临床学术篇

四 经验推广篇

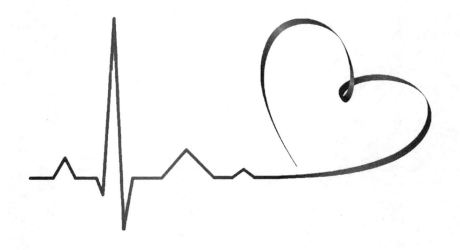

神经性皮炎中西医结合治疗临床体会

——皮肤病社区治疗临床经验系列(一)

皮肤疾病在基层临床工作中很常见,常见、多发皮肤病的治疗方法往往颇多,但临床收效常常并不是很满意。如何在基层乡镇卫生院缺医少药的情况下,应用一些常用基本药物来治疗而取得了明显疗效,笔者就临床工作中的一些点滴体会并结合相关文献进行阐述,让基层医疗卫生机构的医务人员在阅读后有所帮助和提高,以解决众多皮肤病患者的疾苦。

一　神经性皮炎的中西医定义

神经性皮炎,又名慢性单纯性苔藓,是一种以剧烈瘙痒和皮肤苔藓样变为特征的常见慢性皮肤病,常为阵发性剧痒。皮损由圆形或多三角形的丘疹融合而成,皮损肥厚,越抓越痒,很快形成皮革化。《外科正宗·顽癣第七十六》说:"牛皮癣如牛项之皮,顽硬且坚,抓之如朽木。"《诸病候论·摄领疮候》说:"摄领疮,如癣之类,生于项上,痒痛,衣领拂着即剧,云是衣领揩所作,故名摄领疮也。"

二　神经性皮炎的中西医病因

神经性皮炎的病因并不绝对清楚,与神经精神因素有明显关系,在临床中常见神经衰弱的症状缓解,神经性皮炎的症状也随之好转;当患者情绪波动、神经衰弱时,可以加重病情;胃肠道功能障碍所引起长期消化不良或便秘的情况下,也容易发生;毛织品或化学物质对局部的刺激以及其他原因引起的瘙痒导致不断搔抓,都可以促进神经性皮炎的发生;生活无规律,吃刺激性食物以及抽烟、酗酒等不良嗜好都可以促进和加重病情的发展。

祖国医学认为此病是由于风热之邪搏于肌肤,凝聚不散,日久耗血,血虚风燥,肤失濡养而致。初起为风湿热之邪滞肌肤,或衣着硬领外来的机械刺激所引起;血虚肝旺,情绪波动不安,过度紧张,忧愁烦恼者,更易发病;情志不遂,郁闷不舒,心火上炎,以致气血运行失调,耗血伤阴,血虚化燥生风;或因脾蕴湿热,复感风邪,蕴阻于肌肤而发病。

三　神经性皮炎的中西医分型

西医临床分型　根据皮肤受损范围大小分为限局性和泛发性。皮损好发于小腿、腕、踝、颈项、前臂伸侧、两肘后侧、上睑、耳后、骶尾部,常常对称分布。

中医辨证分型　风湿热证:局部除有成片丘疹肥厚外,并伴有部分皮损潮红、糜烂、渗出、湿润和血痂,苔薄黄或黄腻,脉弦数。血虚风燥证:病程较长,局部干燥、肥厚、脱屑,状如牛项之皮,苔薄,脉濡细。

四　神经性皮炎的注意事项

少吃海鲜、羊肉等食物,多吃新鲜蔬菜、水果,避免饮酒和食用刺激性食物。尽量避免喝浓茶和其他兴奋性饮料。生活有规律,保证睡眠充分,保持大便通畅,养成良好的生活习惯,注重个人卫生。切忌搔抓,因为搔抓可使皮肤不断遭受机械性刺激而变厚,切忌热水烫洗局部皮损,用热水烫洗或浸泡,会使红肿加重,渗出、渗液增多,加剧病情。通过减少对皮损局部的不良刺激,阻断瘙痒—搔抓—苔藓化—更瘙痒的恶性循环。简单一句话:忌鱼虾、五荤、辣、海鲜、螃蟹和酒,不能抓、不能烫、不能用肥皂擦洗。

五　症状评估和疗效判定

1. 症状评估

瘙痒程度:0 为无;1 为极轻度,轻微意识到,易忍受,不需搔抓;2 为轻度,可意识到受困扰但能忍受,有时搔抓;3 为中度,明显意识到,影响日常活动及睡眠,但能够有足够睡眠,经常搔抓;4 为重度,明显意识到,严重影响日常生活及睡眠,睡眠差,醒 1～2 次。

炎症程度:0 为无;1 为微红;2 为红,轻度浸润;3 为较红,浸润;4 为潮红,浸润明显。

鳞屑肥厚程度:0 为无;1 为轻度鳞屑,无苔藓化;2 为鳞屑,伴皮损轻度苔藓化;3 为鳞屑显著,皮损呈较厚苔藓化;4 为重度苔藓化。

靶皮损面积:0 为完全消退;1 为面积减少 75%～100%;2 为面积减少 50%～74%;3 为面积减少 25%～49%;4 为面积减少 1%～24%或无减少。

2. 疗效判定

以积分值减少的百分数作为疗效指数来判断疗效,疗效指数的计算公式为:

$$\frac{初诊时积分合计-每次随访时的积分合计}{初诊时积分合计}\times 100\%$$

疗效指数>90%为痊愈;疗效指数61%~89%为显效;疗效指数20%~60%为有效;疗效指数<20%为无效。

$$总有效率=\frac{治愈例数+显效例数}{总病例数}\times 100\%$$

六 临床常用中西医治疗方法

1. 外用药物

(1) 丙酸氯倍他索乳膏:本品主要成分为丙酸氯倍他索,每次外用薄薄一层均匀涂于患处,每日2次,可以连用7~14天。

(2) 复方醋酸曲安奈德溶液:本品为复方制药,每毫升含醋酸曲安奈德1 mg,水杨酸20 mg,月桂氮酮0.02 mg,丙二醇0.45 mL,乙醇适量。由于具有皮质激素的抗炎抗过敏作用和水杨酸去角质作用,两药协同增加了对慢性瘙痒及过敏性皮肤病的疗效。外用均匀涂于患处,每日2次。

(3) 复方酮康唑乳膏:本品每克含酮康唑10 mg和丙酸氯倍他索0.5 mg,外用涂于患处。每日2次。

(4) 曲安奈德新霉素贴膏:本品每片(贴)含醋酸曲安奈德不少于16 μg,硫酸新霉素不少于90 U。每次贴前洗净吹干皮损,将贴膏剪成与皮损大小相当,贴于患处,每3日更换一次,10次为1个疗程,临床不适用于夏季和皱褶部位。

(5) 卤米松乳膏:本品为卤米松-水合物。每次以薄层涂于患处,依症状每日1~2次,使用该品时不应该突然停用,应交替换用润肤剂或药效较弱的另一种类固醇皮质激素,逐渐减少卤米松乳膏的用药剂量。与传统外用糖皮质激素相比,其抗炎、止痒和抗增生作用更强更持久,长期外用无抑制肾上腺轴的作用。

以上制剂,长期、大面积应用或采用封包治疗,可造成局部皮肤萎缩、毛细血管扩张、色素沉着或色素减退。若全身吸收可造成库欣综合征,高血糖及尿糖表现,不能应用于面部、腋部及腹股沟等皮肤皱褶部位。

2. 皮损局部药物注射疗法

由于皮损肥厚,影响外用药物渗透吸收而影响疗效,皮损内药物注射能使药物直达病变部分,充分发挥治疗作用。治疗时取醋酸曲安奈德注射液1 mL,维生素 B_1 注射液1 mL,维生素 B_{12} 注射液1 mL,2%利多卡因注射液1 mL,生理盐水1 mL,混合,碘伏消毒皮损及周围皮肤,然后皮损内注射混合药液,药量以皮损肿胀发白为止。较大皮

四 经验推广篇

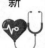
损四周多方位多处注射,间隔 5～7 天,一般 2～3 次即可,少数较大皮损治疗 4～5 次,两次注射间隔的时间逐渐延长,第 3 次间隔 10～15 天,第 4 次间隔 15～20 天。

曲安奈德是长效糖皮质激素制剂,能减轻组织渗出,抑制炎症后期成纤维细胞的增生,有较强的免疫抑制作用。维生素 B 类药物可改善其局部皮损的营养,降低其敏感性,抑制瘙痒,间接抑制表皮细胞的增生性反应,使苔藓样变逐渐消失。

3. 系统治疗

(1) 大静脉封闭:泛发性神经性皮炎行局部皮损封闭治疗有困难且剧烈瘙痒者,可采用普鲁卡因静脉封闭。成人按普鲁卡因 4～6 mg/(kg·d),用生理盐水或 5% 葡萄糖注射液配成 0.1% 浓度,加维生素 C 注射液 3 g,缓慢静滴,每日 1 次,10～15 日为 1 个疗程。使用前必须做普鲁卡因皮试,为减轻其副作用,可先给予治疗量 1/3～1/2,逐渐增加至全量。滴速要慢,高压病及心脏病患者禁用。

(2) 钙制剂:钙制剂是一种非特异性抗过敏药,能降低毛细血管通透性,增加血管壁通透性,对中枢神经有轻度抑制作用,具有抗炎、抗渗出、止痒、消肿的作用。临床常用的制剂有 10% 葡萄糖酸钙注射液和痒苦乐民(氯化钙溴化钠注射液),前者在使用过程中出现心慌、面部潮红等副作用明显高于后者,后者止痒作用明显强于前者,故后者较为常用。静脉注射兴奋心肌引起心律失常可导致心跳骤停,服用洋地黄等强心剂和在停药两周内禁止使用。痒苦乐民 10～15 mL,维生素 C 注射液 2.0 g,生理盐水或 5% 葡萄糖 250 mL,静脉滴注,每日 1 次,10～15 次为一个疗程。

(3) 抗组胺药

① H_1 受体拮抗剂

氯苯那敏:成人口服每次 2～4 mg,每日 3～4 次。儿童每日 0.35 mg/kg,分 4 次服;对于严重瘙痒者,可肌注,成人每次 10～20 mg,24 小时总量不超过 40 mg。儿童皮下注射,每日 0.35 mg/kg,分 4 次注射。

赛庚啶:成人每次口服 2～4 mg,每日 3 次。儿童每日 0.25 mg/kg,分 3 次服。

以上药物常有嗜睡、头晕、头痛、口干、恶心、呕吐及上腹部不适等胃肠道刺激症状,服药期间不宜驾车、操作机器或高空作业等。

② 新一代 H_1 受体拮抗剂

西替利嗪:12 岁以上及成人每日 1 次,每次 10 mg。

咪唑斯汀:12 岁以上及成人每日 1 次,每次 10 mg。

左西替利嗪:12 岁以上及成人每日 1 次,每次口服 5 mg。

氯雷他定:12 岁以上及成人每日 1 次,每次口服 10 mg。

以上药物不良反应轻微,偶有嗜睡、眩晕、口干等,无明显中枢神经抑制作用,药效时间延长,较难通过血脑屏障。

③ H_2 受体拮抗剂

西咪替丁：每次 0.2～0.6 g 静脉滴注，每日剂量不宜超过 2.0 g。

雷尼替丁：成人每次口服 0.15 g，每日 2 次，或睡前顿服 0.3 g，维持量 0.15 g，饭前顿服。

H_2 受体拮抗剂不良反应较少，常见有头痛、乏力、肌痛、便秘或腹泻、恶心、呕吐及皮疹等。长期服用可出现弱的抗雄激素作用，表现为男性乳房发育、女性溢乳、性欲减退及精子数减少。

④ 兼有 H_1 和 H_2 受体拮抗剂：多塞平为三环类抗忧郁药，同时具有 H_1 受体和 H_2 受体的阻断功能，其强大的 H_1 受体拮抗效能比赛庚啶大 11 倍，对 H_2 受体的亲和力高于西咪替丁，是目前最强的组胺阻断剂。成人每次口服 25 mg，每日 3 次，儿童每次口服 12.5 mg，每日 1～2 次。不良反应较轻，常有口干、口苦、乏味、便秘、嗜睡、眩晕、心悸不安、出汗及视力模糊等。老年人、前列腺肥大慎用，禁止与单胺氧化酶抑制剂合用。

（4）雷公藤多苷片：雷公藤具有通行经络、清热解毒、祛风除湿、舒筋活血通络、消肿止痛、杀虫止痒等作用，被誉为"中药激素"。主含雷公藤甲素，有抗炎、镇痛、抗生育、抗癌及调整免疫功能作用，对各种原因所致迟发性变态反应有明显的抑制作用。每 25 g 生药约含 1 mg 多苷，抗炎活性比雷 I 强，免疫抑制作用相对弱一些，对体液免疫和细胞免疫均有抑制作用，每日 10～20 mg，每日 3～4 次，总量不超过 90 mg/d。服用后对白细胞有抑制作用，可骤然停药，重新使用仍有效，有糖皮质激素的作用，无糖皮质激素的副作用。有器质性心脏病、肝肾损害、幼儿和老年人慎用。

（5）其他药物

酮替芬：兼能抑制肥大细胞，具有很强的抗组胺及慢反应物作用。每次口服 1 mg，每日 2 次。常有嗜睡、倦怠、口干，少见头痛、头晕及体重增加。

桂利嗪：广谱抗炎症介质药，具有抗组胺、抗 5-HT 和抗激肽活性等作用，每次口服 25～50 mg，每日 3 次；儿童 2.5 mg/(kg·d)，分次服用。常有嗜睡、疲惫和运动徐缓、强直等锥体外系反应。

4. 中医辨证施治

风湿热证：治宜清热祛风，养血润肤，方以消风散化裁，药用：桑叶 6 g，金银花 9 g，蝉蜕 3 g，栀子 9 g，黄芩 9 g，麸炒苍术 9 g，赤芍 12 g，蒲公英 12 g，徐长卿 15 g，首乌藤 9 g，苦参 6 g，甘草 3 g。

血虚风燥证：治宜养血祛风，润燥止痒，方以地黄饮子化裁，药用：制何首乌 15 g，当归 9 g，白芍 9 g，地黄 18 g，小胡麻 9 g，炒蒺藜 9 g，炒僵蚕 9 g，荆芥 6 g，炙甘草 3 g。

七　笔者临床常用治疗方法

1. 局部外用制剂

丙酸氯倍他索乳膏,每次外涂按摩5～10分钟,每日2次。复方酮康唑乳膏,每次外涂按摩5～10分钟,每日2次。卤米松乳膏,每次外涂按摩5～10分钟,每日2次。肤疾宁贴剂,根据皮损大小,剪相应大小贴于皮损处,每3日更换1次。复方醋酸曲安奈德溶液,每次适量溶液外涂后按摩5～10分钟,每日2次;局部如有糜烂渗出者,先用0.5%呋锌油外涂薄薄一层,每日2次,2～3天后待皮损干燥无渗出方可使用上法。对于皮损肥厚,瘙痒剧烈,上法单一使用无效者,可先给予复方醋酸曲安奈德溶液外涂,按摩5分钟,15分钟后使用卤米松乳膏外涂,继续按摩5分钟,连续3日,3日后改用肤疾宁外贴,如此反复。

2. 局部注射疗法

适用皮损高度肥厚、剧痒,单纯外用无效或不能按时坚持者外用者。

醋酸曲安奈德注射液1 mL,2%利多卡因注射液1 mL,维生素B_{12}注射液1 mL,维生素B_1注射液1 mL,生理盐水1 mL,混合后皮损内注射,至局部皮损隆起发白即可,多处皮损可分次注射,每周1次,2～3次1疗程。醋酸曲安奈德每次用量最多不超过3 mL。

3. 泛发性神经性皮炎

(1)三联疗法:酮替芬每次口服1 mg,每日2次;雷尼替丁每次口服0.15 g,每日2次;桂利嗪每次口服25 mg,每日3次;15天为1个疗程,每15天依次减量,总疗程3个月,局部外用以止痒、安抚为主。

(2)五联疗法:三联疗法无明显效果的严重病例,酮替芬每次口服1 mg,每日2次;雷尼替丁每次口服0.15,每日2次;桂利嗪每次口服50 mg,每日3次;雷公藤多苷片每次口服20 mg,每日3次;赛庚啶每次口服4 mg,每日3次;15天为1个疗程,每15天依次减量,总疗程3个月,局部外用以止痒、安抚药物。

(3)中医中药治疗:首乌藤15 g,鸡血藤15 g,丹参10 g,当归10 g,炒蒺藜10 g,地肤子10 g,荆芥10 g,防风6 g,皂角刺6 g,紫草10 g,雷公藤10 g,甘草6 g,酒乌梢蛇10 g,醋莪术10 g。每日1剂,水煎分早、晚饭后服用。1个月为1个疗程,总疗程3个月。

八　典型病例

朱某,男,63岁,头、面、额部皮疹伴瘙痒2年。在扬州、南京等地多次诊断为"神经

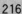

性皮炎",先后给予开瑞坦、赛庚啶、多虑平、泼尼松龙、地塞米松等治疗,连续口服中药饮片4个月,收效甚微,瘙痒剧烈,夜不能寐。皮肤科检查:面额、鼻根、两腮、颈项可见大片潮红、干燥、皲裂、抓痕、皮损肥厚。处理:雷尼替丁每次口服0.15 g,每日2次,桂利嗪每次口服25 mg,每日3次,酮替芬每次口服1 mg,每日2次,连服2个月,每次适量外用卤米松乳膏,随访6个月,痒止,皮损恢复常态。

　　刘某,男,63岁,面、颈、项、双手背皮疹痒10年,在多处多次诊断为"泛发性神经皮炎",先后给予开瑞坦、赛庚啶、多塞平、雷公藤多苷片、地塞米松、泼尼松龙、氨甲蝶呤等治疗,收效甚微,瘙痒剧烈。皮肤科检查:面额、鼻根、两颧、两腮、颈项、双手背、双腕背、上背部可见片状红斑,皮损明显增厚,干燥皲裂,明显抓痕。处理:赛庚啶每次口服4 mg,每日3次;雷尼替丁每次口服0.15 g,每日2次;桂利嗪每次口服50 mg,每日3次;雷公藤多苷片每次口服20 mg,每日3次;酮替芬每次口服1 mg,每日2次;皂角刺6 g,白鲜皮10 g,薏苡仁10 g,土茯苓15 g,防风6 g,醋莪术20 g,甘草6 g,炒蒺藜10 g,酒乌梢蛇10 g,醋三棱20 g,苦参10 g,荆芥10 g,地肤子10 g,陈皮6 g,每日1剂,水煎分早、晚饭后服用。复方醋酸曲安奈德溶液和复方酮康唑乳膏交替外涂,每日2次。15天后复诊,瘙痒明显缓解,皮损色转淡红;继服15天后西药依次减量,总疗程3个月。

（载于《扬州医药卫生》,2013年第2期）

四　经验推广篇

带状疱疹中西医结合治疗临床体会

——皮肤病社区治疗临床经验系列(二)

皮肤疾病在基层临床工作中很常见,常见、多发皮肤病的治疗方法往往颇多,但临床收效常常并不是很满意。如何在基层乡镇卫生院缺医少药的情况下,应用一些常用基本药物来治疗而取得了明显疗效,笔者就临床工作中的一些点滴体会并结合相关文献进行阐述,让基层医疗卫生机构的医务人员在阅读后有所帮助和提高,以解决众多皮肤病患者的疾苦。

一 带状疱疹中西医定义

带状疱疹是由水痘-带状疱疹病毒引起的急性疱疹性皮肤病。初次感染表现为水痘或隐性感染,常见于儿童。临床表现为沿一侧周围神经或三叉神经分支分布的簇集性水疱,是脊髓后根神经节的病毒复活所致。儿童所发生的通常呈良性经过,而成人发生的急性神经炎及后遗症使病人痛苦不堪,多伴有神经痛和局部淋巴结肿痛,预后极少复发。中医称之为"蛇串疮""蜘蛛疮""缠腰火丹"。(明)申斗垣《外科启玄·蜘蛛疮》曰:"此疮生于皮肤间,与水窠相似,淡红且痛,五七个成攒,亦能荫开。"(清)祁坤《外科大成·缠腰火丹》命名为蛇串疮:"初生于腰,紫赤如疹,或起水疱,痛如火燎"。

二 带状疱疹中西医病因

带状疱疹与水痘为同一种水痘-带状疱疹病毒所引起,在无或免疫力低下的人群初次感染病毒后,临床表现为水痘或呈隐性感染,以后病毒沿着脊髓后根或三叉神经节持久潜伏于脊髓后根神经节的神经元中。如受凉、过劳、创伤、恶性肿瘤、免疫抑制剂治疗等诱发刺激的作用下,可使之再活动、生长、繁殖,使受侵犯的神经节发炎及坏死,产生神经痛。带状疱疹一个月后仍有明显疼痛,称为带状疱疹后遗神经痛。

老年带状疱疹患者合成或释放 β-内啡肽的功能可能有障碍,使中枢内源性痛觉调节系统对疼痛的抑制作用减低,且局部神经源性炎症不能得到及时充分的缓解,疼痛持续或加重。带状疱疹后遗神经痛是老年患者易发的主要原因,发病率随着患者的年龄增大而升高。

祖国医学认为此病因情志不遂,肝郁气滞,郁久化热,肝经火毒,外溢皮肤;或因饮食不节,脾失健运,蕴湿化热,湿热搏结,兼感毒邪于皮肤;年老体弱,血虚肝脏,或劳累感染毒邪,或湿热毒盛,气血凝滞,邪滞经络,病后久病难退。

三　带状疱疹中西医临床分型

1. 西医临床分型

无疹型:只在某一感觉区内出现典型疼痛而不见皮损;顿挫型:局部出现大片红斑,而不形成丘疹、水疱,症状轻,病程短;大疱型:形成大的水疱,直径达1 cm以上;出血型:水疱内疱液呈紫红色血液体;坏死型:水疱基底部组织坏死,呈紫黑色结痂,常留有瘢痕和严重的神经痛。

2. 中医辨证分型

肝经火盛型:相当于头面部、胸胁部的蛇串疮。局部皮损鲜红,疱壁紧张,灼热刺痛。自觉口苦咽干、口渴,烦躁易怒、食欲不佳,小便赤,大便干或不爽。舌质红,苔薄黄或黄厚,脉弦滑微数。脾经湿热型:相当于腹部、大腿部蛇串疮。皮损颜色较淡,疱壁松弛,疼痛略轻,口不渴或渴而不欲饮,不思饮食,食后腹胀,大便时溏,女性常见白带多。舌质淡体胖,舌苔白厚或白腻,脉沉缓或滑。气滞血瘀型:见于老年患者,皮疹消退后仍剧痛不止。舌质暗,苔白,脉弦细。

四　带状疱疹的饮食及日常注意事项

不要过度劳累,以休息为主,忌食油炸、辛辣温热食物,如酒、烟、生姜、辣椒、羊肉、牛肉等。不要过分紧张,给予易消化的饮食和充足的水分;皮肤上出现大疱、血疱,不要自行剪破或刺破;60岁以上老年人或有基础疾病如心脏病、糖尿病、慢性支气管炎、肿瘤等,应尽早尽快正规治疗,以免错过最佳治疗时机,遗留后遗神经痛,给后期治疗带来难度;不可绝对忌荤忌油,适量高蛋白饮食可利于疾病的恢复,对受损神经有营养作用,可以减少后遗神经痛发生。

五　疗效观察和疗效判定

疗效观察指标:主要观察止疱时间(治疗开始到无新水疱出现的时间),结痂时间(治疗开始到水疱开始干涸、结痂的时间),止痛时间(治疗开始到疼痛明显减轻或消失的时间)。症状(如疼痛、瘙痒、烧灼感),体征(如红斑、水疱等)。采用4级评分:0为无,1为轻度,2为中度,3为重度。每例患者随诊6月至1年,观察有无色素沉着、瘢痕

四
经验推广篇

及带状疱疹后遗神经痛的发生。

疗效评估标准:

$$疗效指数=\frac{治疗前总评分-治疗后总评分}{治疗前总评分}\times100\%$$

痊愈为皮损基本消退,疼痛消失,疗效指数不低于 90%;显效为局部疼痛明显减轻,疗效指数 60%～89%;有效为疼痛减轻,疗效指数为 30%～59%;无效为疼痛未减轻,疗效指数低于 30%;有效率以痊愈率加显效率计算。

六 临床常用中西医治疗方法

1. 外用药物

甲紫:又名龙胆紫,易溶于乙醇,略溶于水,对革兰阳性菌杀菌力强,配成 1%～2% 水溶液,每日外用 1～2 次,外用于皮损处,收敛干燥作用强,但易导致痂下积脓。

呋锌油:全名 0.5% 呋喃西林氧化锌油,呋喃西林为外用杀菌防腐剂,能抑制革兰阳性菌和少数革兰阴性菌,无刺激性。氧化锌具有干燥、消炎、保护和轻度收敛作用,可保护创面,吸收分泌物和收敛作用。使用前用无菌纱布拭干创面水分,然后薄层外涂,每日 1 次,不宜用于头皮及其他多毛的部位。

2. 抗病毒制剂

抗病毒药物的应用于有助于缩短病程。阿昔洛韦:也叫无环鸟苷,本品为嘌呤核苷衍生物,干扰病毒 DNA 的合成,而对正常细胞几乎无影响,对宿主细胞毒性较低。静滴:2.5～7.5 mg/kg,每 8 小时 1 次,共 5～7 天;口服:每次 0.2 g,每日 5 次。偶尔有发热、头痛、皮疹等,停药后迅速消失,口服可有恶心、腹泻,有肾病者慎用,不可推注、肌注和皮下注射。

3. 维生素类

常用维生素 B_1 每次肌注 0.1 g,每日 1 次;维生素 B_{12},每次肌注 0.5 mg,每日 1 次;甲钴胺口服每日 0.1 mg,每日 3 次。

4. 糖皮质激素

此类药物早期使用可抑制炎症过程和减轻脊根神经节的炎症后纤维化,能明显缩短急性神经炎的病程和止痛药的疗程,可减少神经痛的发生。最好在起病 5～7 天内应用,对机体免疫力低下者慎用,对出血型,坏死型的带状疱疹患者,应及早用药。

5. 白炽灯泡照射疗法

局部照射红外线或 40W 白炽灯泡,更适用于带状疱疹后遗神经痛者。照射距离 30～40 cm,每次 20 分钟,每天 2～3 次。一般在照射 3～4 天后疼痛可减轻 1/3～1/2,

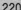

如果连续照射 3～4 天无效或疼痛加重,则停止照射。

6. 神经痛的治疗(PHN)

阿米替林和多塞平为三环抗抑郁药,可阻断去甲肾上腺素、5-羟色胺在神经末梢的再摄取,从而使突触间隙的递质浓度增高,增加涉及痛觉脊神经元的抑制程度,还能封闭 α-肾上腺素能受体和钠离子通道。阿米替林口服,起始为 25 mg,每日 3 次,以后增加为 50 mg,每日 3 次,直至疼痛缓解。多塞平口服起始为每次 12.5 mg,每晚 1 次,然后逐渐增加至每次 50 mg,每日 3 次,直至疼痛控制缓解。多塞平治疗后遗神经痛的确切机理还不明确,可能与该药的镇静、松弛肌肉作用有关。前列腺增生、心脏病患者及老年人慎用。

卡马西平为抗惊厥药,通过依赖性阻滞各种可兴奋细胞的 Na^+ 通道,能明显抑制异常高频放电的发生与扩散。起始剂量为每次口服 0.1 g,每日 3 次,以后增加至每次口服 0.2 g,每日 3 次,直至疼痛缓解。卡马西平对白细胞有抑制作用,可致白细胞减少,其药疹一旦发生治疗比较麻烦。

7. 局部神经阻滞

神经阻滞的作用机制:阻止了亲神经病毒以逆行轴突的方式进入神经系统,在急性期可预防带状疱疹后遗神经痛的发生,阻断疼痛的恶性循环,阻断交感神经,使支配脊神经的血管扩张,神经营养状况得到改善。

神经阻滞的适应证:早期伴有剧烈疼痛的带状疱疹;皮损部位感觉减退,神经痛出现较迟;有带状疱疹后遗神经痛。

禁忌证:阻滞部位有感染或全身重症感染者;有出血倾向者;有药物过敏史者。

局部注射方法:2% 利多卡因 1 mL,醋酸曲安奈德注射液 1 mL,维生素注射液 B_1 1 mL,维生素 B_{12} 注射液 1 mL,生理盐水 1 mL,充分混合。头部皮损:常规消毒后,进针抵颅骨后回抽无血再注射 2～3 mL;局部皮损注射:在痛点皮损处皮下注射 0.5～1 mL,直至局部皮肤隆起发白为止。每次注射 3～5 个点,每 5 天注射 1 次,3～5 次为 1 疗程。

8. 中医辨证施治

肝经火盛型:治宜泻肝胆实火,解毒止痛,药用龙胆泻肝汤加减。药用:龙胆草 9 g,连翘 15 g,地黄 15 g,泽泻 9 g,车前子 12 g,黄芩 9 g,栀子 9 g,牡丹皮 9 g,木通 9 g,甘草 9 g。

脾经湿热型:治宜健脾利湿,佐以解毒,方用除湿胃苓汤加减。药用:麸炒苍术 6 g,姜厚朴 6 g,陈皮 9 g,白术 12 g,猪苓 12 g,黄柏 12 g,麸炒枳壳 12 g,泽泻 9 g,赤苓 12 g,滑石 12 g,炙甘草 9 g。

气滞血瘀型:治宜活血定痛,清解余毒,方以活血定痛方加减。药用:秦艽 10 g,细辛 3 g,乌梢蛇 15 g,全虫 10 g,郁金 10 g,川芎 10 g,丹参 30 g,鸡血藤 6 g,当归 9 g,制乳香 6 g,制没药 6 g,延胡索 9 g,柴胡 6 g,甘草 9 g。

9. 天麻素注射液

该药能恢复大脑皮质兴奋与抑制过程间的平衡失调,具有镇静、安眠和镇痛等中枢抑制作用。成人每次肌注 0.2 g,每日 1～2 次;或 0.6 g,静滴,每日 1 次。

七 笔者临床常用治疗方法

1. 水疱

(1) 对于年轻患者,皮疹数目少,水疱小,疼痛不明显或伴轻微痒痛者,给予 0.5% 呋锌油外涂,每日 2 次,每次涂薄薄一层,阿昔洛韦每次口服 0.2 g,每日 5 次,共 5～7 天。

(2) 对于水疱数目较多的较大水疱,用碘伏消毒后挑破疱壁,拭干渗液,外涂 0.5% 呋锌油,以后每次涂药前拭干渗液;疼痛剧烈者,给予维生素 B_1 注射液 0.1 g、维生素 B_{12} 注射液 0.5 mg,混合肌注,每日 1 次,共 5～7 天;阿昔洛韦片每次口服 0.2 g,每日 5 次;地塞米松片每次口服 1.5 mg,每日 3 次,3 日后改为每日 2 次,共 5～7 天。

(3) 若皮损处水疱干涸脱屑后发生剧烈疼痛,维生素 B_{12} 注射液 0.5 mg、天麻素注射液 0.2 g,混合肌注,每日 1 次,共 7～10 天;甲钴胺片每次口服 0.5 mg,每日 3 次;地塞米松片每次口服 1.5 mg,每日 2 次,每 5 天减少一片,共 20 天;维生素 E 胶丸每次口服 0.1 g,每日 3 次,双氯芬酸钠每次口服 50 mg,每日 2 次。

若上法收效不明显,可加用神经阻滞,但星状神经节及脊神经阻滞技术难度大,基层医院不易掌握和操作。头部病变:醋酸曲安奈德注射液 1 mL,维生素 B_1 注射液 1 mL,维生素 B_{12} 注射液 1 mL,2% 利多卡因注射液 1 mL,生理盐水 1 mL,混合,碘伏消毒后注射针头抵达颅骨稍后退,回抽无血于每个痛点注射 1～2 mL,每次注射 3～5 个痛点。胸壁病变:患者坐位,确定肋骨位置,碘伏消毒后针头抵达肋骨后,向肋骨下缘斜刺 0.5 cm,回抽无血注射 2～3 mL。其他部位病变:在皮损遗留色素部位皮下采用多点注射,每处 1～2 mL,共 5～10 mL,每周 1 次,共 4 次。

2. 顽固性疼痛

维生素 E 胶丸每次口服 0.1 g,每日 3 次;地塞米松片每次口服 1.5 mg,每日 2 次;每 5 天减 1 片;维生素 B_{12} 注射液 0.5 mg,天麻素注射液 0.2 g,混合肌注,每日 1 次,共 10～15 天;阿米替林片每次口服 25 mg,每日 3 次,逐渐增加至每次口服 50 mg,每日 3 次,共 15～30 天;卡马西平在阿米替林收效不明显时使用,每次口服 0.1 g,每日 3 次,逐渐增加至每次口服 0.2 g,每日 3 次,共 15～30 天;局部采用神经阻滞疗法。

3. 中药治疗

急性期:龙胆草 10 g,栀子 10 g,黄芩 10 g,地黄 10 g,大青叶 15 g,连翘 10 g,甘草 6 g(2 包),泽泻 10 g,醋延胡索 10 g,盐车前子 10 g,金银花 10 g,板蓝根 10 g。每日

1剂,水煎分早、晚两次口服,7天为1个疗程。

皮疹消退伴神经痛或后遗神经痛:鸡血藤15 g,红花12 g,桃仁10 g,醋延胡索10 g,炒川楝子10 g,木香10 g,陈皮6 g,秦艽10 g,酒乌梢蛇15 g,郁金10 g,川芎10 g,丹参10 g,制乳香6 g,制没药6 g,甘草9 g,柴胡6 g,金银花15 g,连翘10 g,每日1剂,水煎分早晚口服。

发生于头面部加白芷6 g;发生于腰部加独活10 g;发生于腰以下加牛膝10 g;伴高血压加钩藤10 g,菊花6 g,葛根10 g;发生于上肢加桑枝10 g,忍冬藤15 g;发生于胸部加瓜蒌10 g,炒川楝子10 g,醋延胡索10 g;热甚加龙胆草10 g;便秘加大黄3 g;剧痛加广地龙10 g,制乳香6 g,制没药6 g;体弱气虚加黄芪10 g,党参10 g。每日1剂,水煎分早、晚两次口服,7天为1个疗程,可连用2～3个疗程。

八 典型病例

梁某,女,64岁。因右上胸、右肩皮疹伴疼痛25天就诊。患者25天前劳累后右肩、右上胸出现簇集集水疱、红丘疹,伴疼痛,在社区卫生服务站给予抗炎、抗病毒治疗10天,水疱,丘疹逐渐干枯消退,但疼痛剧烈,夜不能寐。患者5年前因食管癌已作食道癌根治术,3年前发现肝脏转移灶伴腹水,多地治疗后腹水消失,但肝脏B超仍又见113 mm×98 mm大小等回声光团,内部不均匀,与治疗前大小无变化。查体:神志清,痛苦面容,恶病质,心肺无异常,腹软,肝肋下3 cm,质中无压痛,肝压叩击痛(＋),脾肋下未触及,腹水征(一)双下肢不肿。患者有2型糖尿病史2年,间断使用诺和灵皮下注射,近1年来口服格列苯脲,血糖控制在7～8 mmol/L。皮肤科检查:右上胸壁、右锁骨上下缘、右肩关节前可见十余枚绿豆至蚕豆大小红斑、糜烂,部分还有脓痂。实验室检查:白细胞计数18.8×10⁹/L,中性粒细胞百分比40.4%。随机快速血糖28.6 mmol/L,白蛋白35 g/L,γ-GGT 699 U/L,ALP 115.6U/L,GHO 6.4 mmol/L。诊断:带状疱疹神经痛,食管癌肝转移,2型糖尿病。

处理:皮损局部给予0.5%呋锌油外涂,每日2次;生理盐水250 mL,头孢呋辛钠3.0 g静滴,每日1次,诺和灵(30R)8U皮下注射,每日2次,逐渐调整至14U,每日2次。3天后空腹血糖降至10.1 mmol/L,6天后创面干燥脱屑,局部潮红,疼痛却如刀割状剧痛。处理:醋酸曲安奈德注射液1 mL,维生素B₁注射液1 mL,维生素B₁₂注射液1 mL,2%利多卡因注射液1 mL,生理盐水1 mL混合后于皮损处皮下注射,每次4～5个点,每5天1次,共5次;维生素E胶丸每次口服0.1 g,每日3次;阿米替林片每次口服25 mg,每日3次,逐渐增加至每次口服50 mg,每日3次;卡马西平片每次口服0.1 g,每日3次,次日疼痛明显好转,随访6个月疼痛完全缓解消失未复发。

(载于《扬州医药卫生》,2013年第3期)

四 经验推广篇

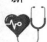
丹毒中西医结合治疗临床体会

——皮肤病社区治疗临床经验系列(三)

皮肤疾病在基层临床工作中很常见,常见、多发皮肤病的治疗方法往往颇多,但临床收效常常并不是很满意。如何在基层乡镇卫生院缺医少药的情况下,应用一些常用基本药物来治疗而取得了明显疗效,笔者就临床工作中的一些点滴体会并结合相关文献进行阐述,让基层医疗卫生机构的医务人员在阅读后有所帮助和提高,以解决众多皮肤病患者的疾苦。

一　丹毒的中西医定义

丹毒是由β-溶血性链球菌从皮肤、黏膜微小损伤处侵犯皮肤网状淋巴管所致的急性炎症。也可由血行感染,蔓延很快,一般不化脓,也很少有组织坏死。祖国医学也称之为"丹毒",按其所发部位不同又有不同名称:如发于头面者,《疡科心得集》称"抱头火丹";发于腰胯者,《外科大成》称"内发丹毒";发于小腿、足部,《外科大成》称"腿游风",《疡医大全·卷二十五·流火门主论》称"流火";初生儿患该病,《医宗金鉴·外科心法要诀·婴儿部·赤游丹毒》称"赤游丹毒"。

二　丹毒的中西医病因

足癣、鼻炎、足跟皲裂、鼻黏膜破损是导致丹毒发生的常见诱发因素,糖尿病、营养不良、肾性水肿、下肢骨折术后皆为本病促发因素。足癣、血丝虫感染是下肢丹毒反复发作的主要原因,复发性丹毒是由于细菌潜伏于淋巴管内,当机体抵抗力下降时即可复发。祖国医学认为是内蕴湿热,兼感毒邪,由于身体血分有热,外受火毒搏结而成,热毒之气暴发于皮肤间,不得外泄,则蓄热为丹毒;破损染毒,由于皮肤黏膜破损,毒邪乘隙而入。发于头面者为风热火毒,头为诸之会,外感风热之邪,化火成毒,风火相煽,袭于肌肤而生;发于腰胯者为肝经火旺、脾经湿热相感而成;发于下肢腿足者为湿热下注,化为火毒而成,或素有脚湿气、外伤等染毒而成,日久湿热蕴恋,经脉凝滞,气血不畅而致。而慢性复发性丹毒则每因湿热火毒与瘀血阴浊交相蕴结,黏滞不散,阴涩经络而致血气瘀凝,病邪缠绵难去,下肢硬肿疼痛,重者形成象皮腿。

三 丹毒的中西医分型

1. 西医临床常见分型

（1）急性丹毒：好发于下肢或面部，急性起病，伴有寒战高热，局部出现红、肿、热、痛，也可先出现高热，1～2天后出现红斑，不化脓，附近淋巴结常肿大。

（2）复发丹毒：急性丹毒未经治疗或治疗不当，或病因未去除，多数病人可以自然缓解，局部水肿可长时间存在，在同一部位反复发作。

2. 中医辨证分型

① 抱头火丹：发于头面者；② 流火：发于下肢者；③ 丹毒：发于躯干者；④ 内发火丹：发于胸腹、腰背、胁肋等处；⑤ 腿游风：发于两腿、胫踝者。

四 忌口及注意事项

禁忌一切发物、助湿食品及酒类、辛辣物，多饮开水。日常饮食清淡为主，如牛、羊肉及海鲜等偏热食物在发病时不能吃。多休息，不要过于劳累。特别是慢性丹毒，过度疲劳后，能耗伤人体的气血，使机体抵抗力下降，应劳逸结合，加强体育锻炼，提高机体的抗病能力。痊愈后原发部位有反复再发的倾向，防止原发部位意外受撞、虫蚊叮咬或用力搔抓，脚趾足癣不能搔抓捏烫，洗澡搓背时不要搓脚。发作时忌口一句话：公鸡、龙鱼（鲤鱼）、猪头肉、老鹅、酒等不能吃。

五 疗效判定

治愈：全身症状和局部症状皮肤红斑水肿完全消退，自觉症状消失，体温，白细胞计数恢复正常。好转：全身症状消退，局部皮肤红斑水肿已消退50％以上，自觉症状消失，体温、白细胞计数恢复正常。无效：全身症状和局部红斑、水肿稍有减退或无改变。

六 丹毒的中西医治疗方法

1. 西医系统药物疗法

（1）头孢曲松钠

头孢曲松钠为第三代头孢类抗生素，用于治疗敏感致病菌所致的下呼吸道感染、尿路、胆道感染，以及腹腔感染、盆腔感染、皮肤软组织感染、骨和关节感染、败血症、脑膜炎等手术期感染预防。静脉滴注：成人每日1～2 g，最高剂量每日4 g，疗程

四 经验推广篇

225

7～14 日。小儿按体重每日 20～80 mg/kg,12 岁以上小儿用成人剂量。给药前需进行过敏试验,与青霉素有交叉过敏反应。在用药期间和以后数天内,避免饮酒和服用含酒精的药物,防止病人出现双硫仑样反应。

(2) 头孢呋辛钠:为第二代头孢类抗生素,用于治疗敏感菌所致的呼吸道感染,耳、鼻、喉科感染,泌尿道感染,骨和关节感染,皮肤和软组织感染,产科和妇科感染等。对头孢菌素类抗生素过敏者禁用,对青霉素类有交叉过敏反应,对青霉素过敏病人应用头孢菌素时发生过敏反应者达 5%～10%。有青霉素过敏性休克或即刻反应者,不宜再选用头孢菌素。成人一般或中度感染,每次 0.75 g,每日 3 次,肌内或静脉注射;重度感染:剂量加倍,每次 1.5 g,每日 3 次,静脉滴注 20～30 分钟,婴儿和儿童按体重每日 30～100 mg/kg,分 3～4 次给药。

(3) 阿奇霉素:适用于敏感病原体所引起的下列感染:肺炎衣原体、流感嗜血杆菌、金黄色葡萄球菌或肺炎链球菌引起的社区获得性肺炎等。成人用量每次 0.5 g,每日 1 次,治疗 7～10 天为一个疗程,有恶心、腹痛、腹泻等胃肠道反应和皮疹、瘙痒等皮肤过敏反应,对本品、红霉素或其他大环内酯类抗生素过敏者禁用。

(4) 青霉素:通过抑制细菌细胞壁合成而发挥杀菌作用,适用于敏感细菌所致各种感染,如脓肿、菌血症、肺炎和心内膜炎等。常为以下感染的首选药物:溶血性链球菌感染、肺炎链球菌感染、炭疽、破伤风、气性坏疽等梭状芽孢杆菌感染,以及梅毒、白喉、回归热等。成人静脉滴注每日 200 万～2 000 万 U,分 2～4 次给药;小儿静脉滴注;每日按体重(5 万～20 万 U)/kg,分 2～4 次给药。给药速度不超过每分钟 50 万 U,以免发生中枢神经系统毒性反应。常见有过敏性样反应,偶见过敏性休克,大剂量使用可引起青霉素脑病。

(5) 左氧氟沙星:通过抑制细菌 DNA 旋转酶的活性,阻碍细菌 DNA 的复制而达到抗菌作用,抗菌谱广、抗菌作用强。对大多数肠杆菌科细菌,部分革兰阴性细菌有较强的抗菌活性,对部分如化脓性链球菌、溶血性链球菌等革兰阳性菌有良好抗菌作用。静脉滴注:成人每日 0.4 g,分 2 次静滴,重度感染患者每日最大剂量增至 0.6 g,分 2 次静滴。用药期间可能出现恶心、呕吐、腹部不适等胃肠道症状和全身出现皮疹、瘙痒,注射部位潮红、瘙痒等过敏症状。妊娠及哺乳妇女、18 岁以下患者禁用。

(6) 外用药物

① 鱼石脂软膏:含 10%鱼石脂,将局部洗净后外敷。不得用于皮肤破溃处,避免接触眼睛和口鼻等,连续使用不超过 7 日,局部出现烧灼感、红肿等情况应停药,使用时将本品涂布于皮损部位,覆盖纱布并固定。

② 金黄散软膏:由如意金黄散和医用凡士林调配而成,含姜黄、大黄、黄柏、苍术、厚朴、陈皮、甘草、生天南星、白芷、天花粉等,有消肿止痛功效,用于疮疡肿痛、丹毒流注、跌打损伤。注意事项和使用方法同鱼石脂软膏。

③ 碘酊:碘酊即碘酒,由碘、碘化钾溶解于酒精溶液而制成。碘酒具有强大的杀灭

病原体作用,可以使病原体的蛋白质发生变性,杀灭细菌、真菌、病毒等。未破溃前均匀涂于患处,每日4次,不宜用于破溃皮肤、眼及口腔黏膜。用药部位如有烧灼感、瘙痒、红肿等情况应停用,勿与红汞一同使用,否则产生的碘化汞为剧毒。连续使用数天后局部皮肤会产生干燥脱屑。

2. 中医辨证施治

(1) 抱头火丹(颜面部丹毒):治宜清热解毒,疏风散邪,方以普济消毒饮加减。药用:黄芩10 g,黄连3 g,陈皮6 g,甘草3 g,玄参10 g,连翘10 g,板蓝根15 g,马勃3 g,薄荷6 g,僵蚕10 g,升麻6 g,柴胡6 g,桔梗6 g。

(2) 丹毒(躯干部丹毒):治宜清肝泻火利湿,凉营清热解毒,方以龙胆泻肝汤加减。药用:龙胆草15 g,黄芩10 g,栀子10 g,泽泻10 g,木通3 g,车前子15 g,当归10 g,地黄10 g,柴胡6 g,甘草3 g。

(3) 腿游风、流火(下肢部丹毒):治宜清热利湿凉血解毒,方以萆薢苍术汤合五神汤加减。药用:当归9 g,赤芍9 g,川牛膝9 g,牡丹皮9 g,黄柏9 g,金银花15 g,连翘12 g,紫花地丁12 g,萆薢15 g,薏苡仁12 g。

(4) 慢性复发丹毒:治宜温中化湿,清热解毒,活血化瘀,方以五香流气饮加减。药用:藿香10 g,青木香10 g,小茴香5 g,丁香1 g,沉香1 g,牛膝10 g,独活10 g,僵蚕10 g,忍冬藤30 g,连翘15 g,地龙10 g,红花10 g,甘草5 g。

(5) 二妙散:源于《丹溪心法》,方由苍术、黄柏两味组成,主要用于湿热所致之筋骨疼痛,或足膝红肿热痛,或下部湿疮,或湿热带下,以及痿证等。方中黄柏苦寒,寒以清热,苦以燥湿,专行下焦以治湿热下注之证。苍术苦温,健脾燥湿,并能发汗行经络,两药配伍,清热燥湿,标本兼治。临床有成药二妙丸,每次服用9 g,每日2次,用淡盐汤送下。

3. 局部原发疾病治疗

面部若有外耳道炎、鼻窦炎、牙龈炎应同时治疗;有足趾糜烂给予氧化锌油外涂,待干燥后给予克霉唑乳膏或硝酸咪康唑乳膏外涂2～4周。

七 笔者临床中常用治疗方法

1. 急性丹毒(初发)

(1) 西药治疗

在无青霉素过敏的情况下,首选青霉素,每次800万～960万U,静脉滴注,每日1次,连续5～7天。在青霉素皮试阳性。且无过敏性休克的情况下,作头孢菌素皮试,若为阴性,给予头孢呋辛钠,静脉滴注,每次4～5 g,每日1次,连续5～7天。或头孢曲松钠每次3～4 g,静脉滴注,每日1次,连续5～7天。若头孢菌素皮试阳性,给予阿奇霉素注射液 0.5 g,左氧氟沙星注射液 0.4 g,联合静脉滴注,每日 1 次,连续 7～10 天。伴发热,必要时给予对乙酰胆碱 0.5 g 口服。皮损面积小,给予金黄散软膏外敷,每日 1 次,共5 天;若皮损面积大,给予碘酒外涂,每日 4 次,共 5 天,局部干燥脱屑明显则随时停用。

（2）中医中药

颜面部:黄芩 10 g,黄连 3 g,陈皮 6 g,甘草 3 g,玄参 10 g,连翘 10 g,板蓝根 10 g,薄荷 6 g,僵蚕 10 g,升麻 6 g,柴胡 6 g,桔梗 6 g。下肢部:当归 10g,赤芍 10 g,川牛膝 10 g,牡丹皮 6 g,黄柏 6 g,金银花 15 g,连翘 10 g,紫花地丁 15 g,粉草薢 10 g,薏苡仁 10 g。若热毒盛者加牡丹皮 12 g,栀子 10 g。湿肿甚者加木瓜 10 g,丝瓜络 10 g。瘀结明显,局部硬肿甚者加桃仁 10 g,红花 10 g,制乳香 10 g,制没药 10 g。每日 1 剂,水煎早、晚口服,连服 7 天为 1 疗程。

2. 慢性复发丹毒

（1）西医治疗:参照急性丹毒,使用疗程应延长至 10～15 天。

（2）中医中药:拟麻黄连翘赤小豆汤加减,方用:麻黄 6 g,燀苦杏仁 10 g,连翘20 g,赤小豆 15 g,桑白皮 10 g,土茯苓 30 g,广地龙 15 g,白芷 6 g,麸炒苍术 10 g,白术 15 g,防己 10 g,泽兰 10 g,甘草 6 g,盐车前子 15 g,黄柏 12 g。5～7 剂后加用皂角刺 12 g,丝瓜络 10 g,醋莪术 10 g,醋三棱 10 g,薏苡仁 10 g,丹参 10 g。每日 1 剂,水煎分早、晚口服,继服 30 天。

（3）预防复发:薏苡仁 10 g,麸炒苍术 10 g,黄柏 10 g,每日 1 剂,水煎总疗程 3 个月;或二妙丸每次口服 9 g,每日 2 次,共 3 个月。

八 典型病例

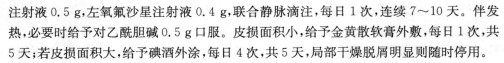

杭某,女,64 岁。左股内上反复肿痛伴高热 5 个月加重 1 天来我院就诊。患者于 5个月前无诱因突然出现畏寒发热,体温高达 40 ℃,左股内上部位出现红斑、疼痛,给予青霉素 1120 万 U 静滴 15 天,热退,红斑疼痛消失。42 天后在无诱因情况下又突然出现畏寒发热,体温达 39.8℃,左股内上同一部位出现红斑、疼痛,给予青霉素 1120 万 U静滴 15 天,热退,红斑疼痛消失。15 天后又出现上述症状,治疗 15 天热退,红斑消失。9 天后又出现上述症状,治疗 15 天热退,红斑消失。5 天后再次出现上述症状,遂来我院就诊。检查:T:39.5 ℃,神志清,精神萎,面色灰暗,心肺腹无异常。左足趾干燥无糜烂,左股内上可见大片潮红,肿胀,局部皮温高,压痛明显。实验室检查:血常规白细胞计数 18.7×10^9/L,中性粒细胞百分比 89.7%,快速随机血糖 8.5 mmol/L。既往史:患者 5 年前患有 2 型糖尿病,给予诺和灵（30R）12U 皮下注射,盐酸二甲双胍 0.5 g 口服,血糖一直控制在 7～8 mmol/L。2 年前行子宫肌瘤切除术,1 年前发生粘连性肠梗阻保守治疗后好转,患丹毒期间血常规白细胞计数在 $(17.7～18.9) \times 10^9$/L,中性粒细胞百分比 87.6％～89.7％,曾连续口服 30 剂中药饮片。处理:局部皮损碘酒外涂。必要时口服对乙酰氨基酚 0.5 g,青霉素 1280 万 U,静滴,每日 1 次。自拟中药方:紫花地丁 10 g,大青叶 15 g,板蓝根 15 g,金银花 20 g,桑叶 10 g,甘草 3 g,野菊花 10 g,牡丹皮 6 g,黄芩 10 g,泽泻 10 g,蒲公英 15 g,赤芍 10 g,败酱草 15 g,柴胡 6 g,麸炒苍术 10 g,黄柏 6 g,每日 1 剂,水煎分开早、晚口服。5 天后复二诊:不发热,疼痛明显缓解,红斑由鲜红转为淡红。处理:中药前方去桑叶、柴胡、甘草,青霉素 1280 万 U 静滴。5 天后复三诊:红斑全退,局部有刺痛,局部触之有韧感,无压痛,左股内上测量周长较右侧长 3 cm。处理:中药前方去板蓝根、牡丹皮、泽泻,加用夏枯草 10 g,醋莪术 10 g,紫草 10 g,白花蛇舌草 10 g,丹参 10 g。15 天后复四诊:局部刺痛消失,触之柔软,两股内上测量周长相等。处理:薏苡仁 10 g,丹参 10 g,麸炒苍术 10 g,黄柏 6 g,每日 1 剂,水煎分早、晚口服连服 2 个月。随访 5 个月未见复发。

四 经验推广篇

荨麻疹中西医结合治疗临床体会

——皮肤病社区治疗临床经验系列(四)

皮肤疾病在基层临床工作中很常见,常见、多发皮肤病的治疗方法往往颇多,但临床收效常常并不是很满意。如何在基层乡镇卫生院缺医少药的情况下,应用一些常用基本药物来治疗而取得了明显疗效,笔者就临床工作中的一些点滴体会并结合相关文献进行阐述,让基层医疗卫生机构的医务人员在阅读后有所帮助和提高,以解决众多皮肤病患者的疾苦。

一　荨麻疹的中西医定义

荨麻疹、血管性水肿和全身过敏反应综合征是皮肤科临床上的三种重要过敏反应综合征类型,为常见的皮肤黏膜过敏性疾病,是一种血管反应性皮肤病,由于皮肤黏膜小血管扩张及渗透性增加而出现的一种限局性水肿反应,临床以皮肤黏膜的局限性、瘙痒性、暂时性潮红斑和风团为特征,表现为边界清楚,红色或白色瘙痒性水肿或风团。祖国医学称之为"风疹块""瘾疹""瘤"。如瘤记载《医宗金鉴·外科心法要诀》于:"此证俗名鬼饭疙瘩,由汗出受风或露卧乘凉,风邪多中表虚之人,初起皮肤作痒,次发扁疙瘩,形如豆瓣,堆累成片。"亦有称瘾疹者,如(隋)《诸病源候论·风病诸候下·风瘙身体隐轸候》说:"邪气客于皮肤,复逢风寒相抑,则起风瘙隐轸。"《风瘙候》中说:"夫人阳气外虚则多汗,汗出当风,风气搏于肌肉,与热气并,则生瘤,状如麻豆,甚者渐大。"

二　荨麻疹的中西医病因

荨麻疹的病因复杂,约 3/4 的患者不能找到明确病因,尤其是慢性荨麻疹。常常与药物、食物、吸入物、感染、昆虫叮咬、精神因素、内分泌改变、物理因素等有关。与肥大细胞表面的 IgE 结合的抗原可能是急性荨麻疹的常见病因。急性荨麻疹病因较明确,常由食物、药物、感染或吸入性变应原引起,去除病因一般在数天或 1～2 周内痊愈。而慢性荨麻疹则病因不明,慢性荨麻疹中 90% 病例是特发性的,病程在 6 周以上,病情反复发作,经久不愈,可以长达数月或数十年。

祖国医学认为，禀赋不耐，食入禁忌，蕴热成毒，或脾湿不运，蕴湿化热感毒，湿热毒邪发肌肤所致。严重者，毒热入营，可致气血两燔，禀性不耐，腠理不密。复感风热或风寒之邪，搏于肌肤，瘀肤发疹，日久化热，伤及阴液。或肝肾不足，冲任不调，气耗血亏，而久病难愈。

三　荨麻疹的中西医分型

1. 西医临床分型

急性荨麻疹：起病急，持续时间短，常可自愈，病变在6周以内可完全消退。为突然发生的皮肤黏膜红斑或风团，形态大小不定，伴瘙痒，可伴有发热、关节痛、恶心呕吐甚至腹痛、胸闷、呼吸困难等。单个风团一般在12～24小时内消退，不形成鳞屑或者色素沉着。因急性感染等因素引起的荨麻疹可出现高热、白细胞增高。

慢性荨麻疹：反复发作，病程超过6周，80%～90%为慢性特发性荨麻疹。

皮肤划痕症：又称人工荨麻疹，在皮肤上机械性刺激或加压引起局部风团形成并伴有瘙痒。根据病史，常用压舌板或回纹针中等压力在患者上背部、前臂处皮肤试验划"井"字，5分钟内皮肤出现条状风团，并伴有瘙痒即可诊断。

血管性水肿：又称血管神经性水肿，多见于眼睑、阴茎包皮、口唇等组织疏松处，皮肤紧张发亮，界限不清，触之坚韧。

胆碱能性荨麻疹：是体温增高所致的一种常见病，如运动、情绪波动、热水浴等，使胆碱能神经发生冲动而释放乙酰胆碱，导致组胺释放。临床表现出1～4 mm大小的圆形风团，周围有1～2 cm大小的红斑包绕，伴有瘙痒、麻刺痛、灼痛，发热，一般累及躯干。

寒冷性荨麻疹：由于在冷水和冷空气中暴露激发而成，发生与冷刺激有关，可分为家族性和获得性两种类型。

2. 中医辨证分型

风寒型：皮肤色白，遇冷或风吹则加剧，得热则减轻，多冬季发病，苔薄白或薄白而腻，脉迟或者濡缓。

风热型：发病急骤，风团色红灼热剧痒，伴有恶寒发热，咽喉肿痛或呕吐、腹痛，遇热皮疹加重，舌苔薄白或薄黄，脉浮数。

冲任不调型：月经失调，常在月经前2～3天或经期初始时出疹，风团细小，色呈淡红，微痒少搔，往往随月经的结束而消失，但在下次月经开始时又反复发作，迁延不愈。舌淡苔腻，脉弦数。

气血双虚型：久病后耗气伤阴，每日发疹不息，食纳锐减，夜寐欠安，神情疲惫，面色苍白，肢软无力，唇甲色淡，舌胖质淡，脉细弱。

四　注意事项

在找不到明确过敏原前应注意饮食清淡,油煎、油炸、辛辣等较易引起体内热性反应的食物要少吃,尽量避免鱼、虾、蟹及刺激性食物,如辣椒,胡椒,洋葱、大蒜、烟酒等。可以多吃一些碱性的食物如葡萄、绿茶、黄瓜、苹果、橘子等,多吃富含维生素的新鲜果蔬,有利于病情的恢复。简单一句话:鱼虾、五荤(指大蒜、大葱、韭菜、药芹、洋葱)、辣、海鲜、螃蟹和酒不能吃。

五　症状观察和疗效判定(慢性荨麻疹)

1. 症状观察指标及体征评分标准

于治疗前、治疗第3周末分别评估病情,按临床症状轻重0~3的四级评分方法,分别记录患者的瘙痒程度、风团的大小、数量、风团发生次数及风团持续时间,将各项评分相加为总积分。

风团数目:0为无,1分为1~10个,2分为11~20个,3分为>20个。

风团直径:0为无,1分为1 cm以下,2分为1.0~2.5 cm,3分为2.5 cm以上。

瘙痒程度:0为无,1分为轻度,不影响生活和工作,2分为中度,可忍受,对工作生活有影响,3分为重度,不能忍受,明显影响生活和睡觉。

风团出现次数:0为无,1分为每天出现1次,2分为每天出现2~3次,3分为每天出现3次以上。

风团持续时间:0为无,1分为4小时以内,2分为4小时以上,3分为12小时及12以内。

2. 疗效判定标准

$$症状积分下降指数(\%)=\frac{治疗前积分-治疗后积分}{治疗前积分}\times100\%$$

痊愈:症状积分下降指数不低于95%;显效:症状积分下降指数60%~94%;有效:症状积分下降指数30%~59%;无效:症状积分下降指数不足30%。

总有效率以痊愈加显效计算。

六　荨麻疹的治疗方法

西医药物治疗

1. 抗组胺药

（1）H_1 受体拮抗剂

氯苯那敏：成人口服每次 2～4 mg，每日 3～4 次，儿童每日 0.35 mg/kg，分 4 次服，对于严重过敏者，可用肌注，成人每次 10～20 mg，24 小时总量不超过 40 mg，儿童皮下注射，每日 0.35 mg/kg，分 4 次注射。

赛庚啶：每次口服 2～4 mg，每日 3 次。儿童每日 0.25 mg/kg，分 3 次服。

以上药物常有嗜睡、头晕、头痛、口干、恶心、呕吐及上腹部不适等胃肠道刺激症状，服用期间不宜驾车、操作机器或高空作业等。

（2）新一代 H_1 受体拮抗剂

西替利嗪：12 岁以上及成人每日 1 次，每次口服 10 mg。

咪唑斯汀：12 岁以上及成人每日 1 次，每次口服 10 mg。

左西替利嗪：12 岁以上及成人每日 1 次，每次口服 5 mg。

氯雷他定：12 岁以上及成人每日 1 次，每次口服 10 mg。

以上药物不良反应轻微，偶有嗜睡、眩晕、口干等，无明显中枢神经抑制作用，药效时间延长，较难通过血脑屏障。

（3）H_2 受体拮抗剂

西咪替丁注射液：每次 0.2～0.6 g，静脉滴注，每日剂量不宜超过 2 g。

雷尼替丁：成人每次口服 0.15 g，每日 2 次，分早晚饭前服用或睡前顿服 0.3 g，维持量 0.15 g，饭前顿服。

H_2 受体拮抗剂不良反应较少，常见有头痛、乏力、肌痛、便秘，或腹泻、恶心、呕吐及皮疹等。长期服用可出现弱的抗雄激素作用，表现为男性乳房发育，女性溢乳，性欲减退及精子数减少。

（4）兼有 H_1 和 H_2 受体拮抗剂：多塞平为三环类抗忧郁药，同时具有 H_1 受体和 H_2 受体的阻断功能，有较强大的 H_1 受体拮抗效能，比赛庚啶高 11 倍，对 H_2 受体的亲和力高于西咪替丁，是目前最强的组胺阻断剂。成人口服每次 25 mg，每日 3 次，儿童每次 12.5 mg，每日 1～2 次。不良反应较轻，常有口干、口苦、乏味、便秘、嗜睡、眩晕、心悸不安、出汗及视力模糊等。老年人、前列腺肥大者慎用，禁止与单胺氧化酶抑制剂合用。

2. 糖皮质激素

由于抗原抗体反应引起的肥大细胞脱颗粒而释放组胺，糖皮质激素能抑制免疫过

233

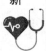

程,从而减轻过敏症状,能迅速控制症状,但停药后易复发,长期使用会产生严重的副作用。治疗时地塞米松注射液每次5～10 mg静脉滴注,每日1次,2～3日后将剂量减半。泼尼松每日10～30 mg,分2～3次口服。糖皮质激素的副作用:长期大剂量应用可引起物质代谢和水盐代谢紊乱,如向心性肥胖、满月脸、水肿、低血钾、糖尿病等;诱发和加重感染;诱发和加剧胃、十二指肠溃疡;引起人格、行为的改变;骨质疏松、股骨头无菌性坏死,肌肉萎缩。

3. 雷公藤多苷片

每25 g生药约含1 mg多苷,抗炎活性比雷I强,免疫抑制作用相对弱一些,对体液免疫和细胞免疫均有抑制作用,每次口服10～20 mg,每日3～4次,总量小于90 mg/d,服用后对白细胞有抑制作用,可骤然停药,重新使用仍有效,有糖皮质激素的作用,无糖皮质激素的副作用。有器质性心脏病、肝肾功能不全者,幼儿和老年人慎用。

4. 其他药物

富马酸酮替芬:兼能抑制肥大细胞,具有很强的抗组胺及慢反应物作用。每次1 mg,每日2次。常有嗜睡、倦怠、口干,少见头痛、头晕及体重增加。

桂利嗪:也叫脑益嗪,为广谱抗炎症介质药,具有抗组胺、抗5-羟色胺和抗激肽活性及抑制补体C_4活化作用,每次口服25～50 mg,每日3次,儿童2.5 mg/(kg·d)分2～3次服用。常有嗜睡、疲惫和运动徐缓、强直等锥体外系反应。

中医辨证施治

(1)风寒型:治宜祛风散寒,辛温解表,方以麻黄汤加减,药用:麻黄3 g,桂枝9 g,杏仁10 g,浮萍6 g,羌活9 g,荆芥9 g,生姜3片,甘草6 g。

(2)风热型:治宜辛凉解表,清热宣肺,方以荆防败毒散加减,药用:荆芥10 g,防风6 g,僵蚕6 g,金银花12 g,牛蒡子10 g,牡丹皮10 g,浮萍6 g,生地10 g,薄荷5 g,黄芩10 g,蝉蜕6 g,甘草6 g。

(3)冲任不调型:治宜调摄冲任,养血活血,方以四物汤合二仙汤加减,药用:当归9 g,白芍9 g,地黄18 g,肉苁蓉12 g,仙茅12 g,菟丝子12 g,炙甘草5 g,夜交藤24 g,珍珠母30 g。

(4)气血两虚型:治宜补气养血,兼以祛风,当归饮子加减,药用:当归10 g,川芎10 g,熟地黄10 g,白芍10 g,首乌藤30 g,黄芪10 g,蒺藜10 g,浮萍10 g,防风10 g,荆芥10 g,炙甘草3 g,五味子9 g。

非药物治疗

自体全血注射液疗为一种非特异性脱敏治疗,抽取患者外周静脉血,直接于患者臀部深部肌内注射,首次2～3 mL,逐渐增加至5 mL,每周1～2次,2～3个月为一疗程。不良反应有发热,注射部位硬结等。

1. 急性荨麻疹

（1）西替利嗪或氯雷他定成人每次口服 10 mg，每日 1 次；赛庚啶每次口服 2 mg，每日 3 次；地塞米松片每次口服 1.5 mg，每日 2 次；局部外搽炉甘石洗剂，共 3～5 日。

（2）伴有发热，应查血常规，若白细胞计数升高，可给予生理盐水 250 mL，克林霉素注射液 0.9 g，地塞米松注射液 5 mg，静滴；或生理盐水 500 mL，阿奇霉素注射液 0.5 g，地塞米松注射液 5 mg，静滴，每日 1 次；若伴上腹部嘈杂、恶心呕吐，加用生理盐水 250 mL，西咪替丁注射液 0.8 g，维生素 B_6 注射液 0.2 g，静滴；红斑、风团范围广、痒甚可用地塞米松注射液 10 mg，静滴，每日 1 次，氯苯那敏注射液每次 10 mg，肌注，每日 2 次，连用 5～7 天。

（3）荆防败毒散加减：荆芥 10 g，防风 10 g，僵蚕 6 g，金银花 10 g，炒牛蒡子 10 g，牡丹皮 10 g，浮萍 6 g，地黄 10 g，薄荷 5 g，黄芩 10 g，蝉蜕 6 g，甘草 6 g。若伴白细胞计数升高，加金银花 20 g，连翘 20 g；伴恶心、呕吐，加法半夏 6 g，姜厚朴 3 g；伴上腹嘈杂，加醋香附 10 g；伴上腹隐痛，加醋延胡索 10 g；伴发热，加柴胡 6 g，甘草 3 g，桑叶 10 g。每日 1 剂，水煎分早、晚两次口服，儿童酌减。

2. 慢性荨麻疹（包括寒冷性荨麻疹、胆碱能性荨麻疹）

（1）四联疗法：赛庚啶每次口服 2 mg，每日 3 次；富马酸酮替芬每次口服 1 mg，每日 2 次；雷尼替丁每次口服 0.15 g，每日 2 次；桂利嗪每次口服 25 mg，每日 2 次。15 天为一疗程，病情控制 30 天后依次减赛庚啶、富马酸酮替芬，最后减停雷尼替丁、桂利嗪，每 15 天减量调整 1 次，总疗程共 3 个月。

（2）四联疗法收效不明显时，可采用五联疗法：赛庚啶每次口服 4 mg，每日 3 次；富马酸酮替芬每次口服 1 mg，每日 2 次；雷尼替丁每次口服 0.15 g，每日 2 次；桂利嗪每次口服 50 mg，每日 3 次；雷公藤多苷片每次口服 20 mg，每日 3 次。依次减量同上，总疗程 3 个月，每月复查肝肾功能和血常规。

（3）自拟中药处方：当归 10 g，川芎 10 g，熟地黄 10 g，白芍 10 g，首乌藤 30 g，黄芪 10 g，蒺藜 15 g，浮萍 10 g，僵蚕 10 g，麻黄 3 g，防风 6 g，荆芥 10 g，甘草 6 g，党参 10 g，地肤子 10 g，苦参 10 g，白鲜皮 10 g。以上药物混合后沸水冲开分早晚两次口服，儿童酌减，1 个月为 1 疗程，总疗程 3 个月。

3. 人工荨麻疹

（1）四联疗法：赛庚啶每次口服 2 mg，每日 3 次；桂利嗪片每次口服 25 mg，每日 3 次；富马酸酮替芬每次口服 1 mg，每日 3 次；雷尼替丁每次口服 0.15 g，每日 2 次。15 天减量调整一次，总疗程 3 个月。

(2) 过敏煎合桃红四物汤:银柴胡 10 g,防风 10 g,荆芥 10 g,乌梅 10 g,醋五味子 10 g,桃仁 10 g,红花 10 g,当归 10 g,赤芍 10 g,白芍 10 g,僵蚕 10 g。每日 1 剂,水煎分早、晚两次口服,儿童酌减,1 个月为 1 疗程,总疗程为 3 个月。

八　典型病例

　　(1) 陈某,男,38 岁。患者近 2 年来头、面、躯干、四肢反复出现大片红斑、风团,伴剧痒。先后多次给予地塞米松静滴、氯雷他定、赛庚啶、泼尼松等口服,皮疹此起彼伏。近 2 个月来连续口服泼尼松,停用激素后皮疹大量出现,瘙痒剧烈,遂来我科就诊。皮肤科检查:面、颈、躯干、四肢可见大片鲜红色风团,融合成片。处理:氯苯那敏注射液每次 10 mg 肌注,每日 2 次;赛庚啶每次口服 4 mg,每日 3 次;桂利嗪每次口服 50 mg,每日 3 次;富马酸酮替芬每次口服 1 mg,每日 2 次;雷公藤多苷片每次口服 20 mg,每日 3 次;雷尼替丁每次口服 0.15 g,每日 2 次。7 天后皮疹明显减少、痒减。处理:停用氯苯那敏肌注。15 天复诊无新皮疹出现。处理:赛庚啶每次口服 2 mg,每日 3 次;桂利嗪每次口服25 mg,每日 3 次;富马酸酮替芬每次口服 1 mg,每日 2 次;雷公藤多苷片每次口服20 mg,每日 3 次;雷尼替丁每次口服 0.15 g,每日 2 次。依次减少赛庚啶、富马酸酮替芬、雷公藤多苷片、桂利嗪、雷尼替丁,2 个月后全部停用,随诊 6 个月未复发。

　　(2) 汤某,女,47 岁。患者近 3 天来无明显诱因全身出现大片红斑、风团,此起彼伏,剧痒,伴恶心呕吐,今日症状明显加重,伴上腹部疼痛遂来我科就诊。查体:神清,精神萎,痛苦面容,心肺无异常,腹平软,剑突下压痛,无肌卫,反跳痛(—)。体温 36.5 ℃,血常规:白细胞计数 23.7×10⁹/L,中性粒细胞百分比 84.2％,心电图(—),肝胆脾胰肾 B 超(—),随机快速血糖13.7 mmol/L。处理:赛庚啶每次口服 4 mg,每日 3 次;富马酸酮替芬每次口服 1 mg,每日 2 次;氯苯那敏注射液每次 10 mg,肌注,每日 2 次;生理盐水 250 mL,克林霉素注射液 0.9 g,地塞米松注射液 10 mg,静滴;生理盐水 250 mL,奥美拉唑注射液 40 mg,生理盐水 250 mL,西咪替丁注射液 0.8 g,维生素 B₆ 0.2 g 静滴。1 小时后皮疹消退,上腹部疼痛明显减轻。次日有新皮疹出现,恶心呕吐症状明显加重,加用免煎中药配方颗粒:荆芥 10 g,甘草 6 g(2 包),苦参 10 g,僵蚕 10 g,白鲜皮 10 g,乌梅 10 g(1)包,防风 6 g,金银花 10 g,土茯苓 15 g,地肤子 10 g,炒牛蒡子 10 g,蜂房 10 g,连翘 10 g,蒲公英 15 g,黄芩 10 g,野菊花 10 g,醋五味子 6 g,醋香附 10 g,法半夏 6 g,每日 1 剂,水煎分早、晚口服。第三天皮疹明显消退,偶有少量新皮疹出现,恶心呕吐明显缓解,地塞米松减为 8 mg。第四天复查血常规:白细胞计数为 17.9×10⁹/L,中性粒细胞百分比 84.7％。第六天皮疹全退并无新皮疹出现,恶心呕吐消失,地塞米松减量为5 mg,停药 2 周后随访无新皮疹出现。

(载于《扬州医药卫生》,2013 年第 5 期)

皮肤瘙痒症中西医结合治疗临床体会
——皮肤病社区治疗临床经验系列（五）

皮肤疾病在基层临床工作中很常见，常见、多发的皮肤病的治疗方法颇多，但临床收效常常并不是很满意。如何在基层乡镇卫生院缺医少药的情况下，应用一些常用基本药物来治疗而取得了明显疗效，笔者就临床工作中的一些点滴体会并结合相关文献进行阐述，让基层医疗卫生机构的医务人员在阅读后有所帮助和提高，以解决众多皮肤病患者的疾苦。

一　皮肤瘙痒症的中西医定义

瘙痒是一种引起搔抓的独特不适感觉，是皮肤病和系统性疾病的常见症状，但如仅有皮肤瘙痒而无明显的原发性损害时则称为皮肤瘙痒症。祖国医学称之为"痒风""血风疮""风瘙痒"。唐·孙思邈《备急千金要方》说："痒症不一，血虚皮肤燥痒者，宜四物汤加防风……妇人血虚，或通身痒，或头面痒，如虫行皮中……有脾虚身痒，本无疥癣，素非产褥，洁然一身，痒不可任，此乃脾困。"（清）许克昌、毕法《外科证治全书·发无定处证·痒风》云："遍身瘙痒，并无疥疮，搔之不止。"

二　皮肤瘙痒症的中西医病因

皮肤瘙痒症的发病因素比较复杂，目前尚不完全了解，致病因素包括内因或外因或内外兼有而之。多数全身性瘙痒症患者可能与系统性疾病有关，而环境因素、精神紧张、辛辣食物，甚至某种暗示亦能引起或加重瘙痒。气温的变化常为冬季瘙痒症和夏季瘙痒症患者的诱发因素。老年性瘙痒症则多由于皮肤萎缩，皮脂腺及汗腺分泌功能减退引起皮肤干燥。局限性瘙痒症的病因有时与全身性瘙痒病因相同，如糖尿病既能引起全身瘙痒症，也引起局限性瘙痒症。肛门瘙痒症多与蛲虫病、前列腺炎、痔核及肛瘘等有关。阴囊瘙痒症则与精神因素、局部多汗和内裤刺激等有关。女性瘙痒症多与白带、阴道滴虫病、阴道真菌病、淋病、糖尿病、妊娠以及避孕套等有关。祖国医学认为由先天禀赋不足或后天调养不当所致。禀赋不耐、素体血热，风热血热、蕴于肌肤，内外合邪、不得疏泄，因而致痒；久病体虚、气血不足，气血亏虚、肌肤失养，湿热内蕴、郁于肌肤；饮食不节、过食辛辣，脾失健运、湿热内生，熏蒸肌肤、发为瘙痒。

四　经验推广篇

237

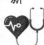

三 皮肤瘙痒症的中西医分型

1. 西医临床常见分型

(1) 全身瘙痒症:多见于成人,最初瘙痒仅限于一处,进而逐渐扩展至身体之大部分或全身。典型皮损为条状表皮剥脱的抓痕和血痂,由于长期反复挠抓,导致皮肤出现抓痕、表皮剥脱、血痂、色素沉着、湿疹或苔藓样变等继发损害,有时可以引起继发性感染。因瘙痒干扰睡眠,患者可出现头昏、头晕、食欲不振的精神抑郁等神经症状。

(2) 局限性瘙痒症

① 肛门瘙痒症:多见于中年男性,但也可见于女性和儿童,瘙痒多局限于肛门及其周围皮肤。瘙痒常为阵发性,局部皮损可出现肥厚浸润、皲裂、浸渍及湿疹样继发病变。

② 阴囊瘙痒症:瘙痒大部分仅限于阴囊,亦不波及阴茎、会阴及肛门。由于经常搔抓,亦出现苔藓样变、湿疹样变或感染等继发损害。

③ 女阴瘙痒症:瘙痒常见于大、小阴唇和阴蒂及阴道口,严重者可累及会阴和肛门周围区。由于不断搔抓,阴唇处常有肥厚及浸渍、红肿及糜烂。

④ 头部瘙痒症:皮肤瘙痒局限于头部。

⑤ 小腿瘙痒症:皮肤瘙痒局限于小腿部,多见于静脉曲张、鱼鳞病、皮肤干燥者。

⑥ 掌跖瘙痒症:皮肤瘙痒局限于掌跖部位,与局部汗腺分泌增加等有关。

⑦ 外耳道瘙痒症:皮肤瘙痒局限于外耳道,局部有挖耳孔习惯者多见。

2. 中医辨证分型

(1) 血热型:发病急,进展快,肌肤灼热,皮肤瘙痒较剧,遇热加重,得凉痒减。可见抓痕、血痂,全身症状可有身热心烦、口渴咽干、小便短赤。舌质红或边尖红,苔薄黄、脉浮数或弦数。

(2) 风寒型:病程较久,局部皮损色淡而干,或见少许鳞屑,或轻度增厚,纹理加深。痒甚无定处,全身症状有恶风,肢体怕冷,倦怠无力,舌质淡,苔少或薄白,脉沉无力或浮紧。

(3) 血虚风燥型:皮肤干燥,脱屑,有明显抓痕及血痂,多见于老年人,冬春发病,舌质淡,苔薄白,脉弦缓或弦滑。

(4) 湿热下注型:多为肛门、阴囊、女阴处局限性皮损,局部可出现丘疹水疱,搔抓后糜烂,渗脂少许,热水洗烫后更加猩红热痒。舌红苔腻,脉象弦数。

四 皮肤瘙痒症的注意事项

(1) 应注重生活护理,避免引起或加重瘙痒的各种因素,避免过度紧张,保证充足睡眠。生活规律,劳逸结合,注意自我养生保健,保持心情愉快,增强体质。防止忧思恼怒,七情内伤,对患者进行针对性心理疏导,避免焦虑、抑郁等不良情绪的影响。

（2）夏季注意勤洗澡,勤换衣被,冬季则不宜洗澡过勤或洗澡水温过烫,尽量少用、不用肥皂等碱性强的洗浴用品。特别是老年人,不能过度搓擦皮肤,浴后可适当使用一些滋润护肤品以保护皮肤。避免穿紧身、化纤质地的内衣裤,应选择宽松柔软,透气性好的纯棉或蚕丝衣物及床单被褥,保持外阴部位干燥和清洁。

（3）应忌烟、酒、浓茶、咖啡及鱼、虾、蟹等易过敏的食物,少食葱、姜、蒜、辣椒等辛辣刺激性的食物及甜食。宜多食富含维生素 A、维生素 B、维生素 C、维生素 E 及养血润燥的食物,保持大便通畅。

（4）防止居室温度过热、过冷或忽热忽冷,室内空气干燥时可使用加湿器,以保持室内适当湿度。忌采用搔抓、摩擦、烫洗等方法止痒。加强体育锻炼,增强机体抗病能力,防止疾病发生。

五　症状评估和疗效判定

1. 症状评估

瘙痒程度:无瘙痒为 0 分;偶有瘙痒,不影响正常生活为 1 分;阵发性瘙痒,时轻时重,影响睡眠为 2 分;剧烈瘙痒,严重影响睡眠和工作为 3 分。瘙痒发生频率:无瘙痒为 0 分;偶有瘙痒,每日 1～2 次为 1 分;短暂性瘙痒,每日 3～5 次为 2 分;频发性瘙痒 5 次以上为 3 分。瘙痒发生持续时间:无瘙痒为 0 分;每次发作持续数分钟至半小时内为 1 分;每次发作持续 0.5～1 小时为 2 分;每次发作时间 1 小时以上为 3 分。继发皮损形态:无继发皮损为 0 分;皮肤干燥,脱屑为 1 分;皮肤抓痕,血痂为 2 分;皮肤肥厚粗糙,苔藓样变为 3 分。

2. 疗效判定

在治疗前、治疗中、停药时,观察临床症状和体征,按 0=无,1=轻,2=中,3=重评分,记录症状积分,总症状积分≥3 分者才能入选。临床疗效评分根据症状积分下降指数（SSRI）。

$$SSRI = \frac{入组时总症状积分-治疗后总症状积分}{入组时总症状积分} \times 100\%$$

痊愈:SSRI 变化率≥80%;显效:80%＞SSRI 变化率≥40%;好转:SSRI 变化率＜40%;无效:SSRI 为 0,症状无好转或者加剧。

四　经验推广篇

六　临床常用中西医治疗方法

1. 外用药物疗法

（1）克罗米通乳膏：克罗米通乳膏含克罗米通为标示量的 90.0%，作用于疥虫的神经系统，使疥虫麻痹而死，此外尚有轻微的局麻作用而可止痒。每次涂于患处局部，按摩 5 分钟，每日 3 次，可引起接触性皮炎，偶见过敏反应，急性炎症、糜烂或渗出性皮损禁用。

（2）维生素 E 尿素乳膏：维生素 E 尿素乳膏为复方制剂，每克含尿素 150 mg，维生素 E 10 mg。尿素能使皮肤角蛋白溶解变性，增进角质层水合作用，从而使皮肤柔软，防止干裂。维生素 E 是一种抗氧化剂，可以维持肌肉、神经正常发育功能。每次外用直接涂在患处，并加以搓擦，沐浴后可全身外用，每日 2～3 次。偶见皮肤刺激或过敏反应。

（3）盐酸达克罗宁乳膏：盐酸达克罗宁为表面麻醉药，皮损局部外用可麻醉表皮神经末梢，减少神经递质向大脑传递瘙痒的信号，从而使大脑反馈系统中断，不再继续发生瘙痒的信号，由于皮肤得不到人为的机械刺激从而瘙痒症状减轻。每次治疗时外涂患处，每日 2 次，2 周为 1 个疗程。

（4）盐酸多塞平软膏：商品名为普爱宁，长期外用类固醇皮质激素制剂可致皮肤萎缩、色素沉着、激素依赖性及反跳性等不良反应。多塞平能拮抗人体 H_1 和 H_2 受体，具有强大的抗组胺效果，同时具有抗 5-羟色胺和镇静作用。每次外涂患处，并轻轻按摩，每日 3 次，2 周为 1 个疗程。

2. 浸泡疗法

（1）止痒浸泡方：将黄柏 30 g，蛇床子 30 g，苍术 30 g，苍耳子 30 g，地肤子 30 g，苦参 30 g，苦楝子 20 g，白鲜皮 20 g，红花 20 g 采用中药煎煮包装机煎取药汁，封装于一次性中药口服袋中，每袋 100 mL，1 剂煎 4 袋。浴缸或浴桶清洗消毒后，放入适量温水，倒入中药浴液 2 袋，调节药液温度为 34～37 ℃。病人除头外，全身浸泡在药液中，缓慢浸泡，每日 1 次，每次浸泡 30 分钟，不用清水冲洗，不用肥皂、沐浴露等洗涤剂，10 天为 1 个疗程，连用 1～3 个疗程。有皮肤破损、感染者不使用外洗浸泡方。

（2）糠（麸）浴：用稻糠或麦麸 1 kg 装入布袋中，用水煎煮后将水倒入浴水中，并将糠（麸）袋与浴水中轻轻揉搓，使袋中的细微糠（麸）粒浸入浴水，具有收敛、止痒及镇静作用。每周用温水浸泡一至数次，每日 30 分钟，泡后可涂擦一层润肤剂以保持表皮的含水量及对皮肤有安抚作用，从而达到止痒目的。

（3）淀粉浴：局部病变皮损经淀粉浴浸泡后其黏附痂皮及分泌物被清除，有利于外用药物在局部的直接充分吸收，从而明显提高治疗效果。温水浴具有镇静、安抚、止痒作用，可以使病人舒适，同时皮损组织毛细血管扩张，改善局部皮损微循环，有助于消除堆积在皮损组织的免疫复合物。淀粉是营养皮肤和锁住皮肤水分的重要媒介,对皮肤有很好的滋润和保湿作用。治疗时将 0.5~1.0 kg 淀粉全部均匀稀释于浴水中,使浴水呈乳白色,水温 36~37 ℃。患者除头面部外,全身均匀浸泡在淀粉液中,缓慢浸洗,每日 1 次,每次 25~30 分钟。浴毕无须清水冲洗,有利于少量淀粉附着于皮肤上,从而可以延长药效,4 周为 1 个疗程,临床适用于老年皮肤瘙痒的治疗。

3. 中药制剂外洗疗法

(1)中药外洗方之一:取荆芥、防风、苦参、白鲜皮、蛇床子、当归各 30 g,将药放入盆中水煎,待药液温度适宜时洗浴,每次反复擦洗局部皮损 15 分钟,每日 2~3 次,每日 1 剂,连用 14 天。方中苦参清热燥湿,杀虫止痒;白鲜皮清热燥湿,祛风止痒;荆芥祛风止痒,透疹消疮;防风祛风解表,胜湿止痛,止痉;蛇床子燥湿杀虫止痒;当归活血补血,止痛,辛行温通,诸药合用,共奏养血活血,清热燥湿,祛风止痒,杀虫之功效。

(2)中药外洗方之二:由苍耳、百部、苦参、黄芩、蛇床子、黄柏、地肤子、白鲜皮、土茯苓、艾叶、川椒、防风等各 30 g 组成,有糜烂者去川椒,加羌活、独活。将上药两次煎液滤出,对局部皮损处进行熏洗,每次 15~20 分钟,每日 2 次。方中防风、苍耳子祛风祛湿;羌活祛风胜湿散寒;苦参、蛇床子清热除湿,止痒杀虫;白鲜皮祛风燥湿,清热解毒;黄芩、黄柏清热燥湿解毒;地肤子利湿清热,止痒;土茯苓解毒除湿,祛除湿热;艾叶疏通气血,逐湿热,抗菌止痒;百部抗菌杀虫;川椒除湿散寒杀虫。诸药合用共奏祛风除湿润燥、止痒杀虫功效,临床适用外阴瘙痒症的治疗。

(3)中药外洗方之三:由苦参 30 g,黄柏 30 g,苍耳子 10 g,地肤子 20 g,白鲜皮 30 g,蝉蜕 6 g,僵蚕 10 g,防风 10 g,蒲公英 10 g,艾叶 6 g,大枫子 6 g 等组成,上药加入陈醋中浸泡 7 天后取药液涂擦局部皮损,每日 2 次,3 周为 1 个疗程。诸药合用,共奏祛风清热、杀虫止痒之功,陈醋配制更增疗效。

(4)黄参止痒酊:黄参止痒酊主要成分为黄柏 500 g,苦参 500 g,蛇床子 400 g,威灵仙 300 g,苍术 500 g,刃竹 300 g,冰片 100 g 等。通过乙醇浸泡、过滤,加入丙二醇、甘油、氮酮配制而成。每次外搽患处皮损,每日 3~5 次,禁忌涂入眼、鼻及口内。方中黄柏清热燥湿;苦参燥湿止痒,祛风杀虫;苍术燥湿健脾,祛风胜湿;蛇床子燥湿杀虫、止痒、散寒、除湿痒,通行经络;威灵仙宣郁导滞,善走肌肤;刃竹能调和气血,通络止痒;冰片能通诸窍,散郁火,清凉止痒;甘油、丙二醇有润肤、护肤、溶脂作用;氮酮为新型透皮剂制剂,利于药物充分渗透吸收。诸药合用,共奏抗菌消炎、祛风燥湿、润肤止痒、调气通络之功。

4. 神经阻滞疗法

星状神经节阻滞疗法临床适用于顽固性皮肤瘙痒症的治疗,作用机理为阻断交感神经紧张的恶性循环,改善血液循环,促进自然治愈能力,增加特定神经支配区的血流量;加强防御功能,起抗炎作用,能使自主神经安定、强化,对脑垂体起调节作用。治疗时患者取仰卧位,肩下垫枕,头转向非阻滞侧,常规用碘伏消毒皮肤,术者用左手食指和中指,将治疗侧颈总动脉和胸锁乳突肌拨向外,以环状软骨为解部标志,平齐环状软

四 经验推广篇

241

骨的第六颈椎横突进针,然后将针退出少许,针尾向头端呈45°角倾斜,针尖在第六颈椎横突前侧向第七颈椎横突方向刺进约0.5 cm,反复回抽无回血及脑脊液后注入药液(2%利多卡因注射液5 mL,生理盐水5 mL)。注射后约10分钟出现霍纳综合征,表现为瞳孔缩小、眼睑下垂、眼裂变小、球结膜出血、面微红有温热,还可有鼻塞声嘶等症状,静躺30分钟后,无异常方可离去,每周治疗2次,10次为1个疗程。

5. 穴位注射疗法

醋酸曲安奈德注射液2 mL,2%利多卡因注射液1 mL,维生素 B_1 注射液2 mL,维生素 B_{12} 注射液1 mL,混合后于穴位得气后注射3～5 mL;或盐酸异丙嗪注射液2 mL,维生素 B_{12} 注射液1 mL,2%利多卡因注射液1 mL,混合后于穴位得气后注射3～4 mL;每5天1次,共5次。长强穴:又名间尾,在尾骨尖端下,尾骨尖端与肛门连线的中点处,适用肛门瘙痒症。曲骨穴:位于腹下部耻骨联合上缘上方凹陷处,适用于阴囊和女阴瘙痒症。

6. 系统用药

(1)桂利嗪:桂利嗪为钙通道阻滞剂及 H_1 受体阻滞剂,除有一般抗组胺作用外,有较明显的松弛平滑肌和扩张血管作用。有效舒缓大脑血管,改善大脑的血液供应,对大脑神经中枢起镇静作用。可与组胺竞争靶细胞上 H_1 受体,对5-羟色胺、肾上腺素、缓激肽有拮抗作用,从而扩张血管,减轻过敏反应,改善局部供血,加速皮肤修复,瘙痒减轻。每次口服25～50 mg,每日3次,15天为1个疗程。

(2)多塞平:多塞平具有很强的 H_1 受体阻滞作用,较传统的抗组胺药苯海拉明强700倍,是赛庚啶的11倍,与 H_1 受体的结合力为一般抗组胺药的800倍,半衰期长约19小时,故能有效地持久抑制组胺所引起的局部风团、瘙痒和渗出。对慢性麻疹、皮肤瘙痒症的疗效优于其他抗组胺药,有部分患者可出现口干、嗜睡、乏力等副作用,严重心脏病、青光眼、前列腺肥大患者慎用。为减少其副作用,从每晚每次12.5 mg开始,根据瘙痒程度逐渐调整为25～50 mg,每日2～3次。

(3)赛庚啶:赛庚啶又名二苯环庚啶,为抗过敏药,对抗体内组胺对血管、支气管平滑肌的作用,从而消除过敏症状。其 H_1 受体拮抗作用强于氯苯那敏,并具有轻、中度的抗5-羟色胺及抗胆碱作用。成人每次口服2～4 mg,每日3次,有嗜睡、口干、乏力、头晕、恶心等副作用,青光眼、尿潴留、消化道溃疡、幽门梗阻患者忌用。

(4)酮替芬:酮替芬兼有组胺 H_1 受体拮抗作用和抑制过敏反应介质释放作用,不仅抗过敏作用较强,且药效持续时间长,临床用于过敏性鼻炎、过敏性哮喘的治疗。其分散片剂型效果强,口服或含于口中吮服,每次1 mg,每日2次,不得与口服降糖药合用,与多种中枢神经抑制剂或酒精并用,可增强本药品的镇静作用,应予避免。

(5)雷尼替丁:雷尼替丁又名呋喃硝胺,为强效组胺 H_2 受体拮抗剂,作用比西咪替丁强5～8倍,且作用时间更持久。能有效抑制组胺、五肽胃泌素和氨甲酰胆刺激后引起的胃酸分泌,同时能达到止痒效果。每次口服150 mg,每日2次,维持剂量每晚1次,于饭前顿服150 mg。孕妇、哺乳期妇女、8岁以下儿童禁用,肝肾功能不全者慎用。

(6) 左西替利嗪:左西替利嗪为西替利嗪的左旋体,口服吸收入血后与血浆蛋白的结合率高。持续时间达到 24.4 小时,避免了西替利嗪的镇静、嗜睡等中枢神经的副作用,其抗过敏作用强于其他抗过敏药物,除具有较强的拮抗 H_1 受体作用外,还具有其他的抗变态反应机制。成人每次口服 5 mg,每日 1 次。可用于妊娠期和哺乳期妇女,美国 FDA 将之规划为孕妇用药的 B 类,无镇静、嗜睡等中枢神经系统副作用。

(7) 雷公藤多苷片:雷公藤多苷片有较强的抗炎及免疫抑制作用,在抗炎作用方面,能拮抗和抑制炎症介质的释放,在抑制免疫作用方面,能抑制体液免疫和细胞免疫反应。每次口服 10～20 mg,每日 2～3 次。老年人、有严重心血管病者慎用,可致月经紊乱及精子活力降低、数量减少,停药后可恢复正常。

(8) 润燥止痒胶囊:润燥止痒胶囊主要成分有地黄、何首乌、制何首乌、桑叶、苦参、红活麻,有养血滋阴,祛风止痒,润肠通便的功效。用于血虚风燥所致的皮肤瘙痒、痤疮、便秘。每次口服 4 粒,每日 3 次,2 周为 1 个疗程,忌烟酒、辛辣、油腻及腥发食物,用药期间不宜同时服用温热性药物,孕妇慎用。

(9) 肤痒颗粒:肤痒颗粒主要成分有苍耳子、地肤子、川芎、红药、白英,有祛风活血、除湿止痒的功效,用于治疗皮肤瘙痒、荨麻疹。每次 9～18 g,开水冲服,每日 3 次。孕妇忌用,消化道溃疡者慎用,因肾病、糖尿病、黄疸、肿瘤等疾病引起的皮肤瘙痒应以治疗病因为主,服药期间如出现口唇发麻,应立即停药。

(10) 鸡白汤:鸡白汤方由当归 10 g,地黄 20 g,鸡血藤 15 g,赤芍 10 g,土茯苓 20 g,鸡冠花 15 g,白鲜皮 15 g,荆芥 10 g,蝉蜕 6 g,地肤子 10 g,甘草 10 g 等组成。每日 1 剂,水煎分早、晚 2 次口服,7 天为 1 个疗程。方中当归、地黄、鸡血藤养血;鸡冠花、白鲜皮、荆芥、蝉蜕、地肤子等祛风止痒。临床适用于老年性皮肤瘙痒症的治疗。

(11) 乌蛇止痒丸:乌蛇止痒丸由乌梢蛇、蛇床子、人工牛黄、当归、牡丹皮、苦参、防风、苍术等组成,每次口服 2.5 g,每日 3 次,7 天为 1 个疗程。组方具有养血祛风,燥湿止痒之功效。

(12) 四物汤加减:四物汤加减由熟地黄 15 g,白芍 10 g,当归 12 g,川芎 6 g,防风 10 g,白鲜皮 10 g,蝉蜕 6 g 等中药组成。血虚风燥,皮肤干燥多屑者,加制首乌 15 g,阿胶 10 g,刺蒺藜 10 g;阴虚火旺,肤色娇红,皮肤抓破者,熟地黄改地黄,白芍改赤芍,加玄参 12 g,玉竹 10 g;久病入络,皮肤呈苔藓样变者,加全蝎 6 g,白僵蚕 10 g,炮山甲 10 g。每日 1 剂,水煎分早、晚口服,30 天为 1 个疗程。组方补血滋阴润燥,祛风止痒,适用于老年皮肤瘙痒症的治疗。

(13) 自拟润肤止痒汤:防风 10 g,当归 15 g,川芎 15 g,赤芍 15 g,白芍 15 g,熟地黄 15 g,桃仁 10 g,红花 10 g,苦参 10 g,白鲜皮 30 g,甘草 3 g。瘙痒较重者加全虫 6 g;瘙痒伴口干,多饮或便干者,加玄参 15 g,麦冬 10 g,地黄 15 g;伴有身黄或转氨酶升高者加茵陈 15 g,栀子 10 g,黄芩 15 g,龙胆草 6 g;伴有腹水、下肢水肿者,加猪苓 15 g,大腹皮 30 g。每日 1 剂,水煎分早、晚口服。方中以防风为君,祛内风、外风;当归、川芎、

四 经验推广篇

赤芍、白芍、熟地黄、桃仁、红花为臣,助血行以祛风;苦参、白鲜皮共为佐药,加强息风止痒的效果;甘草为使,调和诸药。

(14)湿毒清胶囊:湿毒清胶囊主要成分为地黄、当归、丹参、苦参、蝉蜕、黄芩、白鲜皮、土茯苓,甘草等。每次3粒,每日3次,2周为1个疗程。方中地黄、丹参滋阴润燥,养血祛风,活血除烦;蝉蜕善透疹;白鲜皮、苦参清热燥湿,祛风止痒。诸药配伍,阴虚能补,血热能清,燥则能润,风则能祛,湿则能除。诸药合用,共奏滋阴清热、养血润燥、化湿解毒、祛风止痒之功效。

(15)消风止痒颗粒:消风止痒颗粒主要成分为防风、蝉蜕,苍术(炒)、地黄、地骨皮、当归、荆芥、亚麻子、石膏、甘草、木通等主要成分组成。每次口服1包,每日2次,2周为1个疗程。方中荆芥、防风祛风止痒;苍术燥湿健脾;蝉蜕解表散热,透疹除痒,为君药;石膏、木通、亚麻子清热利湿,为臣药;地黄、当归、地骨皮养血、活血、凉血为佐药;甘草清热解毒,调和诸药,为使药。诸药配伍,严谨合理,疏风清热,除湿止痒之功,又有凉血润燥,活血消疹之效。

(16)斯奇康:斯奇康为卡介菌提取物,由核酸及多糖等多种免疫活性物质构成,是一种免疫增强剂。主要调节机体的细胞免疫、体液免疫,刺激网状内皮系统,激活单核-巨噬细胞,从而达到增加机体抵抗能力的目的。并通过对 T 细胞的致敏,产生细胞介导的免疫,促使致敏 T 细胞特异性抗体的生成;同时还能增强巨噬细胞的自然细胞毒效应和诱导干扰素-γ的生成。通过调节多个免疫途径,封闭 IgE 受体,抑制瘙痒的产生机制,达到抗炎、抗过敏的作用。每次肌注 2 mL,每 3 日 1 次,10 次为 1 个疗程。

(17)养血柔肝化瘀汤:养血柔肝化瘀汤由地黄 15 g,炒白芍 10 g,制何首乌 15 g,酸枣仁 20 g,赤芍 15 g,牡丹皮 15 g,丹参 20 g,鸡血藤 20 g,桃仁 6 g,红花 6 g,蒺藜 15 g,夜交藤 20 g,全蝎 6 g(另包研末分 2 次冲服),珍珠母 30 g(另包先煎),白茯苓 10 g,甘草 6 g 等中药组成。每日 1 剂,水煎分早、晚口服,2 周为 1 个疗程,连用 2 个疗程。方中生地、制首乌、炒白芍、酸枣仁养血柔肝熄风;赤芍、牡丹皮凉血清热,活血息风;丹参、鸡血藤、桃仁、红花活血化瘀通络;刺蒺藜平肝息风,祛风止痒;夜交藤养心安神,通络祛风;全蝎息风通络;珍珠母重镇安神,潜阳息风;甘草解毒,调和诸药,白茯苓健脾渗湿,补而不滞。

(18)花蛇解痒胶囊:花蛇解痒胶囊由漆大姑、乌梢蛇、荆芥、防风、蛇床子、地肤子、黄柏、金银花、连翘、牡丹皮、赤芍、全蝎、皂角刺、黄芪、苍术、甘草等十六味组成,每次口服 3 粒,每日 3 次,2 周为 1 个疗程。方中漆大姑能清热解毒,利湿止痒;乌梢蛇、全蝎、皂角刺、荆芥、防风、蛇床子、地肤子祛风止痒;黄柏、金银花、连翘、牡丹皮、赤芍可以清热解毒,凉血燥湿;苍术燥湿健脾;黄芪补脾益气;甘草和中,共奏祛风清热、凉血止痒的功效。

(19)养血润肤饮:养血润肤饮由地黄 10 g,熟地黄 10 g,当归 10 g,赤芍 10 g,白芍 10 g,川芎 6 g,鸡血藤 15 g,黄芪 15 g,防风 10 g,天冬 10 g,麦冬 10 g,紫草 10 g,何首乌 20 g 等中药组成。每日 1 剂,水煎分早、晚服用,15 天为 1 个疗程。方中地黄、熟地黄、当归、赤芍、白芍、川芎、鸡血藤、何首乌,天冬、麦冬滋阴润燥,养血;黄芪、防风、紫草补气扶正,祛风止痒。老年人营血亏虚,血虚风燥,皮肤失其所养,血虚肝旺是病根,组方养血润肤,疏风止痒,适用于老年皮肤瘙痒症的治疗。

(20)养血平肝止痒汤:养血平肝止痒汤由当归10 g,川芎10 g,炒白芍15 g,何首乌15 g,赤芍15 g,丹参20 g,酸枣仁15 g,熟地黄15 g,鸡血藤20 g,地肤子20 g,桃仁6 g,红花6 g,石决明20 g,蒺藜15 g,龙骨30 g(先煎),牡蛎30 g(先煎),白茯苓20 g,乌梢蛇15 g,甘草6 g等中药组成。瘀而兼寒加三七、牛膝、刘寄奴;湿热盛加白鲜皮、泽泻,白茯苓改成土茯苓;兼外感风邪加荆芥、野菊花、蝉蜕;便溏者去当归,加白术益气止泄;表虚遇风加重者加党参、黄芪、白术;气短乏力,夜寐不安者加黄芪、酸枣仁、远志、柏子仁;头昏目眩者加菊花、天麻、夏枯草。每日1剂,水煎分早、晚口服,2周为1个疗程。方中当归、何首乌、川芎以养血活血;熟地黄滋阴补肾,益精补血;制首乌、炒白芍、酸枣仁养血柔肝息风;龙骨、牡蛎、石决明重镇安神,潜阳息风;丹参、鸡血藤、桃仁、川芎、红花活血化瘀通络,清除瘀血而止痒;蒺藜平肝息风,祛风止痒;白茯苓补虚痨,健脾渗湿;乌梢蛇息风通络止痒。适用于老年性皮肤瘙痒症的治疗。

(21)复方甘草酸苷片:复方甘草酸苷片以甘草酸苷、半胱氨酸和甘氨酸为主要成分的复方制剂,具有较强的抗炎、抗变态反应、免疫调节作用,其主要成分甘草酸苷在结构上与糖皮质激素相似,有类固醇作用,可调节 T 细胞活性而显著抑制抗原细胞对 T 细胞的过度激活作用,使 Th_1/Th_2 保持平衡,而且没有类固醇皮质激素的副作用,对患者的依从性良好。每次口服 50 mg,每日 3 次,15 天为 1 个疗程。

(22)组胺人免疫球蛋白:组胺人免疫球蛋白由经病毒灭活处理的人免疫球蛋白、磷酸组织胺配制后冻干而成,能够刺激机体产生抗组胺的抗体。当机体内组胺分泌增加时,能与之结合形成抗原抗体复合物,从而消除内源性组胺的致病作用,达到有效治疗过敏性疾病的目的。每次肌注 12 mg,每 3 天 1 次,10 岁以下儿童每周注射 1 次,10 次为 1 个疗程,连续使用 2 个疗程。

(23)转移因子:转移因子是由正常人的白细胞、动物脾脏、淋巴细胞提取的小分子物质,主要含有核苷酸、多肽及氨基酸等,是细胞免疫反应中的一个重要因子。在体内能够通过核酸渗入受体的淋巴细胞,从而扩大细胞免疫反应。通过加强淋巴细胞对有丝分裂原的反应,使静止的淋巴细胞转化为淋巴母细胞,出现 DNA 合成增加及产生有丝分裂变化,使淋巴细胞增殖分化,提高机体免疫功能。诱导巨噬细胞产生活化因子,使淋巴细胞活化增强。因此转移因子能够有选择性地激发和增强机体的细胞免疫水平,对过敏性疾病的治疗起到良好的治疗作用。转移因子胶囊每次口服 1 粒,每日 2 次;口服液每次口服 1 支,每日 2 次,15 天为 1 个疗程;注射用转移因子每次 3U,注射用水 2 mL,混合溶解后腋窝皮下注射,隔日 1 次,15 次为 1 个疗程。

(24)五参丸加减:五参丸加减由玄参15 g,丹参20 g,苦参10 g,沙参10 g,人参10 g,秦艽10 g,干姜3 g,当归15 g,乌梅30 g,白鲜皮10 g,甘草6 g等中药组成。湿热偏重者加萆薢10 g,薏苡仁15 g;瘙痒剧烈者加乌梢蛇10 g,蝉蜕10 g。每日1剂,水

四 经验推广篇

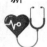

煎分早、晚两次口服,15 天为 1 个疗程。方中丹参、当归补血安神;人参、沙参、玄参益气养阴;苦参、秦艽、白鲜皮清热祛风,祛湿止痒;乌梅、甘草酸甘化阴,脱敏止痒;少佐干姜以制苦参之寒凉。诸药合用,共奏益气养阴、安神除烦、清热祛风、除湿止痒之功效,临床适用于老年皮肤瘙痒症的治疗。

7. 窄谱中波紫外线疗法

窄谱中波紫外线照射可抑制 Th_1 介导的迟发型超敏反应及接触性超敏反应等细胞免疫应答的反应。抑制真皮肥大细胞脱颗粒释放组胺,减轻瘙痒症状,可使角质层增厚,脂质含量增加,增强皮肤的屏障作用。治疗时佩戴防护眼镜,男性患者外生殖器用布套遮盖,初始剂量为最小红斑量 $0.3 \ J/cm^2$,每周 3 次,每次剂量在无红斑反应的情况下增加 $0.1 \ J/cm^2$。若出现红斑、水疱或瘙痒,酌情减少或停止增量,间隔数日再进行照射,每日 1 次,4 周为 1 个疗程。

8. 耳穴针刺疗法

耳穴针刺通过对耳郭上的腧穴进行刺激,从而达到调节机体免疫功能,防治疾病的功效。以耳尖放血,通过针刺内分泌、风溪穴以达到镇静、止痒、抗过敏的作用。在相应部位点刺放血,可以达到镇静止痒、活血通络的作用。而针刺肝、皮质下、脾三穴,可祛风利湿,养血息风,润肤止痒;神门、枕、膈三穴,可镇静止痒,表里兼治。治疗时选取一侧耳廓,常规碘伏消毒皮肤,左手固定该侧耳廓,右手持一次性 7 号针头,取耳尖及相应部位(耳穴对应的瘙痒区域),点刺放血,至出血 3～5 滴,如为全身性瘙痒则点刺肺穴放血。用无菌棉球压迫止血,随后右手以拇、食中指持 1.67 cm 毫针捻转刺入皮质下、肝、脾、内分泌、肾上腺、膈、神门、风溪诸穴,每次留针 20～30 分钟,每 3 天治疗 1 次,双耳交替进行,10 次为 1 个疗程。

9. 中医辨证施治

(1)血热型:治宜清热凉血,祛风止痒,方以消风散加减,药用:当归 10 g,防风 12 g,地黄 6 g,蝉蜕 15 g,苦参 10 g,白鲜皮 30 g,槐花 10 g,牡丹皮 15 g,凌霄花 5 g,牛蒡子 10 g,薄荷 6 g。

(2)风寒型:治宜疏风散寒,祛湿止痒,方以竹叶柳蒡汤加减,药用:牛蒡子 10 g,桂枝 6 g,茵陈 12 g,荆芥 10 g,防风 12 g,白芷 6 g,秦艽 10 g,海桐皮 10 g,徐长卿 10 g,地肤子 15 g,淡竹叶 10 g,豨莶草 15 g,柽柳 10 g。

(3)血热风燥型:治宜养血润肤,疏风止痒,方以养血润肤汤加减,药用:地黄 10 g,熟地黄 10 g,天冬 10 g,麦冬 10 g,赤芍 10 g,白芍 10 g,鸡血藤 15 g,首乌藤 15 g,黄芪 12 g,防风 12 g,刺蒺藜 15 g,苦参 10 g。

(4)湿热下注型:治宜清热利湿,方以萆薢渗湿汤加减,药用:萆薢 12 g,薏苡仁 15 g,炒苍术 9 g,黄柏 9 g,白鲜皮 30 g,茵陈 15 g,鹤虱 9 g,槟榔 9 g,苦参 9 g,金银花 9 g,土茯苓 15 g,甘草 3 g。

七　笔者临床常用治疗方法

1. 局部外用

轻度的全身皮肤瘙痒症给予维生素 E 尿素乳膏、无极膏序贯交替使用,每日 2 次;肛门、阴囊、女阴瘙痒症给予优力肤外用,每日 2～3 次,搽后按摩 5 分钟;皮损肥厚给予复方酮康唑乳膏、曲安奈德尿素软膏序贯外涂,每日 2 次。

2. 系统用药

单纯外用药物收效甚微,根据患者瘙痒剧烈程度选择以下合适疗法。

(1) 二联疗法之一:左西替利嗪每次口服 5 mg,或氯雷他定每次口服 10 mg,每日 1 次;赛庚啶每次口服 2～4 mg,每日 3 次。

(2) 二联疗法之二:左西替利嗪每次口服 5 mg,或氯雷他定每次口服 10 mg,每日 1 次;多塞平每次口服 12.5 mg,每晚 1 次,可根据瘙痒及病人耐受程度调整至每次口服 25～50 mg,每日 1～3 次。

(3) 三联疗法之一:酮替芬每次口服 1 mg,每日 2 次;雷尼替丁每次口服 0.15 g,每日 2 次;桂利嗪每次口服 25～50 mg,每日 3 次。

(4) 三联疗法之二:赛庚啶每次口服 2～4 mg,每日 3 次;酮替芬每次口服 1 mg,每日 2 次;雷尼替丁每次口服 0.15 g,每日 2 次。

(5) 四联疗法之一:酮替芬每次口服 1 mg,每日 2 次;雷尼替丁每次口服 0.15 g,每日 2 次;桂利嗪每次口服 25～50 mg,每日 3 次;赛庚啶每次口服 2～4 mg,每日 3 次。

(6) 四联疗法之二:酮替芬每次口服 1 mg,每日 2 次;雷尼替丁每次口服 0.15 g,每日 2 次;桂利嗪每次口服 25～50 mg,每日 2 次;多塞平每次口服 12.5 mg,每晚 1 次,以后依据瘙痒情况逐渐调整至每次口服 25～50 mg,每日 1～3 次。

(7) 四联疗法之三:酮替芬每次口服 1 mg,每日 2 次;雷尼替丁每次口服 0.15 g,每日 2 次;雷公藤多苷片每次口服 20 mg,每日 3 次;多塞平每次口服 12.5 mg,每晚 1 次,以后依据瘙痒情况逐渐调整至每次口服 25～50 mg,每日 1～3 次。用药期间注意血常规和肝肾功能。

(8) 五联疗法之一:酮替芬每次口服 1 mg,每日 2 次;雷尼替丁每次口服 0.15 g,每日 2 次;桂利嗪每次口服 25～50 mg,每日 3 次;赛庚啶每次口服 2～4 mg,每日 3 次;雷公藤多塞片每次口服 20 mg,每日 3 次;用药期间注意血常规和肝肾功能。

(9) 五联疗法之二:酮替芬每次口服 1 mg,每日 2 次;雷尼替丁每次口服 0.15 g,每日 2 次;桂利嗪每次口服 25～50 mg,每日 3 次;雷公藤多苷片每次口服 20 mg,每日 3 次;多塞平每次口服 12.5 mg,每晚 1 次,以后依据瘙痒情况逐渐调整至 25～50 mg,每日 1～3 次;用药期间注意血常规和肝肾功能。

以上联合疗法在临床使用时可根据患者瘙痒程度及患者对药物的耐受程度选择

四

经
验
推
广
篇

不同的治疗方法,在1个月后症状控制时开始逐渐减量,在3个月内完全停用。瘙痒症状越重,患者对抗组胺药嗜睡、乏力的副作用越不明显。瘙痒症状越轻,嗜睡、乏力的副作用越发明显。一般联合用药1个月为1个疗程,可连用2～3个疗程。

3. 中医中药

(1) 好发于冬季,以老年人多见:当归10 g,地黄10 g,熟地黄10 g,首乌藤15 g,鸡血藤15 g,玄参10 g,牡丹皮6 g,炒蒺藜10 g,僵蚕10 g,红花10 g。每日1剂,水煎分早、晚两次口服,15天为1个疗程。

(2) 好发于夏秋季,以青壮年多见,遇热加重:龙胆草6 g,栀子10 g,黄芩10 g,柴胡6 g,当归10 g,地黄10 g,泽泻10 g,车前子15 g,木通3 g,甘草3 g。每日1剂,水煎分早、晚两次口服,15天为1个疗程。

(3) 多发于外阴、肛周、阴囊处等皮肤潮湿部位:荆芥10 g,防风6 g,当归10 g,地黄10 g,苦参10 g,麸炒苍术10 g,僵蚕10 g,胡麻仁10 g,炒牛蒡子10 g,知母10 g,石膏30 g,木通3 g,甘草3 g。每日1剂,水煎分早、晚两次口服,15天为1个疗程。

(4) 皮肤肥厚,瘙痒剧烈:前方加皂角刺6 g,薏苡仁10 g,雷公藤10 g,醋莪术10 g,醋三棱10 g,酒乌梢蛇10 g。

八　典型病例

张某,男,79岁,躯干、四肢瘙痒2年。患者近两年来感全身瘙痒,无皮疹,伴皮肤干燥,在我市多家医院治疗瘙痒好转不明显,近3个月瘙痒加重,夜不能寐,搔抓不止,遂来我院就诊。查体:神志清、精神可、心肺腹(一)。皮肤科检查:躯干、四肢无原发皮疹,可见皮肤干燥,背部、双上肢、双下肢伸侧可见皮损明显肥厚、抓痕。实验室检查:血糖5.5 mmol/L。诊断:老年皮肤瘙痒症。

处理:赛庚啶每次口服2 mg,每日3次;桂利嗪每次口服25 mg,每日3次;酮替芬每次口服1 mg,每日2次;雷尼替丁每次口服0.15 g,每日2次;维生素E尿素乳膏和丙酸氯倍他索乳膏序贯外涂,每日2次。中医中药:熟地黄10 g,麦冬10 g,天冬10 g,当归10 g,赤芍10 g,鸡血藤15 g,防风6 g,蒺藜10 g,首乌藤15 g,皂角刺10 g,苦参10 g,甘草3 g,雷公藤10 g,每日1剂,水煎分早、晚口服。15天后复二诊:痒止,皮损明显消退。处理:口服药物同前。30天后复三诊:痒止,未有反复,皮损全部消退,恢复常态。处理:桂利嗪每次口服25 mg,每日2次;酮替芬每次口服1 mg,每日2次;中药方剂同前。30天后复四诊:瘙痒完全停止,皮损恢复常态。处理:停止服药,随访6个月未复发。

(载于《扬州医药卫生》,2015年第6期,2016年第1期)

内服外用治疗玫瑰糠疹

玫瑰糠疹是一种病因不明的炎症性皮肤病,通常好发于躯干和四肢近端,表现为覆有糠秕样鳞屑、顺皮纹分布的椭圆形玫瑰红色斑疹。目前多认为是病毒感染所致,也有学者认为与细菌、真菌、寄生虫感染或过敏因素有关。中医称该病为风热疮、子母癣、风癣、血疳、子母疮,《诸病源候论》曰:"风癣是恶风冷气客于皮肤,折气血所生……"《外科正宗·顽癣》对本病的症状做了描述:"风癣如云朵,皮肤娇嫩,抓之起白屑。"《医宗金鉴》则称本病为"血疳",认为是由热闭腠理而成,形如紫疥,痛痒时作,血燥多热。

笔者在临床工作中用自拟中药内服外用,治疗玫瑰糠疹,收效颇佳。

处方:荆芥 10 g,防风 10 g,槐花 30 g,白茅根 30 g,白花蛇舌草 15 g,地黄 20 g,牡丹皮 15 g,紫草 15 g,僵蚕 10 g,蝉蜕 6 g,乌梢蛇 15 g,白鲜皮 30 g,地肤子 30 g,蒺藜 15 g,白术 10 g,甘草 10 g。大便干结者,加瓜蒌仁 30 g,大黄 10 g(后下);口渴,舌质红,少苔,皮损鳞屑多,加天冬 10 g,麦冬 10 g;病程较久者,加鸡血藤 30 g,丹参 15 g;儿童剂量逐减,每日 1 剂,水煎分早、晚口服,第三煎浸泡患处,每日 1 次,每次 30 分钟,皮损明显缓解后停用浸泡。连续 10 日为 1 个疗程,可以连用 6 个疗程。

方中槐花、地黄、紫草、牡丹皮、白茅根,清热凉血;防风、白鲜皮、地肤子,清热解毒祛风;荆芥,透疹止痒;僵蚕、蝉蜕,疏散风热;蒺藜,走表达郁,平肝祛风,镇静止痒;乌梢蛇,祛风通络;白术,健脾燥湿;甘草,清热解毒,调和诸药;诸药合用,共奏清热凉血、祛风止痒之功。

(载于《中国中医药报》,2017 年 12 月;中国中医药网,2017 年 12 月)

四 经验推广篇

中医治疗糖皮质激素依赖性皮炎

　　面部激素依赖性皮炎是因为面部同一部位长时间外用糖皮质激素类药物引起的慢性皮肤病，近年来发生率呈增多趋势，而且症状顽固难治。临床表现为面部皮肤红斑、潮红肿胀、丘疹、脓疱、色素沉着、毛细血管扩张、表皮变薄、发亮、萎缩、脱屑等多样性损害，主观症状表现为瘙痒、灼热、干燥、紧绷、刺痛。

　　中医学认为糖皮质激素属辛燥甘温之品，长期外用易致邪热伏阴、助阳化热、积久灼阴、耗伤阴血、阴虚火旺。过量的"药毒"进入肌表，壅滞于皮毛肌肤，使气血运行不畅；气滞血瘀则毛细血管扩张；郁久则化热，热毒蕴滞则面部红斑、潮红、丘疹、灼热、疼痛、瘙痒等；热盛伤津，血燥生风，肌失濡养，则皮肤出现脱屑、萎缩、变薄、干燥、紧绷感等；热重时则皮疹刺痒难忍、心烦、夜睡不安等。

　　笔者在临床中运用自拟中药方内服，治疗面部激素依赖性皮炎，收效颇佳。

　　处方：荆芥 10 g，防风 10 g，白茅根 30 g，槐花 30 g，赤芍 10 g，白芍 10 g，僵蚕 10 g，地黄 15 g，蒺藜 10 g，牡丹皮 15 g，栀子 10 g，甘草 10 g。充血、潮红明显者，加石膏 30 g，知母 10 g，黄连 6 g；面部干燥紧绷感明显者，加天冬 10 g，麦冬 10 g，当归 10 g，沙参 10 g，石斛 10 g，玄参 10 g；夜寐不安者，加五味子 15 g，首乌藤 30 g，炒酸枣仁 15 g；瘙痒明显者，加白鲜皮 30 g，地肤子 30 g，乌梢蛇 20 g；水肿明显者，加薏苡仁 30 g，泽泻 10 g，茯苓 15 g；毛细血管扩张明显者，加当归 10 g，川芎 10 g；大便干结者，加大黄 8 g（后下）；心情焦虑者，加柴胡 6 g，郁金 10 g；消化不良者，加焦山楂 10 g，焦六神曲 10 g，枳壳 10 g。每日 1 剂，水煎分早、晚口服，连续 7 天为 1 个疗程，可以连续 3 个疗程。

　　方中荆芥、防风，驱风散邪；地黄味甘苦，性寒而入血分，清热凉血；僵蚕、蒺藜，祛风止痒；白茅根性甘寒入肺经，能清皮毛肌肤之郁热；赤芍、白芍、牡丹皮、槐花，凉血又能活血消斑；栀子，泻三焦火邪、凉血解毒；白鲜皮、地肤子，祛风燥湿、清热解毒；甘草和中，调和诸药。诸药合用，共奏清热凉血、祛风止痒之功。

　　　　　　　　（载于《中国中医药报》，2017 年 12 月；中国中医药网，2017 年，12 月）

（左侧竖排）基层全科医疗实践与创新

自拟方治疗皮肤划痕症

皮肤划痕症亦称人工荨麻疹,是慢性荨麻疹中的特殊类型,是由于皮肤受到外压而发生的一种变态反应性疾病。中医学将荨麻疹称之为"瘾疹",俗称"风疹块",中医认为荨麻疹的发病是由于素体禀赋不耐,卫外不固,外加六淫之气的侵袭,或饮食不慎、七情内伤、气血脏腑功能失调所致。此病常见证型为血热证,系由心经有火,血热生风,发时心中烦躁不安,舌红苔薄黄,脉弦滑带数。

处方:银柴胡 10 g,防风 10 g,荆芥 10 g,乌梅 10 g,五味子 10 g,赤芍 10 g,白芍10 g,僵蚕 10 g,红花 10 g,白鲜皮 30 g,苦参 10 g,地肤子 15 g,土茯苓 30 g,牡丹皮15 g,乌梢蛇 15 g,甘草 10 g,每日 1 剂,水煎 2 次,分早、晚口服,连续口服 4 周为 1 个疗程,可以连用 3 个疗程。

方中银柴胡清虚热,防风祛风解表、除湿止痛;乌梅酸涩收敛,化阴生津;五味子酸甘而温,益气敛肺,补肾养阴;荆芥凉散风热,祛风清热;僵蚕息风止痉,祛风止痛;红花活血通经、散瘀止痛;赤芍清血分实热,散瘀血留滞;白芍补血,敛阴柔肝,缓急止痛;地肤子、白鲜皮清热利湿,祛风止痒;牡丹皮清热凉血,活血化瘀;苦参清热燥湿,祛风杀虫;土茯苓解毒除湿,通利关节;乌梢蛇祛风、通络和止痉;甘草调和诸药。全方取血行风自灭之理,于祛风之中,伍以清热、养血之品,使风邪去,血脉和,则瘙痒自止。

(载于《中国中医药报》,2018 年 1 月;中国中医药网,2018 年 1 月)

四　经验推广篇

曲池穴注射药物治疗急性腰扭伤

急性腰扭伤是一种常见病,是腰背部疼痛最常见的疾病之一,多由姿势不正,用力过度,超限活动及外力碰撞等引起软组织受损所致。本病发生突然,症状轻重不一,有明显的腰部扭伤史,伤后立即出现腰部疼痛,呈持续性剧痛。表现为腰部活动受限,不能挺直、俯、仰,扭转困难,严重时咳嗽、喷嚏、大小便时疼痛加剧,处理不当可导致慢性腰痛。中医认为腰扭伤中腰部经脉受损,气机不通,血流不畅,淤血阻滞而产生肿胀疼痛、活动受限等临床症状。(清)尤在泾在《金匮翼·卷六》中对闪腰的病因病理及症状作了简要的说明:"瘀血腰肿痛者,闪挫及强力举重得之……令人卒痛不能转侧,其脉弦,日轻夜重者是也。"

笔者在临床中运用曲池穴穴位药物注射疗法治疗急性腰扭伤,收效颇佳。

处方:患者取坐位,正确选取双侧曲池穴,曲池穴位于曲肘时横纹尽处,即肱骨外上髁内缘凹陷处。碘伏常规消毒后,用 5 mL 注射器抽取维生素 B_1 注射液 2 mL、维生素 B_{12} 注射液 1 mL 醋酸曲安奈德注射液 2 mL,右手持注射器垂直刺入曲池穴进针处,患者有酸麻胀感,回抽无血后快速注射 2.5 mL 混合药液,随即拔针碘伏棉签按压 3~5 分钟,以防药液渗出或渗血,余下 2.5 mL 混合药液对侧曲池穴同法注射。

曲池为手阳明大肠经合穴,为治疗腰痛的特效经验穴,通过利用维生素 B_1、维生素 B_{12} 注射液药物本身对组织的刺激性以最大限度刺激曲池穴位。患者发病时间越短、发病症状越重、注射时局部穴位酸胀感越强烈,则疗效越好;年龄越大、发病时间越长、发病症状越轻,则疗效越不明显。

(载于《中国中医药报》,2018 年 1 月;中国中医药网,2018 年 2 月)

关于基层医疗卫生机构开展与
第三方检验机构合作的建议

一　乡镇卫生院检验科与第三方检验机构合作的理由

　　乡镇卫生院检验科检验设备的配置相对单一,卫生院对检验科建设投入明显不足。常见肿瘤的病理活检在乡镇卫生院中无法开展普及筛查。检验科专业技术人员普遍较少,结构分布不平衡,不均匀。高温高发病季节或开展部分人群集中体检时,检验科人员不足的问题尤为突出。检验科的质量管理尚处在初级阶段,普遍缺乏全面质量管理制度,对于在操作中发生的生物安全职业暴露时缺乏相应的应急处理措施。卫生院不具备开展开设病理检验的资质,但是与病理检测相关的检查、治疗及手术却正常开展,既不利于患者的确诊也不利于住院病历的完整性。检验科通常采取每周选择1～2天除保留三大常规及部分急诊检验项目外,其他生化检测项目暂停,给就诊患者诊断带来诸多不便。由于各个卫生院质控水平不一等多种因素,导致各家卫生院检测的结果存在一定误差,"一单通"很难真正通起来。与此同时,二级以上医院检验设备先进,导致人满为患。卫生院就医方便,但因缺乏检测手段而门可罗雀,当前公共医疗卫生资源分配不均衡,卫生院相关检验项目由于患者数量无法保证,标本数量也根本达不到能维持实验室正常运转的水平。医生开展医学诊断和治疗常根据辅助检查信息,检验报告结果的准确及时与否,直接影响到患者能否及时准确诊断疾病以及能否得到有效治疗。

二　与第三方检验机构合作的优越性和具体实施方案

1. 增加项目　多方互赢

　　通过增加检测项目,使卫生院整体的临床诊疗水平随之显著提升,诊疗质量和服务水平也能够逐渐满足农民群众日益增长的医疗需求。从而形成了乡镇卫生院、第三方医学检验机构、患者和社会效益多赢的良性循环。

2. 避免重复　节约资源

　　部分检测工作交付第三方检验专业机构操作,卫生院可以节约资金、人力成本,避

四
经
验
推
广
篇

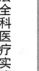

免重复建设,大大缩短了出具检测报告的时间。

3. 第三机构　运作流程

卫生院只需要按标本采集规范要求负责检验取样,由第三方医学检验机构统一进行业务管理、样本收集、样本检验、最后出具检验报告结果并通过信息化网络系统传送回相应卫生院,还可直接打印报告单。

4. 第三机构　具备优点

拥有完善的检验项目、专业的检测技术,可以满足绝大部分卫生院的检测需求。弥补了检验人员、设备、技术等资源的短缺,使得检验准确率更高,提升了农民群众对医院的信赖度,大幅提升卫生院的服务能力。

5. 第三机构　现有资源

目前全国已经有超过 110 家医学检验外包机构,排名前四位的分别为金域检验、迪安诊断、杭州艾迪康和高新达安。提供医学检验、药物临床、健康管理等核心服务,出具的检测报告被全球数十个国家认可。

6. 制定规范　加强管理

以建立合理的利益分配机制为基础,加强行业监管,完善相关技术规范,将卫生行政部门监管和行业自律相结合。第三方医学检验机构、卫生院检验科人员和物流运输人员都必须要有严格质量控制的意识。

7. 行政部门　调研论证

卫生行政部门通过调研论证,与国内前三大第三方医学检验机构之一签订协议。第三方医学检验机构应当接受省级以上临床检验中心开展的室内质量控制和室间质量评价,保证临床检验结果科学、准确、客观。

8. 开展合作　具体实施

通过合作,卫生院除保留三大常规和急诊报告的检验项目外,其余检验样本送第三方机构检测。第三方机构通过建立完善的样本信息管理系统、物流运输系统,保证检验样本的安全接送和检验报告的准确及时出具。

(载于九三学社中央委员会官网,2014 年 12 月;九三学社扬州市委员会官网,2014 年 12 月)

关于严控二、三级医院一级手术比例
并调整医保报销比例的建议

　　国家卫计委对各级医院的手术有等级要求,比如属于一级医院的乡镇卫生院、社区卫生服务中心,可以正常开展一、二级及部分三级手术,二级医院可以正常开展二、三级手术及部分四级手术,三级医院可以正常开展三、四级手术。然而在"逐利"的大环境因素下,几乎所有的二、三级医院都在做原本属于一级医院能做的一级手术(如阑尾炎、疝气、囊肿、包皮过长等),而且手术数量在不断增加。

　　二、三级医院之所以乐衷于做一级手术,因为首先,一级手术对技术的要求相对不高,医生所承担的风险较小。其次,二、三级医院对医生的绩效工资考核和手术的数量、手术的费用等密切关联。最后,二、三级公立医院要通过各种渠道创收。

　　当前,国家和地方政府把"分级诊疗"工作的重点放在了"强基层",通过加强基层卫生人才队伍的建设,让基层有能力、有实力来做好常见病、多发病的诊疗工作,这种做法显然是正确的。

　　笔者建议尽快制定政策通过"限制二、三级医院一级手术的比例"及"降低二、三级医院一级手术的医保报销比例":

　　(1)国家应该提高二、三级医院三、四级手术的服务价格,加大政府对二、三级医院的财政补助,大幅提高临床一线优秀医务人员的薪酬水平。超过这个比例,约谈院长、降低院长的年终考核工资,医院在等级考核时一票否决,对于复审的做降级处理。

　　(2)我国的医保主要分为城镇职工医保、城镇居民医保、新农合医保,比如:享有新农合医保的患者在一级医院(乡镇卫生院、社区卫生服务中心)做一级手术(阑尾炎、囊肿、疝气等)可以报销80%,在二级医院可以报销60%,在三级医院可以报销40%。现在制定政策降低二、三级医院一级手术的医保报销比例后,在二级医院只能报销30%,在三级医院只能报销10%。另外城镇职工医保、城镇居民医保也作相应政策调整,通过调整医保报销比例的杠杆作用,让一级手术合理回归一级医院,减轻二、三级医院的"负担",让三级医院腾出手来,一心做科研、治疗疑难复杂病例。

（载于《江苏九三》,2016 年第 4 期）

四
经
验
推
广
篇

守住国家基本药物招标定价的"底线"

国家基本药物制度是一项系统工程,各项措施综合配套,整体推进,才能取得实效,群众才能受益。目前,进入国家基本药物目录的药物,部分中标价存在明显低于生产成本的"怪状"。这导致了药企在药品原材料和生产工艺流程方面大做文章以降低成本,使得药品的质量得不到保障,药品不良反应显著增加,以至于出现医务人员不敢用,患者也不愿意用,中标药企也不想生产的窘状。因此,如何守住国家基本药物招标定价的"底线",让患者用上优质优价的基本药物已经迫在眉睫。

笔者建议:

(1)国家基本药物在招标定价某一种药品时,应对该种药品的剂型、剂量、原材料、制药工艺流程等制定具体的要求。比如,当前治疗十二指肠溃疡的奥美拉唑粉针剂,有的厂家中标价为 6.78 元/瓶(20 mg),有的厂家中标价为 59.4 元/瓶(40 mg)。其价格、疗效均相差甚远,其药品原材料、制药工艺流程也明显不同。6.78 元/瓶(20 mg)也许是 8 道制药流程,原材料供货商是某一厂家;中标价为 59.4 元/瓶(40 mg)也许是 12 道制药工艺流程,原材料供货商可能是另外某一厂家。当国家发改委在制定该药品招标价时可以定为 25 元/瓶(40 mg),必须强制要求 10 道制药工艺流程,同时对制药原材料的产地、纯度等作明确要求。参加招标的药企在招标前要提供证明能按照要求生产材料,国家药监局组织技术人员对台账资料和生产现场进行审核,一旦中标则必须按照要求生产,国家药监局再组织专家对药品进行抽查与督查。

(2)尽快重新制定《药品生产质量管理规范》,提高制药行业门槛,重点对药品洁净级别、药企专业技术人员资质、生产设备等方面提出新要求、新标准。通过制定新规范,淘汰产能落后、质量瑕疵的中小药企,重组、并购大型药企,加速制药行业整合和技术提高,提升药品生产行业集中度,有利于我国制药业实现国际化。

(载于:九三学社中央委员会官网,2017 年 1 月;九三学社扬州市委员会官网,2017 年 1 月)

西医师开具中成药须过培训关

近年来,随着国家对中成药行业的扶持,中药品种开发、使用呈现出空前繁荣的局面。但与此同时,由于中成药品种繁多、配方各异、剂型复杂、疗效不同,若使用得当,可发挥良效;反之,轻则浪费药品、贻误病情,重则危及生命,因此不可随意用药。

目前,我国主要以西医医院为主体,而临床使用的大部分中成药也是由西医医生开具处方。虽然医学生在校系统学习过中医药理论,但是毕竟所学的课时相当有限,对中成药的理解和认识存在局限性。有些医生仅仅通过药品说明书、药品生产商的推广介绍,以及在临床经验中获取中成药知识,因此用药水平不高,存在着诊断与用药不符、重复用药、违禁用药、药品配伍不合理、用法用量不合理,尤其缺乏辨证等问题。

中医讲究整体观念和辨证施治,病证有寒、热、虚、实之分,药物也有寒、热、温、凉之性。若热证用温剂,犹如火上浇油;寒证用凉剂,可谓雪上加霜。如何合理有效使用中成药,特别是与西药二者的合理联用,达到疗效相加、副作用相减的效果,已显得尤为突出。因此建议:国家已更名卫健委及中医药管理局应行文,明确各区(县)级已更名卫健委开设"西学中"系统培训班。学员取得合格证书后,方可在各级医疗机构开具中成药。同时,将各区(县)级卫计委举办的"西学中"培训班纳入医师年度考核范围,住院医师规范化培训也应将"西学中"系统培训纳入规培生学习考核范围,医师取得合格证书后方可完成规培。

(载于《健康报》,2018 年 4 月)

四 经验推广篇

关于提升基层医院儿科服务能力的一揽子计划

基层医院是农村医疗卫生服务网络的枢纽,在承担农村儿童的医疗卫生服务中起到了重要作用。然而,由于受种种因素的制约,基层医院儿科诊疗客观存在着急救配备缺乏,人才培育薄弱,激励机制缺乏,患儿大量流失,基层药品缺乏,滥用现象严重等现状。笔者通过调研本地基层医疗机构,对提升基层医院儿科服务能力提出以下若干建议:

1. 加强设备投入,开展技能培训,提升急救能力

各级卫生行政部门要注重增加基层医院儿科诊疗和急救设备的投入,配备配全儿科急救药品,并加强基层儿科特别是心跳呼吸骤停与心肺复苏、心力衰竭、急性呼吸衰竭、脱水、小儿中毒、意外伤害、休克、高热惊厥等常见和多发急危症的急救培训。要持续开展新生儿窒息复苏工作的长效机制,真正实现每个分娩至少有一名经过新生儿窒息复苏培训过的医务人员在场,从而提高复苏成功率,降低新生儿死亡率。

2. 引进外来人才,培养内部人员,加大对口支援

大力吸引医学毕业生和优秀人才到基层工作,支持他们参加由各级医学会举办的儿科学术交流活动,遴选较高业务素质的人员到上级医院进修学习,务必让基层医院的内科医师全员经过儿科的进修培训过渡为完全合格的内儿科医师,同时,对基层医院的护理人员进行全员儿科护理培训。

3. 增加药品种类,强化用药监管,加强道德建设

卫生行政部门应加强基层医院儿童用药监管,建立抗生素分级管理制度与处方点评制度,合理使用抗生素和激素,促进基层儿科医生合理用药。另外,基层医院儿科临床用药应从制定政策源头上给予帮助支持,一些儿科常用药、必备药尽量纳入国家基本药物、省基本药物增补目录,能让基层儿科医生看得上病、用得上药和看得好病。加强基层儿科医生的职业道德建设,深刻认识合理用药的必要性。优化儿科医务人员的执业环境,充分调动他们的积极性。

(载于《扬州九三》,2016 年第 2 期)

卫生院的第一个皮肤科医生

1996年8月,我中专毕业后分配到黄珏卫生院,成了一名外科医生。刚到卫生院,我就开始了长达六个月的义诊,在这个过程中却不慎感染乙型肝炎,又因工作过劳罹患肺结核,多次住院治疗。我的身体状况大不如前,体力无法支持外科工作。于是,卫生院安排我去皮肤科工作。

一　边学边做,诊疗水平有了突破

皮肤科历来是医院的小科,何况是在乡镇卫生院。江淮里下河地区,多河网水田,无论是湿疹、蚊虫叮咬、接触性皮炎,还是皮肤顽疾,在乡村群众中并不少见,说大不大,说小不小,难言之隐,并不好治。在院长的支持下,我前往苏北人民医院皮肤科深造,进修结束后仍然坚持每周一次再去跟师学习。在学习中,我发现上级医院的医生常用中草药或中成药来治疗皮肤病。我联想到,卫生院的药品本来就不多,更别说那些高档西药,能不能用中西医结合的方法来治疗农村常见皮肤病? 一颗为农村群众治疗皮肤病的"种子"开始在我心中生根、发芽。

我是黄珏卫生院的第一个皮肤科医生,科室的一切均从零开始,只有边学边做、锲而不舍,才能有所突破。

怎么学? 先到书本里找答案。我坚持自费订阅、购买了多种中医期刊和医学专著,又报名参加了扬州大学医学院举办的西学中培训班,系统学习中医知识三年。休息之余,还通过网络视频学习中医基础课程。

边学边做,我的诊治技术一步步得到提高。一次,听说我在卫生院干起了皮肤科,我在南京的同学打来电话求助,请我帮忙治治一位朋友的玫瑰糠疹。这位患者在南京几家大医院治疗数月效果不明显。我详细了解了病史和治疗过程,认真审阅病损图片后制定治疗方案,为其开具西药内服、外用和清热解毒的中成药内服。7天后同学打来电话告知效果不佳,皮损反有不断加重趋势且瘙痒剧烈。我又索要了患者新的全身皮疹和舌苔照片,问明二便情况,回家后便一头钻进了书房,仔细翻阅书籍,为其开具了白茅根、地黄、牡丹皮、紫草、赤芍、白鲜皮、地肤子、防风、板蓝根、黄芩、蒺藜等草药组方以清热凉血、祛风止痒。一周后同学告知患者瘙痒减轻,我便在前方基础上适当调整,在连续服用中药汤剂15天后,这位患者的病就痊愈了,而且一直没有复发。

2015年7月,我遇到了工作以来最顽固的一例皮肤病案例。患者患有复发性顽固

四　经验推广篇

259

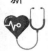

性疖肿2年，发无定时，病无定处，一旦发作需要输注抗生素并配合手术引流，迭治不愈，病情反复。对于这位患者，我并没有把握。仔细询问病史，查看局部皮损和舌苔后，翻阅相关书籍后，我为患者开具了桑白皮、地骨皮、黄芩、栀子、野菊花、金银花、黄连、赤芍、地黄、牡丹皮、薏苡仁、茯苓、白术等清热解毒、祛风和血利湿的中药口服，10天后患者复诊，虽然仍有新皮损出现，但疼痛感已减轻。面对患者信任的眼神和痛苦的表情，我又仔细查阅书籍，加用自体全血肌内注射治疗，经过2个多月的中西医结合治疗，顽疾告愈，随访3个多月未复发。

现在，整个扬州市的邗江、仪征、高邮等县区市，以及周边安徽天长、镇江、无锡、南京等地区都会有患者来找我看病。黄珏卫生院的皮肤科也顺利通过扬州市基层医疗机构特色科室的评选。

二　积累诊治经验，与同行分享

在基层医院缺医少药的情况下，如何运用一些常用基本药物，特别是中西医结合的方法更好地治疗皮肤病是值得探讨和亟待解决的问题。

在平时工作中，我把包括皮肤病以及其他常见病、治疗效果不满意的疾病都积累下来，上网查阅文献，把这些文献以病名分类系统整理成文，来帮助更多的基层医生进行相关疾病的治疗。历时4个多月，40万字《临床常见疾病中医诊疗汇编》整理成功，我还免费赠送给对中医感兴趣的基层医生。

中医药以简、便、验、较小毒副作用为优势，中医药的根在农村，中医与西医互补，相互促进，适合基层医疗工作。能不能编写一部适用于基层医院治疗皮肤类疾病的医书，是我很早以前就萌生的想法。2014年4月，我编写的40万字《常见皮肤病的中西医结合治疗学》正式出版发行，详述了20余种常见皮肤病的治疗。在此书基础上，我又精心筛选的皮肤病种类增添到40个，分别从疾病的定义、诊断要点、中西医治疗临床荟萃等方面叙述，特别是中西医治疗部分进行了详述，于2016年7月正式出版60万字的《常见皮肤病治疗学》，希望能帮助广大基层医生提高皮肤病的诊疗能力，最大限度地解除各种皮肤病对于乡村百姓的困扰。

（载于《健康报》，2018年3月）

科室设置打破"千篇一律"

一 加强特色科室建设

当前,基层医疗卫生机构面临一个尴尬的现状:没有形成自己的特色,导致各机构的诊疗服务千篇一律,没有优势,病情稍稍复杂一点就解决不了,不能满足老百姓的医疗需求。

江苏省近年来以特色科室建设为抓手,在规范和引导基层医疗卫生机构提升医疗服务能力的同时,考虑基层医疗卫生机构历史上形成的专科特色及当地群众的就医需求,鼓励有条件的基层医疗卫生机构在达标的基础上,进一步加强特色科室建设。目前,全省已有320家基层医疗卫生机构纳入特色科室建设范围,形成了中医、骨科、手外科、疼痛科等一批特色科室。

特色科室建设并不局限在原有达到建设要求的科室,而是县级卫生行政部门主动考虑基层医疗卫生机构的情况,及时规划,逐步培育和扶持一批极富特色的小专科,使其逐渐成为特色专科,从而带动整体服务水平提升。这样既能吸引老百姓就近就医,促进分级诊疗体系建设,又能增强医务人员的执业信心,激发基层医疗卫生机构的运行活力和吸引力。

基层医疗卫生机构在做好公共卫生服务和常见病多发病诊治工作的前提下,可以在小范围内(周边几个乡镇)对原有专科特色、地方疾病谱等进行分析调研,因地制宜、合理规划,加强中医妇科、中医外科、中医肛肠科、小针刀等特色专科(专病)建设,特别是在力所能及的范围内,以特色专科建设为切入点和突破口,形成优势和特色,与周边其他医疗机构形成互补发展。

二 中医药服务还需发力

中医药在基层的应用,能够与西医相互促进。然而目前,基层医疗卫生机构的中医药建设存在人员配备少甚至没有、中药数量少且品种单一、硬件简陋不能达标等困难和问题。因此,在提升诊疗能力的过程中,基层医疗卫生机构要在中医药基础设施、人才培养、特色优势发展等方面加大投入。

笔者认为,可以组建农村中医医疗集团,开展中医药学术带头人评选,制定奖励制

四

经验推广篇

261

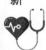

度,合理增加中医药人员配备,对在职人员开展培训、继续教育、师带徒等;还可在基层医疗卫生机构设立中医管理科,开展多种形式的中医药创建活动,引入竞争机制。同时,加强城市医院对基层的对口支援,留用、返聘退休的中医药人员,让中医药服务在基层得到传承与提高。

三　　与第三方检验机构合作

当前,临床医学检验诊断技术快速发展,检测设备数量越来越多,开展的检测项目也越来越广。随着老百姓医疗服务需求的日益增长,基层医疗卫生机构检验业务量骤增,但是技术人员匮乏、检测设备简陋、检测项目缺乏、质量管理薄弱、服务能力明显不足等是客观现实。

因此,可以考虑与第三方临床检验机构开展合作,不仅可以降低基层医疗卫生机构的综合成本,提高综合诊断能力,也可以让老百姓少花钱,得到更准确的诊断。

（载于《健康报》,2018 年 6 月）

让人文关怀在医院"生根发芽"

人文关怀是医疗服务中的重要内容,体现在医务人员在临床诊疗过程中对疾病的关注、思考以及做出的行为决策等。只有在临床实践中对患者实施人文关怀,才能使医学成为真正的人类医学。

中医尤其注重对患者的人文关怀,唐代大医孙思邈所著的《大医精诚》中说:"凡大医治病,必当安神定志,无欲无求,先发大慈恻隐之心,誓愿普救含灵之苦。若有疾厄来求救者,不得问其贵贱贫富,长幼妍蚩,怨亲善友,华夷愚智,普同一等,皆如至亲之想"。体现了医者仁心的大医情怀。

在现代医院建设中,人文关怀也应得到重视,发扬大医精诚的精神,是做好医疗服务、维护良好医患关系的前提,也是现代医院管理的重要议程。笔者认为,应该从以下几点入手,让人文关怀在医院内涵建设中"生根发芽"。

第一,把人文关怀作为医院文化建设的重要内容。医院文化是医院发展的深层控制力,深入到医院的各个方面,影响着医务人员和患者的行为,影响着医院的快速、健康发展。

医院管理应倡导以崇高的行医理念为切入点,以人性关怀、敬畏生命为倡导基点,通过宣传、教育,使医务人员充分了解医院精神的内涵,明确自身所应肩负的责任。

第二,用人文熏陶打造"暖医"。高品质的医院文化体现在医务人员工作的方方面面,要充分调动全部医务人员的积极性,让医务人员在工作中以患者为中心,以"大医精诚"为指导,树立服务意识,加强人文关怀。

医务人员是展现医院文化的重要载体,医院要通过加强医务人员人文理念的培养,努力营造浓厚的医学人文氛围,使得医护人员能够自觉将人文关怀融入具体临床工作。

另外,可以建立院史陈列馆或者展示馆,增设电子屏、文化墙,开通或完善医院对外宣传网站等,充分利用空间对医院院史进行宣传,充分展示优秀医务人员的事迹和新形象。如通过征集大量珍贵的实物、老照片,运用翔实的文字,生动讲述医院发展的历程,再现老一辈医师的行医风范和高尚医德。医院还可以订阅医学人文相关的书籍,尤其是体现古代大医精神的书籍,以起到文化熏陶的作用。

四 经验推广篇

263

第三,从细节着手,把人文关怀落到实处。医院人文关怀要从细处着手,考虑患者方方面面的需求。比如,保持干净清洁、舒适温馨的医院内部环境;绿植景观、休憩设施等布局合理;医院各种标志要醒目清晰,以便于患者及家属查找;每个病房内不同的病床间要注意保护好患者的隐私;卫生间内的设置要合理,突出实用、干净、安全;病区针对患者的主要疾病,将相关饮食指导、康复保健等知识整理成册,供患者传阅;对出院患者发放科室联系卡和写有出院后注意事项的指导卡,并赠爱心布袋,方便患者携带病历和药品……

医务人员在工作中应时刻以患者利益为中心,只有让人文关怀在医疗服务的各个环节"生根发芽",医院才能成为百姓信得过的地方,医患关系也能得到有效的缓解。

(载于《中国中医药报》,2018 年 8 月)

探索农村中医药工作模式

　　为深化医药卫生体制改革,建立健全基层医疗卫生服务体系,逐步实现人人享有基本医疗卫生服务的目标。几年来,在国家及各级政府大力扶持下,农村的医疗服务能力得到很大改观,中医药具有简、便、廉、验的优势,在农村医疗卫生事业中发挥着举足轻重的作用。农村中医药工作的开展应该走什么路子? 农村的中医药事业发展应该遵循什么样的模式? 笔者结合自己的亲身感受说说自己的看法。

　　政策导向是前提,农村中医药工作离不开各地政府的支持与管理。农村卫生事业发展一直存在种种困难是因为农村一般客观条件差、硬件设施不足、薪金水平不高,难以吸引到优秀的医疗人才。要想提升农村的中医药服务能力,首先就需要各地政府在政策上予以支持,用利好政策吸引优秀的中医药人才是农村中医药工作开展的基本保障。另外,农村中医药工作者的待遇水平、再深造机会等都需要相关部门予以重视。

　　结合实际需求,中医药人才培养以全科医生为主体。农村的实际情况是病种多而且杂,农村中医药工作者需要具备全科医生的素质和能力,才能更好为基层大众服务。所以中医全科医师的培养是农村中医药工作开展的重点。中医全科医师的培养需要规范化管理,第一,与各中医药院校全科专业建立人才输送的渠道,以当地优惠的政策吸引科班出身的中医药全科人才;第二,重视农村中医药工作者的继续教育工作,各地政府应提供继续教育的平台,给已经在农村工作多年的中医药工作者接受规范化培训的机会,培训合格者颁发合格证,鼓励其不断提高自身业务能力;第三,给农村医疗机构配必要的医疗器械,为在基层开展全科工作提供必要的硬件支持。

　　依托基层医院,适当发展专科特色,充分发挥中医药优势。基层医院是农村中医药工作开展的重要平台,基层医院相对于农村卫生室有着更丰富的资源。目前,大多基层医院没有形成各自特色,病情稍稍复杂一点或者有些常见专科疾病到基层医院就解决不了问题,不能满足农民患者日益增长的医疗需求。建议基层医院在农村小区域(周边几个乡镇)内通过对原有专科特色、地方疾病谱等进行分析调研,因地制宜、合理规划加强如中医肝病科、中医妇科、眼科、皮肤科、口腔科、中医外科、中医肛肠科、小针刀等特色小专科(专病)建设,特别是在力所能及范围内的以特色小专科建设为切入点和突破口,逐步培育和扶持一批极富特色的小专科,形成优势和特色,与周边基层医

四　经验推广篇

265

和二、三级医院错位竞争、互补发展，以特色小专科（专病）带动提升基层医院的整体服务水平，有效增强基层医院综合实力和吸引力，进一步激发基层医院运行活力。这样，农民患者可以选择在本乡镇或周边乡镇基层医院的特色小专科（专病）的诊疗而治愈或好转，既极大提供方便又显著减少经济开支，不但更好地服务百姓健康，满足不断增长的医疗需求，又为基层医院快速发展奠定基础。

农村中医药事业的发展需要各地政府的支持和相关部门的规范化管理，只有找到适合农村中医药工作开展的模式，才能切实、有效缓解农村居民看病难的问题。

（载于《中国中医药报》，2018 年 9 月）

结合实际提升基层中医药服务能力

中医药是我国卫生事业的重要组成部分。在基层，中医药在防治疾病方面有明显优势，但是中医药在基层的发展也存在一些问题。

一 基层中医药发展问题不容忽视

1. 专业人员配备不足

目前，中医药服务越来越受到广大人民群众的欢迎，基层群众对中医药及适宜技术如针灸、推拿等的认可度和接受度很高。然而，基层中医医疗机构的人员配置现状是乡镇卫生院中医科、中药房人员配置极少，中医科大都为单人科室，或者为兼职，中药房大都没有中药专业的药学人员，遇到节假日或进行中医适宜技术或岗位培训时，往往不得不停诊。造成这种现象的原因很复杂，其中很重要的一点是由于晋升空间和待遇不够有吸引力，基层留住人才难度很大，这也从一定程度上制约了基层中医药服务能力的提高。

另一方面，基层中医药人员断层情况严重，老的中医药人员已退休，新的中医药人员还较年轻，病人并不相信年轻的中医科医生，他们有一定的中医理论知识，但缺乏实践实验，业务能力不够独当一面，在资深的中医药人员基本退休的情况下，年轻医生向前辈学习的机会也大大减少，这就形成了传承断层，对基层中医药工作的开展非常不利，这也是普遍存在的现象。

2. 硬件设施无法满足需求

很多乡镇卫生院并未完全按照要求配备针灸器具、火罐、电针仪、艾灸仪、智能通络治疗仪、颈腰椎牵引设备、中药熏蒸设备、中药雾化吸入等中医设备，而且中医康复治疗室也未完全配备针灸治疗床、推拿治疗床等设备，很多中医适宜技术未能真正开展。

另外，中药房建设并未完善，乡镇卫生院中药房中药制剂品种相对单一，患者和中医药人员选择余地小。中药饮片在基层保存相当困难，在某些地区，常常上半年中药房开放，下半年经过梅雨季节，中药饮片不是生虫就是霉变，不得不停止中药饮片销售。

很多基层中医医疗机构的硬件设施已不能满足广大基层患者日益增长的医疗需求。

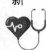

3. 特色优势尚不明显

部分乡镇卫生院中医科仅仅开展了常规的诊疗项目,没有形成特色诊疗优势,吸引不了患者,更满足不了广大患者的诊治需求,也未能开展当地中医药名人文化内涵的整理和挖掘,更谈不上将其名人文化效应发扬光大。

另外,部分乡镇卫生院医疗管理体制尚不健全,人事分配补偿机制、绩效考核办法尚未完善,中医科人员福利和奖金并未真正完全实施。现有中医药在职人员配备较少,缺乏有效竞争机制,单人科室的通病,干多干少、干好干坏和干与不干一个样。由于没有合理拉开科与科、同一科室人员之间的经济收入差距,所以,也没有体现出多劳多得,优绩优酬。同时受绩效工资分配差距较小的影响,严重影响了中医药人员的积极性。

二 多措并举切实解决问题

1. 提高基层中医药工作者专业素质

为基层群众提供优质、高效的医疗服务,打造一支技术精良、医德高尚的基层中医药人才队伍,营造卫生系统"尊重知识、尊重人才、树立典型、弘扬正气"的良好风气。建议实施基层中医药学术带头人战略,不断提升中医药队伍的整体水平,造就一支适应于基层卫生事业发展需要的优秀中医药人才队伍。学术带头人可以从乡镇卫生院、社区卫生服务中心等医疗机构中医药从业人员中遴选,从医德、医风、学历、职称、社会知名度、门诊诊疗人次和在正规医学期刊发表的学术论文数量等多个方面进行综合评选。通过评选可以增强乡镇卫生院中医科人员的积极性,营造活跃学术氛围,有利于中医药人员自我价值的体现,自我道德的完善,增强职业荣誉感,促进继续学习,不断超越自我。

开展在职人员继续教育工作。基层医疗机构的待遇和晋升空间对中医药院校本科及以上学历毕业生难有吸引力,乡镇卫生院中医科人员多来自中专毕业生或师承人员,其职称和学历层次相对较低,所以继续教育、师承教育至关重要。通过对在职中医药人员进行岗位培训,在职继续教育,可以提高基层中医药工作者的中医药服务能力。同时还可以返聘部分退休优秀老中医,鼓励年轻医生向老中医师承学习,让他们在实践中提高自身专业素养。

2. 重视中医特色专科建设

要狠抓乡镇卫生院中医专科专病建设,办出特色,办出优势,如中医肝病、中医骨伤、中医妇科和小针刀等专科专病办得有声有色,在当地乃至周围乡镇都有很高声誉,业务红火时可以为乡镇卫生院撑起一片天。

相关管理部门应对每个乡镇卫生院中医科诊疗特色及地方疾病谱加以分析研究

并充分调研论证,规划安排每个乡镇卫生院中医科特色专科的立项、建设、错位竞争和共同发展,同时在资金、人员配备上给予一定的优惠政策,让其中医特色专科发展带动乡镇卫生院发展。

3. 引入竞争机制,加强思想协建设

建议把中医药工作列入各级政府年度工作目标,纳入医改目标任务,逐级签订目标责任状。加大对中医工作的监督管理力度,定期进行考核。设立竞争机制,进行绩效考核,对业务负责人采取"能者上,平者让,庸者下"的用人理念,采取竞争上岗的方法,从诊疗人次、医德医风、群众满意度等方面进行综合考核。这样可以强化"以人为本"的观念,多形式、多渠道、多层次地培养中医药人才。

对乡镇卫生院中医药人员进行思想道德教育,发扬救死扶伤、无私奉献的崇高精神。切实加强思想建设、组织建设、制度建设、作风建设和反腐倡廉建设,努力做到思想正、作风实和能力强。加强医德医风建设,建立诚信制度和医务人员医德医风档案,重视对基层医务人员的人文素质培养和职业素质教育,大力弘扬救死扶伤精神,促进基层医务人员与城乡居民建立和谐关系。

基层中医药事业发展的过程中难免存在问题,只要结合实际情况,探索解决方法,并逐步落实,我相信基层中医药事业会有更大、更广阔的发展空间。

(载于《中国中医药报》,2018 年 7 月)

四　经验推广篇

乡村医生刘刚:善作"药" 爱为"引"

我叫刘刚,1976年出生在江苏扬州农村的一个普通家庭。改革开放40年,我亲身经历了农村卫生院翻天覆地的变化。

读初中时,我所在的中学有位颇受当地百姓尊敬的校医,不少患者前来就诊,诊室的墙壁上也挂满了致谢锦旗。当时我就想:"将来,我要成为像他这样受群众爱戴的医生,做百姓健康的守护者!"

1996年8月,我中专毕业后分配到农村卫生院,成了一名外科医生。那时候,我们卫生院建筑面积小,门诊、病房、输液室、放射科、抢救室等都是低矮简陋的平房,个别房屋年久失修,到雨季还时常漏雨。那个年代,我拿着"老三样"(听诊器、血压计、体温计)做检查,用"三素一汤"(抗生素、维生素、激素、葡萄糖)做简单治疗,感觉梦想有点儿遥不可及。

1997年9月,卫生院要为一位病人实施腹壁穿刺引流术,因为具有一定传染性,风险不可预测。强烈的使命感,促使我自告奋勇去实施了手术。病人出院后,我半年内30多次义务上门施治,病人伤口愈合了,我却被感染了。但我不后悔,因为我没有辜负医生的使命。

随着改革开放的深入,国家经济实力不断增强,对基层医疗事业的投入不断加大,基层医院有了大发展。

2000年,我们卫生院创建了皮肤科,我离开外科岗位,成为一名皮肤科医生。科室的一切都是从零开始,但我相信,边学边做、锲而不舍,一定能有所突破。

在学习中,我发现上级医院的医生常用中草药或中成药来治疗皮肤病。我想,我身在基层,很多高档西药缺失,为什么不试试中西医结合方法来治疗呢?于是,我兴致勃勃地订阅中医期刊和医学专著,到书本里去找答案,又报名参加培训班,系统学习中医知识。

看到乡亲们用便宜的药,就能摆脱多年缠身的皮肤顽疾,我感受到了攻坚克难的成就感。

2009年,医药卫生体制改革进一步深化,新农合政策普遍惠及乡亲,我们医院的医疗设备也得到了更新。2018年,我所在的卫生院和方巷中心卫生院资源整合为苏北人民医院方巷区域医疗卫生中心,成为一所集医疗、预防、保健、康复等六位一体的综合性医疗机构。有了先进的检查设备,有了三甲医院医联体的帮扶政策,乡亲们在家门口也能享受到三级医院的诊疗服务了!而我也从当初患者不信任的懵懂小子成长为方圆数十里乡亲们认可尊重的"全科医生"。

这几年,为了方便患者找到我,我自费印发了9万多张医患联系卡,24小时从不关手机。通过电话、网络、微信等各种现代化方式,我答复患者咨询达12万人次。这种被乡亲们需要的感受、这种繁忙而充实的生活,让我觉得无比满足和幸福。

结合学习和实践,我编写了40万字的《常见皮肤病的中西医结合治疗学》,又在此书基础上增编完成60万字《常见皮肤病治疗学》,获得了众多基层医生和读者的好评。作为乡镇卫生院的医生,也能写出医学专著,我心中充满了自豪。

近年来,国家及各级政府部门把许多荣誉都给了基层医生,我也有幸获得了数十项荣誉和称号。国家的重视和培养,患者的需要和信赖,让我看到了作为乡村医生的幸福前景。圆梦路上,我也有了更大的期许和动力。我愿继续扎根农村,将善作"药",以爱为"引",不忘初心,砥砺前行!

(载于中国文明网《心声》,2018年12月)

四 经验推广篇

五　社会评价篇

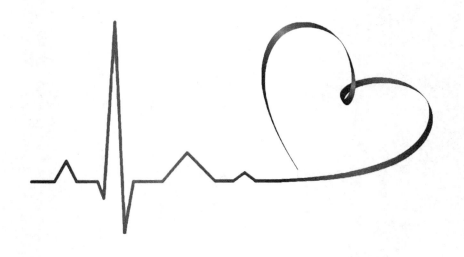

初稿全手写 医生自编皮肤病医书

10 多平方米的医务室,是刘刚给病人看病的地方。多年的从医生涯,他感染上了乙型肝炎和肺结核。但他经常一边吃药一边坚持为患者诊疗。就在前不久,刘刚耗时三年时间,修改达 15 次之多,编写的《常见皮肤病中西医结合治疗学》已经出版,填补了扬州基层卫生技术应用空白。

1. 根据农村常见病编写医书

在刘刚的办公桌上,记者见到了由他自编的《常见皮肤病的中西医结合治疗学》。38 岁的刘刚,在农村做基层医生已经有 18 年了,根据他的了解,目前市场上并没有关于农村基层常见病、皮肤病的书,而这些病在农村比较常见,好多治疗方法不是很好,这是他当初想要编这本书的初衷。

在他的书桌边上,还有一摞书稿,上面密密麻麻写满病例以及各种临床病状、治疗方法和效果,还有他对治疗的一些经验总结。刘刚说,这些都是最近三年来,他用笔记录下来的。"我有近视眼,对着电脑半小时以上就会头晕,所以都是用手写,然后让朋友或者同事帮着输入电脑里。"

2. 患者眼中的全科医生

记者看到,对待患者,刘刚非常亲切,好像和亲人在聊天。看到记者来采访,旁边候诊的大妈拉着刘刚的手向记者介绍,"他可以说是我们镇上的全科医生,我们这里方圆几十里都指望着他帮忙看病呢。"

2011 年,杭女士进行了子宫切除,因为受凉,又引起了肠梗阻,激发了并发症——丹毒。这种病发作的时候,腿部大面积红肿,并且引发 40 ℃高烧,非常危险。老伴带着杭女士跑遍了扬州大大小小的医院,花了不少钱,可是都没有好效果。后来,杭正香找到了刘刚。刘刚查阅了大量专业书籍,潜心研究,为她精心配制了药方。如今,一年多时间过去了,她也没再患病。

3. 过度劳累而患病

采访中,有病人向记者介绍了刘刚的情况,原来,他的病,都是因为长期和病患接触造成的。在他工作的第二年,他在一次治疗中不慎感染乙肝。1999 年,又因过度劳累导致体质下降,又感染上肺结核。生病之后,他含着泪水告别了他深深热爱的外科手术生涯。但他始终坚持,医生不是全能的,不是每一种病都能治好,但态度始终要保持在第一位,用心工作,才是一个合格的医生。

(载于《金陵晚报》,2014 年 4 月)

五 社会评价篇

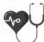

从医 18 年治愈 10 万皮肤病患者

今年 3 月,邗江区方巷镇黄珏卫生院医生刘刚编著的《常见皮肤病的中西医结合治疗学》出版发行,在业界引起了不小的轰动。基层医生出书在全市,乃至全省都极其罕见。

全书约 40 万字,归纳总结了 20 种常见皮肤病的治疗方法。字里行间浓缩的是刘刚 18 年的行医精华,凝聚的是刘刚对工作的执着和对患者的关爱。

从医 18 年,刘刚扎根基层,刻苦钻研,取得全科医生主治医师资格,成为患者信任的"地方名医";从医 18 年,他为 10 多万皮肤病患者解病痛,用行动诠释"医者仁心"。

1. 一次感染,创建医院皮肤科

4 月 24 日,黄珏卫生院一间 10 多平方米的小诊室内挤满了人。

"伤口就要好了。"刘刚蹲下来,托起 83 岁老人毕女士的脚,仔细检查伤口。老人笑着说:"一把老骨头,终于长新皮了。"原来老人 5 年前摔了跟头,伤口一直溃烂,四处求医都不见好转,听人介绍找到刘刚,一个多月治疗即见效果。

1996 年 8 月,刘刚中专毕业后到黄珏卫生院成为一名外科医生。而因为一次意外感染,让他成为一名优秀的皮肤科医生。1997 年 9 月,公道镇一位患有慢性乙肝的吴姓患者,胆囊切除术后,切口裂开无法愈合,刘刚为其采取腹壁穿刺引流术。病人出院后,刘刚利用休息时间,6 个多月近 30 次上门义务服务。老吴的切口愈合了,刘刚却不慎感染了乙型肝炎。

1998 年 3 月,因工作过度劳累,导致体质下降,刘刚又一次被感染了肺结核。由于身体原因,他转岗到苏北医院皮肤科进修学习。

1999 年刘刚在黄珏卫生院创建了皮肤科。"一切从零开始,除了多学习没有什么捷径可走。"刘刚常常边吃药边坚持看病,边研究边摸索,运用中西医结合方法治皮肤病,渐渐得到了患者的认可。

2. 一个追求,不为良相便为良医

"不为良相,便为良医。病人的病能看好,就是我最大的快乐!"刘刚虽身处乡镇小诊室,但抱负却不小,"乡村需要我,我就要守护乡亲们的健康。"

刘刚有个行医准则:凡是来找他看病的,无论是认识或不认识的,有钱没钱的,都一视同仁。"我曾患过病,知道病人的心情。"盱眙人老季阴囊大面积溃疡,花费上万元,可出院不到 10 天又复发,刘刚为他量身定制治疗计划,为他垫付外用制剂费用,医院也免去其床位费、换药治疗费,其仅花数百元药费即痊愈;连云港 6 岁贫困女孩被烫伤,在为她免去 20 多次换药费后,刘刚仅用 200 多元便将她治愈且未遗留异常色素和瘢痕……

"我有个医生大哥,看病特别细心,我一家人有啥病都喜欢找他。"王福荣是刘刚的"常客",10 多年前因皮肤病认识了刘刚。前几年,王福荣突患白癜风,第一时间就去找刘刚,仅三个疗程,六个月的时间,就把白癜风给根治了。

刘刚的同事、检验科夏晶说:"我很少看到他休息,有病人时他总是第一时间赶到,没有病人时他总在学习研究。我们都叫他'拼命三郎'。"

3. 一份担当,自编 40 万字皮肤病医书

刘刚编写的《常见皮肤病的中西医结合治疗学》,详述了 20 种常见皮肤病的中西医定义、病因、分型、症状评估、疗效判定、临床常用的中西医治疗技法,并举典型病例。

这本书的问世,不仅为基层医疗卫生机构全科医生提供了临床诊疗指南,也可作为皮肤病专科医生和医学院校师生的参考书。

为了编写好这本书,刘刚查阅了 30 余部专著和 1 000 多本杂志,并结合长期的临床实践,耗时三年时间,修改达 15 次之多。翻看他的手稿,厚厚一叠,上面密密麻麻写满病例以及各种临床病状、治疗方法和效果,还有他的经验总结。

"皮肤病折磨着病人,也困扰着医生。"刘刚坦言,"到目前,我大约治愈了 10 万人的皮肤病,取得一些经验。但是农村现在都缺医生,没有人跟在我后面学,就通过出书的方法来让大家共享,这样就能让更多的人更好地服务乡邻"。

（载于《扬州日报》,2014 年 4 月）

五
社
会
评
价
篇

乡村医生刘刚 18 年救治 10 万多名患者
被称"刘全科"

第一次见到刘刚,是在邗江区黄珏卫生院。在观察刘刚就诊过程中,记者发现,他多次出现了身体不适,却仍咬牙坚持。了解刘刚的患者都知道,他不仅是名医生,也是一名病患,曾在为乙肝患者进行腹壁穿刺引流术过程中,感染上了乙肝和肺结核。十几年来,刘刚常常是一边自己吃药,一边坚持给患者诊疗。就在前不久,刘刚耗时三年,一字一句写下的 40 万字有关皮肤病治疗的书稿,也得以出版,这名乡村医生用他的医者仁心,填补了我市基层卫生技术应用空白。

1. 跟患者做朋友,他被送美名"刘全科"

在医务室内,患者们看到刘刚,都主动打招呼,医患之间没有任何隔阂。看到记者来采访,旁边候诊的大妈拉着刘刚的手向记者介绍,"他可是我们镇上的全科医生,我们这里方圆几十里都指望着他呢!"

据悉,1996 年,刘刚从扬州卫校毕业后,分配到黄珏卫生院工作。在 18 年的从业生涯中,他救治过 10 万多名患者,其中有很多患者都和他成了好朋友。

在刘刚办公室的墙上,挂着一面锦旗,是患者杭女士送的。2011 年,杭正香进行了子宫切除手术,因为受凉引起了肠梗阻,导致免疫力急剧下降,激发了并发症——丹毒。这种病发作的时候,腿部大面积红肿,并且引发 40℃的高烧,非常危险。在苏北医院医治好 15 天以后,病就又发作了,老伴带着杭正香跑遍了扬州的医院,找不到根治的办法。为了根治杭正香的顽疾,刘刚查阅了大量专业书籍,潜心研究,为她精心配制药方。现在,杭女士已经一年多没发病了,她和老伴提到刘医生都赞不绝口。

几年前,本地人王先生得了白癜风,面部有大面积的白斑,在刘刚的治疗下,仅六个月的时间,王先生的病就根治了,一点斑都没留。王福荣平时靠装空调为生,白癜风治好后,他经常回到医院找刘刚聊天,两人成了好朋友,"我这人除了安装空调之外,没有其他手艺,只要刘医生家里有需要,我就是再忙也要过去帮忙。"王先生如是说。

2. 治好了患者的乙肝,他自己却被感染

工作后的第二年,公道镇西湖村的吴老汉患有慢性乙型肝炎,在胆囊切除手术后的第二天,出现了明显腹胀,大量腹水从切口处溢出,导致切口裂开无法愈合,凭借经验,刘刚在众人反对的情况下,拒绝切口二次减张缝合,果断采取腹壁穿刺引流术,引流出腹水约 2 000 mL,同时给予保肝、纠正低蛋白血症等综合治疗,并义务上门进行腹壁穿刺术义诊 6 个多月。病毒性肝炎具有一定的传染性,穿刺引流出的腹水带有血腥味,就诊过程中,吴老汉的家人都不敢靠近,而刘刚始终与患者"零距离"接触。6 个月后,吴老汉的病情逐渐好转,可刘刚却不慎感染了乙型肝炎,不仅如此,平时劳累过度,刘刚体质下降,又再一次感染上了肺结核。

生病以后,刘刚告别了他热爱的外科手术台。记者了解到,由于肺结核未能得到系统正规治疗,慢性乙肝也不能彻底治愈,刘刚常常在忘我的工作之后,肝功能发生异常,转氨酶升高,而且肝炎后遗区神经痛也常常发作。尽管如此,刘刚心里总放不下病人,极少在家休息治疗,工作中常常一边吃药一边坚持为患者治疗。一名患者曾经在看病的时候,看到刘刚疼得满头大汗,表示改天再过来,让刘刚先休息,可刘刚坚持把患者的药方开好。

刘刚在同事面前经常提到的一句话就是"技术不够,态度来凑"。他说,医生不是全能的,不是每一种病都能治好,但态度始终要保持在第一位,用心工作,才是一个合格的医生。

3. **手中一支笔,他写下 40 万字的书稿**

在刘刚的办公桌上,记者看到,由他编写的《常见皮肤病的中西医结合治疗学》已经出版。看着这本书,刘刚露出了疼痛之后的笑容。在办公桌的一角,是一摞书稿,上面密密麻麻写满病例以及各种临床病状、治疗方法、效果和经验总结,这是三年来刘刚凭借一支笔记录下来的。"我有近视眼,对着电脑半小时以上就会头晕,所以都是用手写,然后让朋友或者同事帮着输入电脑里",刘刚如是说。

为何要编这本书?刘刚坦言,自己在农村做基层医生已有 18 个年头,常看着病人被皮肤病折磨,"据我了解,目前市场上还没有关于农村基层常见皮肤病的书,而这些病在农村又比较多发,好多乡村医院治疗的方法也不好,这是我想要编这本书的初衷"。

为了写这部书,刘刚查阅了 30 余部专著和 1 000 多本杂志,并结合自己长期的临床实践,对中西医定义、病因、分型、症状评估、疗效判定、临床常用的中西治疗方案、典型病例等方面,做了详细论述。据介绍,这部书填补了我市基层卫生技术应用空白。

（载于《扬州时报》,2014 年 4 月）

五
社
会
评
价
篇

277

做白求恩式好医生

刘刚,扬州市邗江区方巷镇黄珏卫生院医生。20世纪90年代中期,刘刚有过给一位吴姓患者连续半年多的义诊经历,穿刺引流腹水的血腥味,使得站在一旁的家人不得不扭过头去,而刘刚却不怕脏,泰然与患者保持零距离"亲密"接触。患者腹部的切口终于愈合,从而减少了因二次手术给患者带来的痛苦和继发感染,可正是这6个多月的忘我义诊,却让刘刚不慎感染了乙型肝炎——因为这位吴姓患者患有慢性乙型肝炎。1999年因工作过度劳累,在给多名肺结核患者多次诊疗时,他再一次被感染肺结核。由于治疗肺结核药物几次导致肝功能损害,肝功能常常发生异常转氨酶升高,而且肝炎后遗肝区神经痛也常常发作。但他总是放心不下病人,常常一边吃药一边坚持上班为患者诊疗。

刘刚中专毕业后先后取得了南京医科大学临床医学专业本科学历、学士学位和全科医学主治医师资格。他多年来一直自费订阅多种医学学术期刊,购买医学专著20余部。1999年医院成立皮肤科,他前往苏北人民医院皮肤科深造,进修结束后仍坚持每周三下午去苏北人民医院皮肤科,跟随原皮肤科主任专家门诊继续学习。刘刚不断提高诊疗水平,也赢得了许多外地患者慕名前来就诊:海门25岁的小盛,患有顽固性慢性湿疹3年,在多家医院多次诊治,收效不明显,瘙痒剧烈,皮损渐渐泛至面部,生活、学习受到严重干扰。2012年10月,经过刘刚6个月的治疗,小盛的病情很快好转,随诊至今从未复发。连云港6岁小女孩Ⅱ度烫伤,被多家医院要求先交数千元住院费且被告知把握不大。而在免去20余次换药费后,刘刚仅用200多元便治愈且未遗留异常色素和瘢痕。

方巷镇工农村老苏的小芳患有双下肢大隐静脉曲张、高血压、高血脂、2型糖尿病,因左小腿不慎蹭破皮肤,创面久治不愈,形成慢性顽固性溃疡,在多家医院治疗,收效不明显,于2012年7月慕名找到刘刚医生。1个多月过去了,经过68次的精心换药,溃疡周围水肿消退,肉芽生长良好,创面边缘上皮生长明显,创口明显缩小,疮疡愈合达90%。由于小苏孤身一人艰难生活,治疗期间失去了经济来源,刘医生主动向院长汇报了小苏的特殊家庭情况后免去了所有换药治疗费,老苏和侄子非常感激,将包有数百元的红包揣入刘医生口袋之中,刘刚坚决退还,并且拿出 200 元交于小苏手中嘱其增加营养,还免费赠送了外用药膏和敷料,并给他留下手机号码便于联系指导治疗。多年来,刘刚撰写临床心得 10 多万字,拍摄上千张医学照片,有 30 多篇医学论文在国家省市级医学期刊公开发表,成为中华医学会会员。刘刚还根据医疗工作实践、历经数载编写了 40 万字《常见皮肤病的中西医结合治疗学》于今年 3 月由东南大学出版社公开发行,填补了基层医疗卫生机构临床技术应用空白,作为最基层的一位医生,他的创举在业界引起不小轰动。刘刚觉得,医术是仁术,"只有把经验传给更多医生,才能医治更多病患的伤痛"。

（载于《新华日报》,2014 年 6 月;中国网,2014 年 7 月）

五 社会评价篇

救病人 他两次被传染病感染

诊治病人,他两次被感传染病。行医 18 年,他是患者的"省钱大夫",每年义务出诊 30 次。他视医术为仁术,把所有的临床经验整理成书出版,公布"行医秘籍",希望传给更多医生,医治更多病患。

1. 救治传染病人,他两次遭感染

"这个病人不可以再开刀了,我来试试穿刺引流。"因为担心病人二次手术损伤,刘刚自告奋勇。

1996 年 8 月,中专毕业,刘刚被分配到黄珏卫生院,成了一名外科医生。这一次"自告奋勇"发生于次年 9 月。

病人姓吴,胆囊切除后,出现腹胀,溢出大量腹水,切口无法愈合。经会商,交由刘刚施行腹壁穿刺引流术。

对刘刚而言,这个病人有着不可预测的风险,因为他患有慢性乙型肝炎,具有一定传染性。刘刚采取了综合治疗术,穿刺引流,同时保肝,纠正低蛋白血症。

病人出院后,刘刚又义务上门施治。6 个月间,上门 30 次,病人的切口终于愈合。而刘刚却被查出了乙肝。

每次出诊,都在中午或晚上下班后,随叫随到,刘刚常常处于疲劳状态。"劳累时,人的免疫力下降,易被传染;或在治疗过程中,手套破裂,也可能感染。"院长徐秋培将刘刚送往大医院治疗。

刘刚先后 3 次住院,最后一次,竟又被查出了肺结核。这之前,刘刚曾接诊多名肺结核患者。徐秋培推测,这可能又是疲劳状态下的一次感染。之后,肺结核治愈,但乙肝却给刘刚留下终生遗憾,成了他一辈子也治愈不了的病痛。因为染上乙肝,不能长时间站立,手术刀拿久了,手抖,刘刚不得不离开心爱的外科岗位。

约两年治疗养病的日子,让 20 岁出头刘刚跌到了"人生的最低谷"。但令他感动的是,他遇到了现在的妻子。第一次见面,他就向她坦白自己是乙肝患者。

听说了感染经过,她对他说:"白求恩医术多好,也会被伤员感染而牺牲。你还是挺幸运的,今后可要小心哟!"一席话,让刘刚温暖一辈子。

2. 总想为患者省钱，人称"省钱大夫"

1999年，黄珏卫生院创建了皮肤科。科室内，坐着个毛头小伙子，他就是转岗后的刘刚。

"太年轻了。"有患者一见刘刚，转身就走。季老汉就是一个。他尿道流脓，到三甲医院治疗，花费上万元，出院10天，再次复发。他是外地人，暂居方巷镇种地，已经无钱再去大医院诊治。可站在黄珏卫生院皮肤科门外一看，他没信心了。

一个月后，季老汉又回来了。这次，他已经不能下地，是女婿蹬着三轮车送来的。阴囊溃疡流脓，面积之大，是刘刚第一次见识。他准备约请大医院专家会诊。可看到季老汉吃着咸菜拌饭时，他放弃了约请，改"请"书本。

下班后，他大量查阅医学专著和文献，研究制定治疗方案。同时，托人买来硼酸水、呋喃西林氧化锌油，并垫付了外用制剂费用。

经5天治疗，溃疡渗液减少，创面缩小。12天后，溃疡完全愈合。出院前，刘刚又找院长争取，免去了老汉的床位费和换药治疗费。仅花四五百块钱药费，季老汉痊愈出院。

对初发常见病，刘刚用简单的方法，开低价处方。对困难患者，一是向院里申请争取减免，二是让患者自购换药材料，免收换药治疗费。因此，他被患者称为"省钱大夫"。

3. 年休不超12天，义诊30次

行医18年，刘刚每年休息不超12天，他要让患者容易找到他。

小苏是个孤儿，20岁时，被查出双下肢大隐静脉曲张、高血压、高血脂、2型糖尿病。一次，左小腿蹭破，久治不愈，形成慢性溃疡。他慕名找到刘刚，从接诊第一天起，连续34天，刘刚没有休息一天，每天早7点半，晚5点，各换药一次。68次精心换药，疮疡90%愈合，小苏要去外地打工。临别时，刘刚掏出两百块钱，嘱咐小苏增加营养。

不在医院坐诊，就在出诊的路上。无论是不是自己的患者，刘刚随叫随到。上门出诊，刘刚都是义务的，不管认识不认识，从不收一分钱。王老汉因患脑梗昏迷，靠导尿管排泄。每隔10天，要更换一次导尿管。老汉的女儿找到刘刚，请他定期上门更换。第一次上门，对方给酬劳，被刘刚拒绝了。老汉的女儿以为，刘刚下次不会再来了。但过了10天，刘大夫又上门了。

测血压，拆线，导尿，更换各种导管，换药，大小诊治，刘刚平均每年义务出诊

五
社
会
评
价
篇

30 次。

4. 坚持病史记录，公布"行医秘籍"

刘刚的患者，不仅来自邗江 20 余乡镇，还有来自邻近的高邮、仪征、天长。

2012 年 2 月，酒甸镇杭女士高烧 40℃，左大腿红肿疼痛。挂水 15 天，烧退。42 天后，复发，继续输液。此后，复发时间越来越短，从 15 天到 9 天，到最短 5 天。经诊，患的是丹毒。看遍大医院，寻遍民间偏方，均无济于事。5 个月后，她找到刘刚。刘刚吃了一惊，"从没见过如此顽固性丹毒，只能试一试"。

杭女士 5 年前患上 2 型糖尿病，2 年前行子宫肌瘤切除术，1 年前发生粘连性肠梗阻。一系列既往病史，增加了治疗难度。对这个病例，刘刚当课题研究，查典籍，配药方，中西结合施治。经过 6 个月治疗，红斑消失。至今一年有余，再未复发。

这一病例被收进《常见皮肤病的中西医结合治疗学》。今年 4 月，该书由东南大学出版社出版，收录了 20 个病例，均来自刘刚平日所做病史记录，填补了扬州基层医疗机构临床技术应用空白。刘刚觉得，医术是仁术，"只有把经验传给更多医生，才能医治更多病患的伤痛"。

（载于《扬州晚报》，2014 年 4 月；中国医师协会官网，2014 年 4 月）

乡村医生 20 年帮扶患者 10 万人次
出版百万字医学专著

刘刚,男,1976 年 9 月出生,江苏省扬州市邗江区方巷镇黄珏卫生院的一名普通乡村医生。

从医 20 年来,刘刚用忘我的无私付出和圣洁的仁爱之心,处处帮扶患者,用实际行动践行"医者仁心,助人为乐",帮扶患者 10 多万人次,为患者节省 30 多万元,出版两部累计百万字医学专著并整理 40 万字临床治疗汇编,获得 "江苏好人""江苏省优秀基层医师""江苏好青年""江苏省十大医德标兵"等多项荣誉。

1996 年 8 月,刘刚中专毕业,分配到黄珏卫生院,成了一名外科医生。次年 9 月,一位患有慢性乙型肝炎的吴姓患者,在胆囊切除手术后第二天,出现了明显腹胀,大量腹水从切口溢出,导致切口裂开无法愈合。"这个病人不可以再开刀了,我来试试穿刺引流。"因为担心病人二次手术带来的痛苦和继发感染,刘刚自告奋勇。老吴原有的病毒性肝炎具有一定的传染性,穿刺引流腹水的血腥味,使得站在一旁的家人不得不扭过头去,而刘刚却不怕脏,泰然与患者保持零距离"亲密"接触。

老吴的家在邻镇农村,刘刚利用中午和下班后时间持续给老吴施诊,二十几里路的来回奔波让刘刚多次受凉感冒造成体质下降,老吴腹部的切口终于愈合,可正是这六个多月的忘我义诊,却让刘刚不慎感染了乙型肝炎。但他无怨无悔,一心只为患者着想的"本性"不改。长期超负荷工作,导致其体质下降,他再一次被感染了肺结核。由于治疗肺结核的药物几次导致肝功能损害转氨酶升高,加重慢性乙肝病情,刘刚前后为此住院三次。肺结核虽然治愈了,但慢性乙肝又不能彻底治愈,却给刘刚留下终生遗憾,成了一辈子也治愈不了的病痛。

每当刘刚忘我的学习和工作疲劳过度后,肝功能常常异常转氨酶升高,而且肝炎后遗肝区神经痛也常常发作,而刘刚的心里总是放心不下病人,极少在家休息疗养。为了帮助更多的患者解决痛苦,二十年来,刘刚一直战斗在基层第一线。平时上班早来迟走,从没有节假日,每年休息不超过 12 天,常常加班加点。他曾做过两次手术,即使在住院期间还经常为患者诊疗,为了不让外地患者跑空腿,他不是没有等到拆线就是创口还没愈合就急着去上班。

1997 年 1 月,有个姓谈的 11 岁小孩,因智力障碍,吃葵花子不知道吐壳,5 天后出现了严重的排便困难、憋得苦不堪言。刘刚一边安慰患儿及家人,一边不顾粪臭味夹杂血腥味,前后花了 1 个多小时,硬是用自己的手指一点一点从孩子肛门里抠出瓜子

五

社
会
评
价
篇

283

壳解除了梗阻。

2005年8月,江苏盱眙人老季在本地承包农田,由于患有阴囊溃疡,在大医院花费上万元,出院10天,再次复发。老季已经无钱再去大医院诊治,抱着试试看的态度找到了刘刚。阴囊溃疡流脓,面积之大,是刘刚第一次见识。刘刚准备约请大医院专家会诊,可看到季老汉吃着咸菜拌饭时,刘刚暗下决心要帮助老季度过难关,他放弃了约请,改"请"书本。

下班后,刘刚查阅大量医学专著和文献,研究制订治疗方案。同时,他亲自购买硼酸水、呋喃西林氧化锌油,并垫付了外用制剂费用。经5天治疗,溃疡渗液减少,创面缩小。12天后,溃疡完全愈合。出院前,刘刚又找院长争取,免去了老汉的床位费和换药治疗费。仅花四五百块钱药费,季老汉痊愈出院。

2006年4月,患者薛女士因头痛不适被诊断为脑肿瘤,由于肿瘤生长部位在脑垂体比较特殊不能手术治疗,需要到外地大医院做"伽马刀"治疗,当时薛女士的心情低落,一度想放弃治疗。然而疾病的治疗又不能拖延,刘刚和薛女士交流病情并点燃其生活的欲望,还主动帮助联系了外地的一家大医院,并一同乘车前往。

回来后刘刚又马不停蹄地为薛女士作后续治疗,每年还经常到薛女士家里看望慰问。10年来,无论在治疗上还是生活上,刘刚都无微不至地帮助薛女士,薛女士逢人便夸是刘刚给了她第二次生命。薛女士把刘刚当干儿子,而刘刚早已把她当成干妈,将患者当亲人,医患关系如此融洽在当地传为佳话。

2013年7月,刘刚接诊了一名姓苏的孤儿,他患有双侧下肢大隐静脉曲张、高血压、高血脂、2型糖尿病。一次,左小腿蹭破,久治不愈,形成慢性顽固性溃疡。从接诊第一天起,连续34天,刘刚坚持每天早7点半、晚5点,各换药一次。由于溃疡创面时间长,渗出多,适逢盛夏,刘刚全然不顾创面的腐臭气味,68次精心换药,溃疡基本愈合。刘刚主动请示卫生院领导,免去了所有换药治疗费,为了表示感激,小苏把包有数百元的红包塞给刘刚。刘刚不但拒收了红包,还从自己身上掏出两百元硬塞到小苏手中。小苏外出打工,刘刚还赠送外用药膏和敷料,长期指导其疾病的治疗。

2014年10月,邻镇的赵女士左手背Ⅲ度热压伤,创面皮肤出现坏死、水肿、感染,最终形成了溃疡。在多家医院治疗时被告知必须采取植皮手术,手背的溃疡创面才能愈合。赵女士听人介绍抱着试试看的想法找到了刘刚。

刘刚每天早晚换药2次,经过连续2个多月,130余次的换药,赵女士的创面很快愈合了。然而这2个多月,刘刚没有休息一天,中途有两次外出学习开会,刘刚特地早上提前来医院、晚上又赶回医院为赵女士换药。面对赵女士的多次感谢,刘刚都一一回绝,并坦言:"能够帮助患者让病情尽快好转,减少痛苦,我就很开心、知足了。"

2015年9月,本镇沿湖村的郐老太砍柴时不慎伤到左手食指,老太夫妇急忙找到了刘刚的家里。刘刚看到老太后立刻放下手中的饭碗,一同赶到医院,仔细查看伤口发现伤指的肌腱和血管已经断裂,急需到大医院治疗。郐老太由于剧烈疼痛感到心里难受,刘刚又赶到超市买了几颗糖,让老太含化吃下。当天晚上天公不作美,下起了大雨,把邰老太夫妇送上车后,刘刚淋着雨回家了。一回到家,刘刚还不放心,立刻和老太外地的儿子取得联系,告知病情。

患者王老汉因患脑梗死昏迷,靠导尿管排泄。每隔 10 天,要更换一次导尿管。老汉的女儿找到刘刚,请他定期上门更换。第一次上门,对方给酬劳,被刘刚拒绝了。老汉的女儿以为,刘刚下次不会再来了。出人意料的是仅仅过了 10 天,刘刚又上门了。

在日常工作中,为方便患者就医诊治,刘刚经常为外乡镇的患者拿取检验单,并电话通知患者。还将碘伏消毒药水分装在小瓶中,以及托人买回硼酸粉、呋锌油分装后送给门诊患者,印制上万份的《皮肤病外用药物名录》及《瘙痒性皮肤病注意事项单》发给患者。为了能让患者在第一时间联系到他,刘刚自费印制并发放 6 万多张写有手机号码的名片,而且从不关机。

中专毕业后,刘刚先后取得本科学历、学士学位、副主任医师资格,公开发表论文 40 多篇,其中获扬州市政府等表彰十余次,有关卫生及民生的社情民意 40 多篇被九三学社中央、省委和省、市委统战部采用。

为了帮助更多的医生救助广大的患者,刘刚克服高度近视和颈椎病,把所有的临床经验整理成书,公布"行医秘籍",整理了 40 万字《临床常见疾病中医治疗汇编》,出版《常见皮肤病的中西医结合治疗学》《常见皮肤病治疗学》专著累计达百万字,这在全省乃至全国基层医院都很罕见。

20 年来刘刚对患者总是有求必应,见难就帮,以解除患者的痛苦为人生第一快乐。不在医院坐诊,就在出诊的路上。他用助人为乐扶助患者的爱心,一心一意践行着一名乡村医生的职责与使命。

(载于中国文明网,2016 年 7 月;九三学社中央委员会官网,2016 年 8 月;人民网,2016 年 7 月)

五
社
会
评
价
篇

"中国好人"扬州村医著60万字医书
获国家和省医师协会点赞

继7月29日邗江区方巷镇黄珏卫生院普通乡村医生刘刚成为"中国好人"后,昨天,又传来好消息,他编著的60万字《常见皮肤病治疗学》今天由东南大学出版社正式出版发行,这是他出版的第二部医著。中国医师协会会长、原解放军总后卫生部部长张雁灵将军等为这本书作序,他称刘刚是"广大皮肤科医师中的杰出代表"。

1. 潜心编著医书解基层难题

该书详细述说了40种常见皮肤疾病,如日光性皮炎、冻疮、药疹、带状疱疹等中西医定义、诊断要点、中西医治疗临床荟萃等,并且每篇章节尾列举了部分主要参考文献。内容翔实、条理清晰,实用性较强。

众所周知,皮肤病是普通百姓的常见病、多发病,在我国基层农村,常见易发的皮肤病患者非常多,困扰着人们的健康。

刘刚说,他查阅了大量的医学文献,并结合自己长期的临床实践,开始编著医书。2014年4月,他拍摄上千张医学图片,编著出版40万字《常见皮肤病的中西医结合治疗学》,填补了基层卫生技术应用空白。在此基础上,他编著了第二部专著——60万字的《常见皮肤病治疗学》。他说,"通过自己的努力,提升广大基层医院全科医生对皮肤病的诊疗能力,最大限度地解除各种皮肤病对于乡村百姓的困扰"。

2. 国家和省医师协会领导为他点赞

一位农村普通乡村医生扎根基层却做出不平凡的事情,他的故事引起了社会广泛关注,国家和省医师协会领导为其新书写序点赞。

中国医师协会会长、原解放军总后卫生部部长张雁灵将军称刘刚是"广大皮肤科医师中的杰出代表""刘刚医生编著的第二部专著——60万字的《常见皮肤病治疗学》的出版,有益于提升广大基层医院全科医生对皮肤病的诊疗能力,最大限度地解除各种皮肤病对于乡村百姓的困扰"。

张会长还将刘刚的许多成就归结于其"对患者的爱",他饱含深情地这样写道:正是有了这份对患者的"爱",刘刚才忘却了自我,在多次上门为传染病患者义务施治时受到了感染;正是有了这份对患者的"爱",刘刚才忍住病痛,总是为患者精打细算,被人称为"省钱大夫";正是有了这份对患者的"爱",刘刚才不断完善自我,学历和医技水平双双得到大幅度提高;正是有了这份对患者的"爱",刘刚才顺应农村患者的需要,将自己的"执业范围"从"外科专业"拓展到了"全科医学专业"……刘刚的事迹感人至深。

著名皮肤病专家、江苏省医师协会副会长兼秘书长刘彦群教授还叙述了自己的感受:"通过初步翻阅其书稿,令我难以置信的是,这60万字的专业著作竟然出自一名普通乡村医师之手,而且还是在忍受病痛折磨的情况下完成的。"

3."患者没有病痛是我最开心的事"

近日,刘刚医生刚刚成为邗江卫生计生系统首位"中国好人",而乡镇卫生院普通医生一连出版两部医著并整理一部《临床常见疾病中医治疗汇编》,这在我省乃至全国都极为罕见。

从医20年来,刘刚用忘我的无私付出和仁爱之心,即便义诊时不慎感染乙肝,仍坚持忍住病痛忘我工作。他处处帮扶患者,用实际行动践行"医者仁心,助人为乐",帮扶患者10多万人次,出版两部累计百万字医学专著并整理40万字临床治疗汇编,获得"江苏好人""江苏省优秀基层医师""江苏好青年""江苏省十大医德标兵"等多项荣誉。

"无论是默默无闻,还是在业内引起轰动,我的脚始终'长'在基层。"刘刚说,"我就是一名工匠,我只想通过自己不断地努力,能让农村人享受到专家级的服务和亲人般的呵护,他们没有病痛就是我最开心的事!"

（载于《扬州日报》,2016年7月;中国江苏网:2016年8月）

五

社
会
评
价
篇

刘刚：用中医方法除皮肤顽疾

江苏省扬州市邗江区方巷镇黄珏卫生院皮肤科医生刘刚，是迄今为止江苏省十大医德标兵中唯一一位来自乡镇的医生。二十多年来，他深深扎根在基层卫生院，服务一方农村患者，攻克一个又一个皮肤顽疾。

1. 为疗顽疾，中医种子心中发芽

因为出生在农村，小时候刘刚常听到村里的长辈们讲述草药的用法，比如拉肚子就拔点马齿苋吃，孩子生了疖肿弄点马鞭草或者蒲公英敷一敷。那时，年幼的刘刚对中草药充满了好奇。

读初中时，刘刚所在的中学有位校医。这位校医原来是赤脚医生，在那个"一根针、一把草"的年代自学了中医药知识。刘刚常看到他抄写汤头歌诀，用银针和中草药治病。这位校医用中医方法治疗各种疾病，吸引了不少患者，他诊室的墙壁上，挂满了致谢的锦旗，颇受当地百姓的尊敬。刘刚心中暗想："将来能成为像他这样受群众爱戴的医生该多好呀。"

初中毕业后，刘刚报名考上了卫校。1996 年 8 月，中专毕业后的刘刚分配到黄珏卫生院，成为一名外科医生。在长达 6 个月的义诊后，刘刚不慎感染上了乙型肝炎，因为工作过度劳累又罹患肺结核，多次住进医院接受治疗。经历病痛折磨后，原本身强力壮的刘刚变得消瘦而虚弱，他已没有体力再次站上手术台。最后，他含泪告别深爱着的外科岗位，服从医院安排开始从事皮肤科工作。

皮肤科历来是各医院的"小科"，更何况是乡镇卫生院的皮肤科。江淮地区，多河网水田。无论是湿疹、蚊虫叮咬、接触性皮炎，还是皮肤顽疾，都是村民们的常见病、多发病。这些病，说大不大，说小不小，但是并不好治。

为掌握治愈各种皮肤顽疾的办法，刘刚前往江苏省扬州市苏北人民医院皮肤科深造，进修结束后他仍然坚持每周一次跟师学习。在学习中，刘刚看到医生们常用中草药或中成药来治疗皮肤病，而基层医院有时候确实面临西药缺失的问题，想到这，刘刚就打算用中西医结合的方法治疗农村常见皮肤病。

此时，刘刚早年心中埋下的那颗种子已经开始生根、发芽。

2. 边学边医，治愈顽疾获口碑

对于中医，刘刚算是门外汉。为了自学中医，刘刚坚持订阅《实用中西医结合临床》《中医外治杂志》和《中国中西医结合皮肤性病学杂志》等多种中医期刊，购买中西医结合治疗皮肤病的专业书籍反复研读。刘刚深知自己中医理论薄弱，就报名参加了江苏省扬州大学医学院举办的西学中培训班,系统学习中医知识 3 年。休息之余,他还通过网络视频学习《中医基础理论》《方剂学》等中医基础课程。

刘刚明白,身为黄珏卫生院的第一个皮肤科医生,自己唯有锲而不舍、边学边做。

听说刘刚开始从事皮肤科工作,一位身在南京的同学打来电话,请刘刚帮忙为他的老领导治疗玫瑰糠疹。这位老人在南京的几家大医院已经治疗数月,不见效果而且瘙痒加重。刘刚详细了解病史和治疗过程,认真查看病损图片后为这位老人开了外用的西药和清热解毒的中成药。

7 天后,刘刚的同学打电话说症状非但没有缓解反而有加重的趋势。刘刚听完,仔细查看新传来的全身皮疹和舌苔照片,问明二便情况,回家后便一头钻进了书房。在仔细翻阅书籍后,刘刚开出了白茅根、地黄、牡丹皮等清热凉血、祛风止痒的中药方剂。

一周后,刘刚的同学高兴地打来电话说,老人瘙痒已经减轻,刘刚又在前方基础上适当调整,叮嘱老人继续用药。15 天后,这位老人就完全康复,而且之后再也没有复发。

尹先生患有复发性顽固疖肿 2 年,发无定时,病无定处,一旦发作需要输抗生素并配合手术引流。但是治疗后病情经常反复,苦不堪言。慕名找到刘刚时,刘刚认为尹先生的病情十分棘手,心中并没有十足的把握。回家后,他仔细翻阅相关书籍,开出了由桑白皮、地骨皮、黄芩等中药组成的清热解毒、活血利湿的中药方剂。10 天后,尹先生来医院复诊,虽然仍有新皮损出现,但疼痛感已有所减轻。刘刚并不满足于此,他希望彻底为尹先生治愈。回家后,刘刚又仔细查阅书籍,为尹先生加用肌内注射治疗。经过两个多月的中西医结合治疗,尹先生的疖肿已经完全消失,随访三个多月再也没有复发。"刘医生的服务态度好,医术也高明,在他这里治疗我感到温暖、放心。"来诊室道谢的尹先生对刘刚赞不绝口。

"皮肤病,黄珏镇上找刘刚。"他的名气不仅传到扬州市的邗江、仪征、高邮等县区市,连江苏省镇江市、无锡市、南京市也有患者远道而来请他诊疗。黄珏卫生院的皮肤科也在刘刚的带领下顺利通过扬州市基层医疗机构特色科室的评选。

3. 著书著文,推广中西医结合疗法

刘刚热爱中医,同时他也希望更多基层医生用中医方法治疗皮肤病。

一花独放不是春,百花齐放春满园。除了撰写十多万字的临床心得,拍摄上千张医学照片,刘刚还撰写了五十余篇有关中医、中西医结合的文章并公开发表,如《五皮饮治疗地塞米松致全身水肿 2 例》《带状疱疹中西医结合治疗临床体会》等。

作为九三学社的成员,刘刚目前担任扬州市政协委员,为卫生事业和基层中医药工作建言献策。通过调研并查找相关资料撰写的《乡镇卫生院中医药建设的现状和建议》被第四次中华中医药科技成果论坛录用并作书面交流。

在乡镇卫生院,很多医生都需要成为全科能手。刘刚就是这样,他不仅诊疗皮肤病,遇到内、外、儿科等出现棘手的难题,他也会和同事一起研究病情。

遇到难题,刘刚除了查阅书籍,还常常在网上查阅中医药文献。"如果把这些文献以病名分类系统成文,就能帮助更多的基层医生解除相关复杂疾病的治疗。"刘刚这样想着,用4个多月的时间,完成了40万字的《临床常见疾病中医诊疗汇编》,他还免费赠送给对中医感兴趣的基层医生。

在基层医院缺医少药的情况下,如何运用一些常用基本药物,特别是中西医结合的方法更好地治疗皮肤病是值得探讨和亟待解决的问题。于是,刘刚萌生了编写一部适用于基层医院皮肤类专著的想法。

最终,一部《常见皮肤病的中西医结合治疗学》在2014年出版发行。书中详述了20余种常见皮肤病的中西医病因、分型、症状评估和临床常用中西医治疗方法等,并举典型病例。后来,刘刚在此书基础上,将筛选的皮肤病种类增添到40个,分别从疾病的定义、诊断要点、中西医治疗临床荟萃等方面叙述,特别是中西医治疗部分进行了详述,2016年编写并出版了《常见皮肤病治疗学》。

中国医师协会会长张雁灵在序言中说:"在基层农村,常见易发的皮肤病患者非常多,困扰着人们的健康,严重影响生活质量。治疗方法虽多,但疗效却不尽如人意。在农村卫生院缺医少药的情况下,如何运用一些常用基本药物,特别是中西医结合的方法更好地治疗皮肤病、提高患者生活质量、降低医疗费用是值得探讨和亟待解决的问题。"张雁灵称赞了刘刚编著的《常见皮肤病治疗学》,他认为,这部书有益于提升基层医院全科医生对皮肤病的诊疗能力,帮助更多基层医生用中医方法为乡村百姓解决各种皮肤病带来的困扰。

(载于《中国中医药报》,2017年10月)

"暖医生"自费印发 6 万多张名片方便群众就医

　　刘刚,江苏省扬州市邗江区方巷中心卫生院医生。从医 22 年来,他一心诊治病人,为方便患者随时联系到他,他自费印发 6 万多张名片,而且手机从不关机。他不仅为患者节省医药费,还多次义诊,被患者称为"省钱大夫"。2016 年 7 月,他荣登"中国好人榜"。

　　对初发常见病,刘刚用简单的方法,开低价处方。对困难患者,一是向医院申请争取减免,二是让患者自购换药材料,免收换药治疗费。

　　小苏是个孤儿,20 岁时,被查出双下肢大隐静脉曲张、高血压、高血脂、2 型糖尿病。一次,左小腿蹭破,久治不愈,形成慢性溃疡。他慕名找到刘刚,从接诊第一天起,连续 34 天,刘刚没有休息一天,每天早上 7 点半,下午 5 点,各换药一次。68 次精心换药,疮疡 90% 愈合。小苏要去外地打工,临别时,刘刚掏出 200 块钱,嘱咐小苏增加营养。

　　不在医院坐诊,就在出诊的路上。无论是不是自己的患者,刘刚随叫随到。上门出诊,刘刚都是义务的,不管认识不认识,从不收一分钱。王老汉因患脑梗昏迷,靠导尿管排尿。每隔 10 天,要更换一次导尿管。老汉的女儿找到刘刚,请他定期上门更换。第一次上门,对方给酬劳,被刘刚拒绝了。老汉的女儿以为,刘刚下次不会再来了。但过了 10 天,刘大夫又上门了。

　　测血压,拆线,导尿,更换各种导管,换药,大小诊治,刘刚平均每年义务出诊 30次。刘刚的患者,不仅来自邗江 20 余个乡镇,还有的来自邻近的高邮、仪征、天长等地。

　　20 多年,刘刚一心一意践行着医者仁心的职责与使命。他凭借着执著的追求和求真务实的精神,在平凡的工作岗位上默默奉献,谱写了一个普通医生的人生乐章。

（载于《合肥日报》,2018 年 10 月）

五　社会评价篇

"刘全科"的那些事儿

刘刚,是江苏省扬州市政协委员,也是邗江区方巷中心卫生院的一名医生。20多年的基层从医生涯已让他成长为一名全科医生。

1997年9月,刘刚工作不久,就碰到一位手术后并发大量肝腹水的患者,面对切口不能愈合的难题,刘刚大胆采用腹壁穿刺引流术,使病情得到控制,伤情逐渐好转。由于需要后续跟进治疗,刘刚白天工作繁忙,便在下班时间赶往患者家中施治,持续半年时间,也许是路途遥远,也许是夜深着凉,刘刚的体质大不如前,患上了乙型肝炎和肺结核。

生病后的刘刚体力不济,不能再做手术,他含泪结束了深爱的外科生涯,转往苏北人民医院皮肤科深造。在院长的大力支持下,刘刚回到当地卫生院创建皮肤科,从零开始,逐渐摸索并掌握了中西医结合的治疗方法。

基层医院医生少,刘刚虽然是皮肤科医生,也要治疗其他科常见病,因此,乡亲们亲切地喊他"刘全科"。这个"刘全科"为了更好地服务患者,先后参加了江苏省全科医师岗位培训、扬州市全科医生"千人培训",连续20年坚持自费订阅多种医学期刊,以自学提高诊疗技艺。

刘刚创办的皮肤科是当地特色科室,来就诊的外地患者较多,而医生只有他一人。他早来迟走,从不休假,即使自己还在手术恢复期,有患者来求医他也立刻接诊。

有位患者被诊断为脑肿瘤,肿瘤生长在脑垂体,因位置特殊,不能实施手术,需要到大医院做"伽马刀"。患者情绪低落,想放弃治疗,刘刚耐心和患者交流并帮她联系医院,陪同前往,出院后又继续为其实施后续治疗,感动得患者逢人便说是刘刚给了她第二次生命。

多年来,刘刚为社区所辖村民提供各种形式的健康服务,包括医学科普知识的传播及义诊,据不完全统计,刘刚义务登门测体温、拆线、导尿、多种方式答复患者咨询及指导帮扶患者12多万人次。

时代的发展呼吁重视医学人文素养,现代医学更需要注重人文精神。中国医师协会会长张雁灵为刘刚的新书《常见皮肤病治疗学》作序,称赞刘刚是"迄今为止'江苏省十大医德标兵'中唯一一位来自农村乡镇卫生院的普通医生,是广大皮肤科医师中的杰出代表"。

全科医生是居民健康的"守门人",在基本医疗卫生服务中发挥着极其重要的作用。刘刚感慨:"国家对基层卫生工作人员的激励和扶持力度很大,让在乡镇从事全科医生工作的我充满信心,工作也更有动力。"

（载于《人民政协报》,2018年9月）

做群众满意的基层好医生

　　刘刚,1976年出生,扬州市邗江区方巷中心卫生院全科医生、九三学社社员、扬州市政协委员。作为一名乡村医生,刘刚坚守基层23年,用实际行动践行着"医者仁心,助人为乐"的大爱精神,累计帮扶患者12万人次,为患者节省40多万元,出版两部共百万字医学专著并整理90万字临床诊疗汇编。作为党派成员和政协委员,刘刚年均提交各类提案、调研报告、社情民意信息数十件,被各级单位采用并吸纳。刘刚曾获"中国好人""全国十大基层好医生""江苏省十大医德标兵""江苏省优秀基层医师""扬州市统一战线最美同心人"等荣誉称号。

　　1. 医者仁心,用爱谱写杏林赞歌

　　1996年,受白求恩精神感召,刘刚毅然决然选择乡村医生作为自己的终身职业。工作伊始,他便自告奋勇为一位腹腔术后患者上门义务穿刺引流达六个多月。时值寒冬腊月,每次二十几里路的来回奔波让刘刚多次感冒受凉,加之长期超负荷工作导致体质下降,刘刚先后不慎患上慢性乙型肝炎和肺结核,从此就落下了病根。每当工作疲劳时,种种病症经常折磨着刘刚,可是一想到病人能够康复,他又马上投入到工作中去。就这样,刘刚一边吃药,一边为患者诊疗,23多年来从没有一个完整的节假日,年均休息不到12天,创下过单人管理22张外科病床的院方记录。刘刚曾做过两次手术,可为了不让患者跑空腿,他甚至没等到拆线,就披起白大褂坐到诊疗桌前,忍痛悉心为病患解除病痛。

　　在当地,刘刚的故事被群众广为流传,医患关系如此融洽堪称佳话:一位智障患儿因吞食大量瓜子导致急性肠梗阻,刘刚不顾瓜子壳刺破手指的钻心疼痛,徒手为孩子掏出尖锐的瓜子壳和坚硬的粪便;患者薛女士因患脑肿瘤想放弃治疗,刘刚多次上门积极开导并一同乘车前往外地大医院治疗,术后又连续帮扶12年;罹患"三高"的孤儿小苏,因下肢大隐静脉曲张破溃感染形成慢性顽固性溃疡,刘刚不顾创面的腐臭气味,连续34天68次精心换药至溃疡愈合,并帮其申请免去所有治疗费,常年赠送相关药品及生活用品达5年……这样的故事还有很多很多,方巷镇有这样一位好医生,吸引了四面八方的患者前来寻医问诊。刘刚"来者不拒",为他们发放了上万份自己编写的医疗保健知识传单和8万多张医患联系卡,承诺24小时不关机,义务上门测体温、量血压、拆线、导尿。他的手机里存有4 000多个患者的电话号码和微信号,这些年来累计

五 社会评价篇

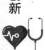

通过电话、微信等方式答复患者咨询达12万多人次,患者们都称赞他是不下班的贴心好医生。

2. 医术精进,小诊室写出大文章

由于罹患慢性乙型肝炎和肺结核,刘刚再也没有体力站上手术台。但他并没有因此消沉,而是选择前往上级医院深造,想打开另外一片天地。刘刚在院方的支持下,独自创建了皮肤科,从零开始边研究边摸索。功夫不负有心人,刘刚所在的皮肤科率先创成"扬州市基层医院特色科室",他创新运用中西医结合疗法治疗小面积白癜风、慢性荨麻疹、慢性湿疹等皮肤病的先进经验,被《中医外治杂志》《江苏中医药》等权威杂志发表推广。

基层卫生院的一大特点是病人多、医生少,刘刚虽然是皮肤科医生,但也要兼顾治疗其他常见病,乡亲们亲切地称他为"刘全科"。殊不知,这个"刘全科"其实来之不易。刘刚工作以来从没有放松过学习进修和科研,每年都自费购买数十种各科目的学术期刊和专著,先后取得了大学本科学历、学士学位,被评为全科医学副主任医师和扬州市有突出贡献中青年专家、中华医学会扬州分会皮肤病专业委员会委员等。

难能可贵的是,为了帮助更多的患者,刘刚把所有的临床经验整理编纂,出版了《常见皮肤病的中西医结合治疗学》《常见皮肤病治疗学》计百万字专著。此外,由他整理的《临床常见疾病中医诊疗汇编》在全市卫生计生系统推广,《常见皮肤病社区诊疗临床经验系列》被《扬州医药卫生》《中国中医药报》等刊物连续60多次刊载。这些年来,刘刚的研究成果引起了不小轰动,业界评论他填补了基层医疗卫生机构临床技术应用的空白,在小诊室里写出了一篇篇科研大文章。中国医师协会会长张雁灵在给刘刚的书的序言中更是这样写道,刘刚的书"有益于提升广大基层医院全科医生对皮肤病的诊疗能力,最大限度地解除各种皮肤病对于乡村百姓的困扰",刘刚"用爱心创下治愈多起疑难病症的奇迹,他让特困患者在农村也能得到专家级的服务并享受到亲人般的呵护"。

3. 加入党派,尽心尽责建言献策

刘刚于2013年加入九三学社,从此,民主党派成员的身份鞭策着他继续在统一战线事业中释放自己的光和热。短短几年,他便又在新的战线上取得了不少丰硕成果。刘刚多次参加"我为核心价值观代言""道德模范先进好人"事迹报告分享会、九三学社百名专家进乡村、国际科学与和平周等社会服务公益活动,把自己的所学专长奉献给更多的群众。

虽然工作繁忙,但出于自身兴趣,更出于社会责任感和参政议政使命感,刘刚总是特别关注身边发生的社会现象,也愿意对本职工作涉及的方方面面进行更加深入的思考。他利用业余时间笔耕不辍,积极提交有关农村医疗卫生改革和健康民生等各个方面的政协提案、社情民意信息、调研报告累计 200 余件,不少社情民意信息被九三学社中央、省市党委部门采用,多件提案被列为市委书记批办提案、十大指办提案、优秀政协提案等。今年上半年,刘刚撰写的关于整合城镇居民医保和新农合带来问题的信息被省领导批示。努力有了回报,刘刚非常兴奋。他说,他并不只是因为被批示而感到高兴,而是觉得基层医疗事业受到领导的重视,老百姓的医疗条件会得到更大程度的改善,这让他对自己的工作有了更大的期许和动力。

正因为刘刚对党派工作的超高热情和一篇篇角度新颖、专业性强的议政建言,他连年被评为九三学社先进个人、扬州市优秀政协委员等。不过他并没有因此满足,仍然在孜孜不倦地查资料、搞调研、写报告,希望能为推进健康江苏建设提供更多的智力支持,也希望能够为解决老百姓"看病难、看病贵"的问题贡献自己的力量。刘刚说,加入党派后虽然自己肩上的担子更重了,但他既不会忘记自己的初心,一直全心全意服务基层的老百姓,也要继续前进,做一名会协商、善议政的新时代民主党派成员。

坚守乡村的好医生 为民代言的好委员

提到邗江区方巷中心卫生院的"刘全科",周边乡镇的群众都会竖起大拇指,"就是那个'省钱大夫'啊!"刘刚,扬州市邗江区方巷中心卫生院全科医生,是"江苏省十大医德标兵"中唯一一位来自农村乡镇卫生院的普通医生。"省钱大夫"四个字的背后,是刘刚精于钻研的专业技能,是刘刚对特困患者的真心呵护。

受到点赞的乡村医生刘刚,是扬州市政协委员,他在基层卫生工作的点点滴滴中找到了委员履职的着力点,围绕农村公共卫生事业的发展进步,积极履职建言,促成了很多实在事、贴心事,在政协委员这个岗位上,努力实现着救死扶伤、全心全意为人民服务的人生价值,既是一名乡村好医生,更是一位勇于建言的好委员。

1. 医者仁心助人为乐

1997年9月,刘刚工作不久,就碰到一位手术后并发大量肝腹水的患者,面对切口不能愈合的难题,刘刚大胆采用腹壁穿刺引流术,使病情得到控制,伤情逐渐好转。由于需要后续跟进治疗,刘刚白天工作繁忙,便在下班时间赶往患者家中施治,持续半年时间,也许是路途遥远,也许是夜深着凉,刘刚的体质大不如前,患上了乙型肝炎和肺结核。

生病后的刘刚体力不济,不能再做手术,他含泪结束了深爱的外科生涯,转往苏北人民医院皮肤科深造。在院长的大力支持下,刘刚回到当地卫生院创建皮肤科,从零开始,逐渐摸索并掌握了中西医结合的治疗方法。

基层医院医生少,刘刚虽然是皮肤科医生,也要治疗其他科常见病,因此,乡亲们亲切地喊他"刘全科"。这个"刘全科"为了更好地服务患者,先后参加了江苏省全科医师岗位培训、扬州市全科医生"千人培训",连续20年坚持自费订阅多种医学期刊,以自学提高诊疗技艺。

刘刚创办的皮肤科是当地特色科室,来就诊的外地患者较多,而医生只有他一人。他早来迟走,从不休假,即使是在自己手术恢复期,有患者来求医他也立刻接诊。

有位患者被诊断为脑肿瘤,肿瘤生长在脑垂体,位置特殊,不能实施手术,需要到大医院做"伽马刀"。患者闻听情绪低落,想放弃治疗,刘刚耐心和患者交流并帮她联系医院,陪同前往,出院后又继续为其实施后续治疗,感动得患者逢人便说是刘刚给了她第二次生命。

多年来,刘刚为社区所辖村民提供各种形式的健康服务,包括医学科普知识的传播及义诊,据不完全统计,刘刚义务登门测体温、拆线、导尿、多种方式答复患者咨询及指导帮扶患者 12 多万人次。

2. 加入党派积极履职

2013 年年底，刘刚成为九三学社扬州市委的一名社员。作为一名民主党派成员、邗江区青年联合会常委，他主动投身参政议政、社会服务等工作，发挥专业优势，入社不到三年，撰写了 40 余篇有关基层卫生及民生建设的调研报告，其中 30 多篇被九三学社中央、省委、省、市委统战部采用，被评为"扬州市最美同心人""九三学社江苏省委政治宣传工作先进个人"。

2014 年，刘刚撰写提交的《关于基层医疗卫生机构开展与第三方检验机构合作的建议》被九三学社中央采用。2015 年，《当前新型农村合作医疗基金大量流失现象必须得到遏制》《农村卫生事业"全科医学＋特色小专科建设"的模式必须得到重视》被江苏省委统战部采用。

因为勇于担当和善于进言，刘刚被增补为邗江区政协委员，在不到 3 个月的时间里，他就通过调研撰写了 9 篇有关民生建设的政协提案。针对邗江区儿童"看病难、看病贵"的问题，刘刚多方走访调研，积极起草了《有效解决我区儿童"看病难、看病贵"的问题》的调研报告，引起全社会广泛关注，被区政协列为全年重点督办的六件提案之一，他用议政建言践行着一名民主党派成员的社会担当！

3. 不忘初心为民建言

三年的民主党派工作经验，让刘刚从一名医生成长为农村群众眼中的代言人。担任扬州市第八届政协委员后，刘刚不忘初心、积极履职，关注的都是农村群众关心、关注的实在事、贴心事。为了让农村群众能够享受到更好的公共卫生服务，他不顾劳累、多次多方奔走，呼吁增设公交站点，引起相关部门重视，公交沿线 15 万农民及时享受到了医联体区域医疗卫生中心所带来的便利。他建议推进校园体育设施的全民共享，促成了农村学校体育健身设施场所定时对外开放，为全市 200 多万农村居民提供了一份健康礼包，让健康中国的扬州样本更接地气。

在担任市政协委员不到两年的时间里，刘刚撰写了 20 余篇有关基层卫生及民生建设的提案，农村公厕、全科与专科相结合等多件提案被列为市委书记批办提案、十大指办提案、优秀政协提案，得到相关部门的高度重视和落实采纳。全市 200 多万农村群众用上 2000 座卫生公厕和 20000 座无害化卫生户厕，"全科医疗＋特色小专科"的服务模式在江苏基层医疗机构全面推广实施。今年，市政协八届二次会议上，他还提出"为部分人群免费接种流感疫苗""发力农村教育精准扶贫""调整医保新政助力医联体和特色科室建设"等提案，继续为群众健康和基层医疗水平提高鼓与呼。

2018 年年初，刘刚被聘为"市政协社情民意特邀信息员"，参政渠道再次拓宽。在参加完市政协社情民意信息工作座谈会后，刘刚委员感叹道："以前当政协委员更加重视写提案、办提案，没想到社情民意信息也是一个反映民情民意地好平台！作为市政

五 社会评价篇

协首批社情民意特邀信息员,一定要把这个平台用好,反映好群众呼声,为群众解难事、办实事。"今年以来,刘刚提交了30余篇社情民意信息,《关注城镇居民医保与新农合医保整合后带来的新问题》被省政协采纳,省政府分管副省长做出批示,所提意见建议得到积极采纳。

刘刚是一名医生,更是一名政协委员,他用一腔热血,全面弘扬和践行着社会主义核心价值观,他用忘我的无私付出和圣洁的仁爱之心,在平凡岗位上实现着人生价值。中国医师协会会长张雁灵将军对刘刚取得的成绩归功于一个"爱"字,他最近在刘刚的新著序言中,满含深情地写道:

正是有了这份对患者的"爱",刘刚才忘却了自我,在多次上门为传染病患者义务施治时受到了感染;正是有了这份对患者的"爱",刘刚才忍住病痛,总是为患者精打细算,被人称为"省钱大夫";正是有了这份对患者的"爱",刘刚才不断完善自我,学历和医技水平双双得到大幅度提高;正是有了这份对患者的"爱",刘刚才顺应农村患者的需要,将自己的"执业范围"从"外科专业"拓展到了"全科医学专业"。

正是有了这份对患者的"爱",对事业的"爱",刘刚一直在前行、在追求、在奉献,一心一意践行着一名乡村医生、一名政协委员的职责与使命。

(载于《扬州政协》,2018年第5期)

刘刚：做白求恩式的乡村医生

刘刚，江苏省扬州市邗江区方巷中心卫生院全科医生。上学时，因受白求恩事迹的感召，毅然选择报考卫校。也正因为这样一种神圣的信仰，让他二十多年来对病患有着超凡的耐心和不怕苦不怕累的无私奉献精神。

1. 不断进取，只为患者

刚一工作，刘刚就接到这样一位病患。邻镇一位慢性乙型肝炎患者，在行胆囊切除术后明显腹胀，大量腹水从切口溢出，导致切口裂开无法愈合。刘刚力排众议，果断采取腹壁穿刺引流术，同时给予保肝、纠正低蛋白血症等综合治疗，并义务上门穿刺引流长达6个多月。虽然工作繁忙，每次来回都有好几十里的路程，但刘刚利用午休和下班时间前去治疗。患者腹部的切口终于愈合了，可刘刚却多次受凉感冒导致免疫力下降，最终不慎先后患上乙肝和肺结核，前后为此住院三次。刘刚没有体力再站上手术台，只得饱含泪水彻底告别了深爱着的外科手术生涯，但他并没有放弃医生这份崇高的职业。

在院长的支持下，刘刚在卫生院创建了皮肤科。他从零开始，边研究边摸索，慢慢探索出一套中西医结合治疗皮肤病的方法，渐渐得到患者和同行的认可。

基层医院病人多、医生少，刘刚虽然是皮肤科医生，但也要兼顾治疗其他常见病，于是乡亲们便称他为"刘全科"。这个"刘全科"其实来之不易。

为了更好地服务患者，刘刚利用工作之余，不断提高业务水平，先后参加了江苏省全科医师岗位培训、扬州大学医学院"西学中"培训班等。中专毕业的他还先后取得了本科学历、学士学位，获评全科医学副主任医师和中华医学会扬州分会皮肤病专委、扬州市有突出贡献中青年专家、《中国民间疗法》青年编委、省市优秀基层卫生骨干人才等。

2. 将患者当作亲人

医患关系是令很多医生头疼的问题，刘刚却能处理得很好。

因肿瘤生长在脑垂体，需要到外地大医院治疗，患者薛女士心情低落，一度想放弃治疗。刘刚看在眼里，急在心里，他知道疾病不等人，就利用机会和薛女士交流病情，点燃其生活的希望，还主动一同乘车前往外地治疗。出院后，刘刚又马不停蹄为薛女士作减轻脑水肿的后续治疗。10多年来，刘刚无微不至地为薛女士治疗，还经常到薛女士家里看望慰问，薛女士逢人便夸，是刘刚给了她第二次生命。邻居们笑劝薛女士把刘刚认作干儿子，然而在刘刚的心里，早已把薛女士当成亲人，医患关系如此融洽已

五 社会评价篇

在当地传为佳话。

农村卫生院医生短缺，不管是工作日，还是节假日，里里外外都是病人。为了能多解除一些患者的病痛，刘刚从没有过完整的节假日，常常加班加点，随叫随到。日复一日、年复一年的工作劳累，刘刚的肝功能转氨酶时常升高，肝炎后遗肝区神经痛也常常发作。但他心里总是放心不下病人，极少在家静养，总是一边吃药一边坚持上班为患者诊疗，甚至自己两次手术没有等到拆线，就坐到了桌前为患者诊疗。

20多年来，刘刚义务上门测体温、拆线、导尿、换药，为群众义务测量血压，通过电话、短信、微信等方式答复患者咨询及指导等帮扶患者12多万人次，为患者节省30多万元。

3. 扎根基层，心系患者

"把中国人民的解放事业当作自己的事业"是白求恩的担当，而刘刚心里的担当则是"既要做一颗扎根乡村医院永不生锈的螺丝钉，又要最大限度地发光发热"。

身在基层的刘刚，克服高度近视玻璃体混浊和严重颈椎病，笔耕不辍搞起了"科研"：发表论文近60篇，主持科研课题1项，获扬州市政府、国家省市级医学专科学会奖项近40项，整理出累计90万字两部诊疗汇编，还连续出版了两部达百万字的皮肤病学著作《常见皮肤病的中西医结合治疗学》《常见皮肤病治疗学》。

刘刚把皮肤科率先创成了首个"扬州市基层医院特色科室"，他手机里存有患者的2 300多个电话号码和1 900多个微信号，有询必答。全国首创通过"爱加问诊"平台为患者提供数千次咨询服务，经验做法在今日头条APP、人民网刊载并吸引省内外同行观摩。同时，发表10多万字研究成果，多方位、多层面、多角度创新提升我国基层医疗机构综合服务能力。刘刚还多次参加"博爱送万家·人道在扬州"慰问、义诊等公益活动。他提交有关农村医疗卫生改革和健康等民生的政协提案、社情民意200余件，被相关部门采用并引起广泛关注，其中一篇关于基层医疗的调研报告被副省长做重要批示。

为此，刘刚多次被评为九三学社先进个人、统一战线"最美同心人"和优秀政协委员，他还是迄今为止唯一一位来自乡镇卫生院的"江苏省十大医德标兵"，获得过"扬州市十大科技之星""扬州市十大道德模范"等30多项荣誉。2016年7月，他入选"中国好人榜"；2017年12月，荣获"全国荣耀医者·十大基层好医生"；今年10月，荣登中国文明网"好人365"封面人物。

荣誉的获得，让刘刚认为，基层医疗事业受到了大家的关注和重视，这让他对继续做好白求恩式的乡村好医生充满了信心。

（载于《健康报》2018年11月）